Vitamin D

Die Heilkraft des Sonnenvitamins

Uwe Gröber, Essen
Michael F. Holick, Boston

3., überarbeitete und erweiterte Auflage
Mit 166 Abbildungen und 18 Tabellen

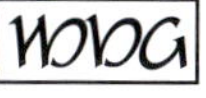
Wissenschaftliche Verlagsgesellschaft Stuttgart

Bibliografische Information der Deutschen Nationalbibliothek
Die Deutsche Nationalbibliothek verzeichnet diese Publikation in der Deutschen Nationalbibliografie; detaillierte bibliografische Daten sind im Internet unter http://dnb.d-nb.de abrufbar.

3., überarbeitete und erweiterte Auflage 2015

ISBN 978-3-8047-3276-6

Birkenwaldstr. 44, 70191 Stuttgart
www.wissenschaftliche-verlagsgesellschaft.de
Printed in Germany
Satz: Mediendesign Späth GmbH, Birenbach
Grafiken: Doris Köhl
Druck und Bindung: Kösel, Krugzell
Umschlagabbildung: deblik, Berlin unter Verwendung eines Fotos von
© mauritius images / imagebroker / Sbampato

Inhalt

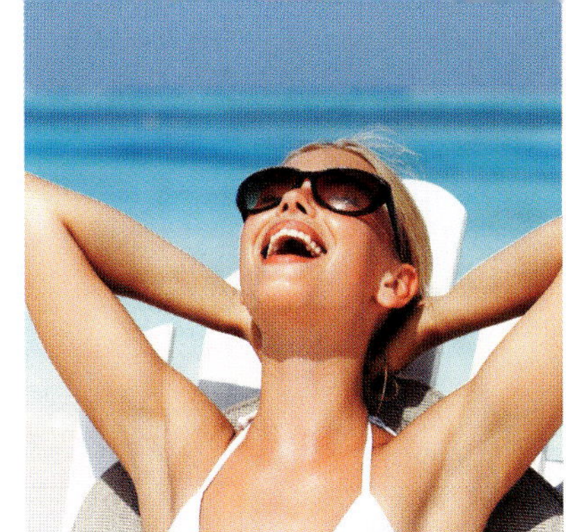

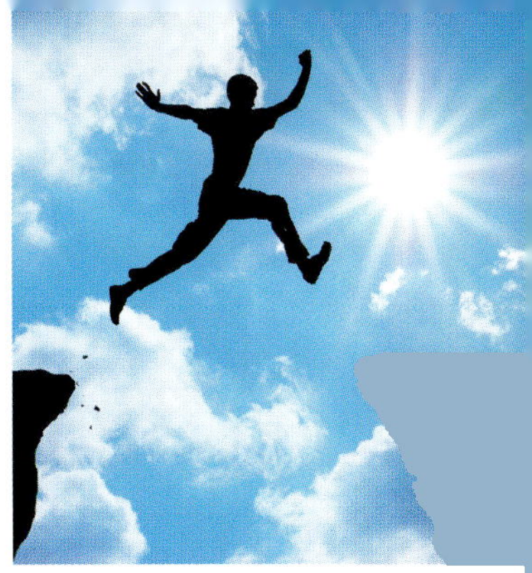

Inhalt

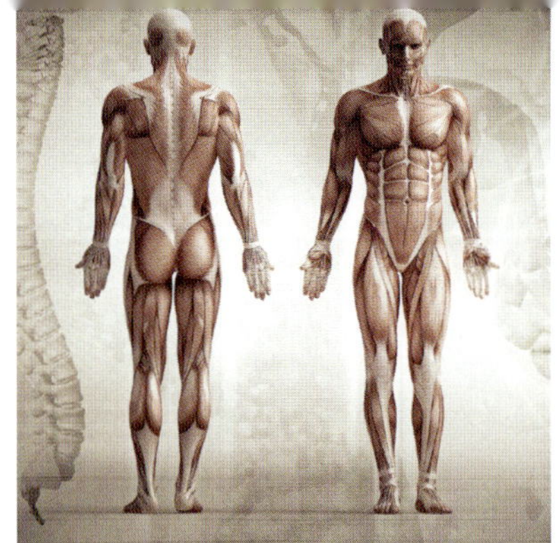

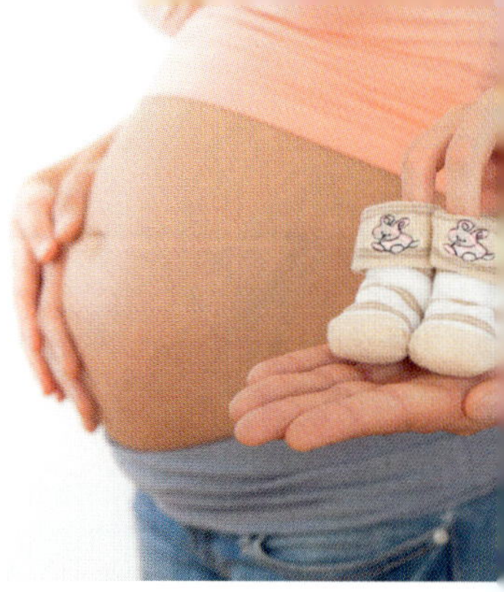

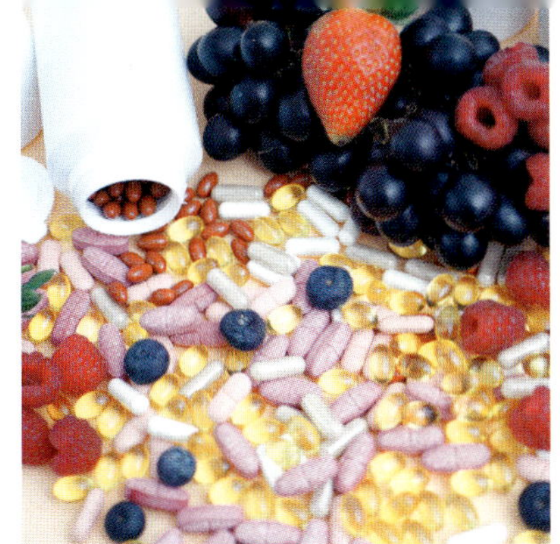

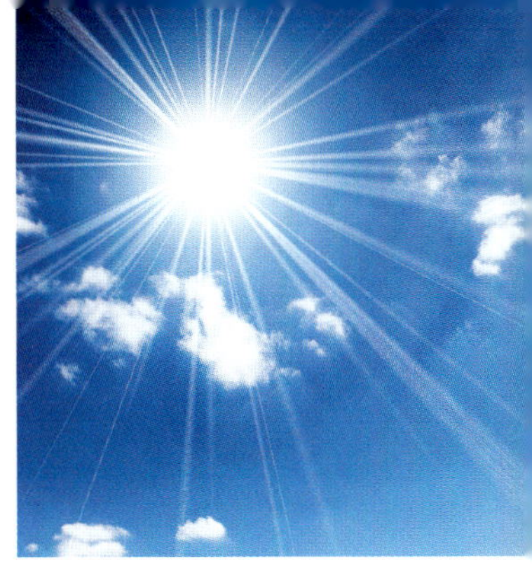

Inhalt

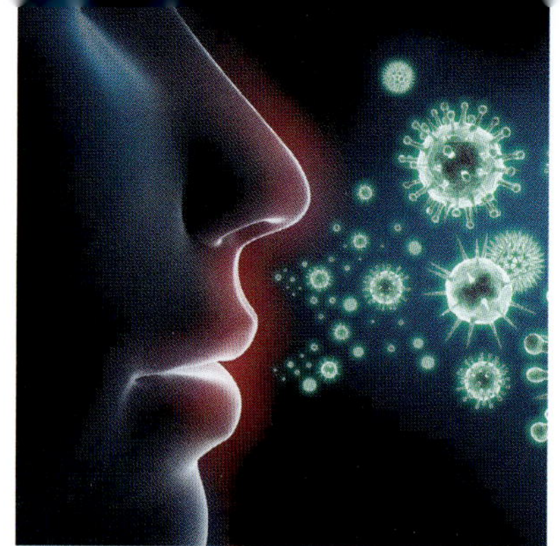

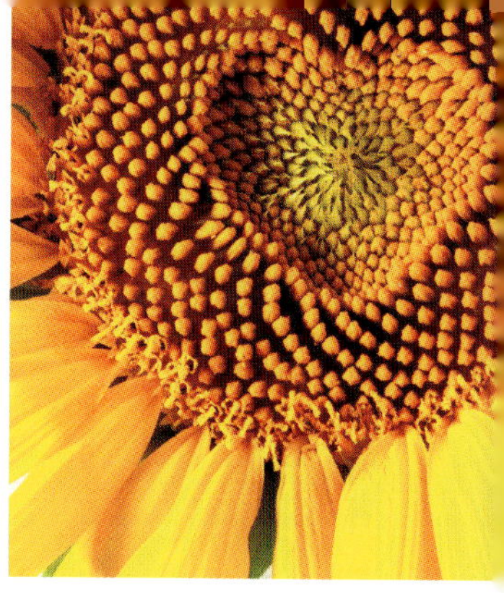

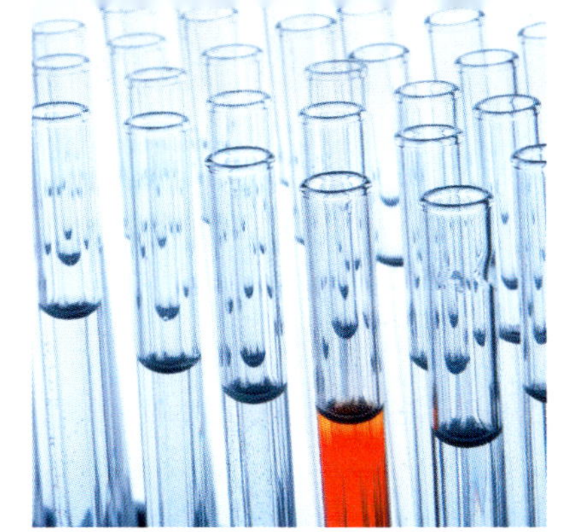

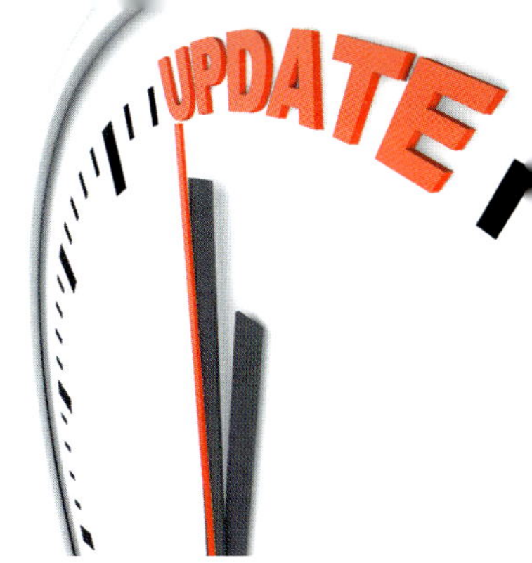
UPDATE

Abkürzungsverzeichnis

1,25-(OH)2-D	Vitamin-D-Hormon, 1,25-Dihydroxy-Vitamin D, Calcitriol
25-OH-D	25-Hydroxy-Vitamin D, Calcidiol
AGE	Advanced Glycation Endproduct
BMI	Body-Mass-Index
COPD	chronisch obstruktive Lungenerkrankung
7-DHC	7-Dehydro-Cholesterin
I. E.	Internationale Einheit
IL-6	Interleukin 6
KHK	koronare Herzkrankheit
LDL	Low density lipoprotein
LSF	Lichtschutzfaktor
LVH	linksventrikuläre Hypertrophie
MED	minimale Erythemdosis, individuelle Eigenschutzzeit
MS	Multiple Sklerose
NMDA	N-Methyl-D-Aspartat
NO	Stickstoffmonoxid
pAVK	periphere arterielle Verschlusskrankheit
PCOS	polyzystisches Ovarialsyndrom
PSA	prostataspezifisches Antigen
PTH	Parathormon
TNF-α	Tumor-Nekrose-Faktor alpha
UVI	UV-Index
VDR	Vitamin-D-Rezeptoren
WHO	Weltgesundheitsorganisation

Vorwort

Vitamin D: Hope or Hype?

Können Sie sich vorstellen, was passiert, wenn ein Pharmaunternehmen ein neues patentierbares Medikament entwickeln würde, mit dem man das Risiko für verschiedene Autoimmunerkrankungen, saisonal bedingte Depressionen, Demenz, Typ-2-Diabetes, Herzinfarkt, Schlaganfall, Krebs und Osteoporose senken könnte? Die Medien würden sich mit Sensationsmeldungen überschlagen, wie noch nie zuvor bei einem medizinischen Durchbruch. Sie werden es nicht glauben: So ein Heilmittel gibt es bereits – wenn auch nicht in patentierbarer Form. Es heißt Vitamin D.

Viele gesundheitliche Schutzeffekte des Sonnenvitamins vor chronischen Erkrankungen (z.B. Typ-2-Diabetes, Krebs) aus der weltweiten Vitamin-D-Forschung haben sich mittlerweile bestätigt. Im letzten Jahrzehnt sind dementsprechend über 36 000 Publikationen in wissenschaftlichen Fachzeitschriften zu Vitamin D erschienen. Allein im vergangenen Jahr waren es an die 3600 Fachpublikationen, von denen eine ganze Reihe die zahlreichen Heilwirkung von Vitamin D bekräftigen und sogar neue Erkenntnisse ans Licht gebracht haben. Hier einige Beispiele:

Es ist allgemein anerkannt, dass ein Vitamin-D-Mangel die allgemeine und im Besonderen die kardiovaskuläre Sterblichkeit steigert. Dies wird durch die Ergebnisse einer großen Studie aus dem Saarland mit 9578 Teilnehmern eindrucksvoll untermauert, die in der Fachzeitschrift American Journal of Nutrition 2013 publiziert wurde. Hierbei war eine starke Zunahme der allgemeinen und kardiovaskulären Sterblichkeit sowie der Krebssterblichkeit und Sterblichkeit an Atemwegserkrankungen ab einem 25-OH-D-Spiegel < 30 ng/ml nachweisbar.

In einer aktuellen placebokontrollierten Studie konnte gezeigt werden, dass die Einnahme von täglich 2000 I. E. Vitamin D über einen Zeitraum von zwei Monaten die Expression von Genen beeinflusst, die eine Vielzahl von biologischen Funktionen haben und in mehr als 160 Stoffwechselwegen mit der Entstehung von Autoimmunerkrankungen (z. B. Multiple Sklerose, Diabetes Typ 1), Krebserkrankungen und kardiovaskulären Erkrankungen verbunden sind. Diese Studie aus der Fachzeitschrift PloS One 2013 deckt zum ersten Mal genetische Fingerabdrücke auf, die auf molekularbiochemischer Ebene einen wichtigen Beitrag liefern, die vielfältigen Schutzwirkungen des Sonnenvitamins zu verstehen.

Eine aktuelle Metaanalyse von fünf Studien, die im Fachjournal Anticancer Research, 2014 veröffentlicht wurde, zeigt, dass Brustkrebspatientinnen mit gutem Vitamin D-Status (25-OH-D: ca. 30 ng/ml) gegenüber Patientinnen mit einem niedrigen 25-OH-D-Status (ca. 17 ng/ml) nahezu eine doppelt so hohe Wahrscheinlichkeit haben, die Erkrankung zu überleben. Ältere Studien aus dem Jahre 2009 hatten bereits gezeigt, dass ein guter 25-OH-D-Status bei Brustkrebs auch das Risiko der Krebssterblichkeit und der Metastasenbildung signifikant verringert.

Ein Zusammenhang zwischen einem Vitamin-D-Mangel und dem Risiko für Multiple Sklerose wird in Wissenschaftskreisen schon seit längerem diskutiert. Die Ergebnisse einer aktuellen Studie der Harvard-Universität aus der Fachzeitschrift JAMA Neurology, 2014 bestätigen nun, dass ein guter 25-OH-D-Status bei Patienten mit Multipler Sklerose mit einer geringeren Krankheitsaktivität und einer langsameren Progressionsrate verbunden ist.

Für eine erfolgreiche Schwangerschaft, die vorgeburtliche Prägung und einen komplikationsfreien Schwangerschaftsverlauf ist ein guter maternaler 25-OH-D-Status wesentlich. Ältere Studien aus dem Jahre 2009 und 2010 hatten bereits gezeigt, dass ein Vitamin-D-Mangel in der Schwangerschaft das Risiko für Präeklampsie und eine Entbindung mittels eines ungewollten Kaiserschnitts erhöht. Dies wird erneut untermauert durch aktuelle Forschungsarbeiten von Frau Dr. med. Frauke von Versen-Höynck von der Medizinischen Hochschule Hannover, die in der Fachzeitschrift PloSOne, 2014 publiziert wurden.

Aufgrund der erfreulich hohen Nachfrage liegt nun bereits nach zwei Jahren die 3. aktualisierte und erweiterte Auflage unseres Vitamin-D-Buchs vor. Die vorliegende Auflage wurde um zahlreiche neue Erkenntnisse zur Heilwirkung von Vitamin D erweitert, unter anderem der Einfluss des Sonnenvitamins auf die vorgeburtliche Prägung, die Schwangerschaft und die Entwicklung unserer Gene. Sein Stellenwert bei Erkrankungen wie Diabetes, Hashimoto Thyreoiditis, Humane Papillomaviren(HPV)-Infektionen, Multiple Sklerose, Parkinson, Scheideninfektionen (z. B. Kolpitis) und Krebs (z. B. Brustkrebs, Hautkrebs) sowie das Zusammenspiel zwischen Vitamin D und dem Schutzfaktor Vitamin K.

Der Wissenschaftlichen Verlagsgesellschaft, allen voran Herrn Dr. Rainer Mohr und Herrn Dr. Klaus G. Brauer möchten wir an dieser Stelle für die konstruktive Unterstützung und überaus gute Zusammenarbeit herzlich danken. Ein großes Dankeschön geht auch an Frau Doris Köhl, der wir für die überaus ansprechende und schöne Gestaltung der Grafiken im Vitamin-D-Buch danken.

Essen/Boston
Im August 2014
Uwe Gröber,
Prof. Michael F. Holick

Vorwort zur 2. Auflage

Ihre Gesundheit braucht Vitamin D!

Auf diesem Erdball sind Millionen von Menschen von einem gemeinsamen Risiko betroffen: Vitamin-D-Mangel! Weltweit zählt ein Mangel an Vitamin D zu den häufigsten Gesundheitsproblemen. Viele chronische Krankheiten entwickeln sich auf dem Boden eines Vitamin-D-Mangels. Darunter Erkrankungen der Knochen, der Muskulatur, des Immunsystems, des Herz-Kreislauf-Systems, des Stoffwechsels und des Zentralnervensystems: Osteoporose, Rachitis, Fibromyalgie, Multiple Sklerose, Krebs, Bluthochdruck, Herzinfarkt, Schlaganfall, Typ-1- und Typ-2-Diabetes, Depressionen und Demenz, um hier nur einige zu nennen. Wussten Sie, dass Sie durch einen Mangel an Vitamin D ein allgemein erhöhtes Risiko haben vorzeitig zu versterben?

Eine erdrückende Anzahl von wissenschaftlichen Studien belegt, dass Vitamin D in unserem Körper nicht nur für den Knochenstoffwechsel, sondern für die reibungslose Funktion fast aller Zellen und Organe benötigt wird. Das erklärt auch den hohen präventiven und therapeutischen Stellenwert des Sonnenvitamins. Sie werden sich sicher fragen, »Warum hat mir das denn mein Arzt nicht gesagt?« Ganz einfach: Für viele Ärzte ist das Vitamin-D-Thema absolutes Neuland, da in den letzten zehn Jahren die medizinischen und wissenschaftlichen Erkenntnisse hierzu förmlich explodiert sind. Häufig zu schnell, um bei der medizinischen Ausbildung an der Universität berücksichtigt zu werden.

Kennen Sie eigentlich Ihren Vitamin-D-Status? Nein? Den sollten Sie aber genauso kennen wie den Ölstand Ihres Autos. Ein Körper mit zu wenig Vitamin D geht genauso früher kaputt, wie ein Auto das permanent mit zu wenig Motoröl fährt! Sollte Ihr Arzt zögern Ihren Vitamin-D-Status zu kontrollieren, dann weisen Sie ihn doch auf die zahlreichen Studien aus den weltweit renommiertesten wissenschaftlichen Fachzeitschriften, unter anderem aus dem Lancet oder dem New England Journal of Medicine, hin. Diese haben wir am Ende des Buches extra für Ihren Arzt aufgelistet. Das Einfachste: Schenken Sie ihm doch für sein persönliches Wohlbefinden ein Exemplar dieses Buches!

In Deutschland herrscht ein Vitamin-D-Mangel in epidemieartigem Ausmaß. Nach aktuellen Daten sind bis zu 90 % der Bundesbürger in allen Altersklassen nicht ausreichend mit Vitamin D versorgt. Gesundheitspolitiker und Ernährungswissenschaftler haben diese Mangelversorgung bisher verschlafen. In einer Gesellschaft, in der die Menschen von Seiten der Politik aufgefordert werden, mehr Eigenverantwortung für ihre Gesundheit zu übernehmen und durch Vorbeugung einen aktiven Beitrag zur Kostensenkung zu erbringen, müssten eigentlich alle Krankenkassen die Kontrolle der Vitamin-D-Versorgung ihrer Versicherten routinemäßig übernehmen. Man könnte auch von einem Vitamin-D-TÜV sprechen. Nach Berechnungen des Herz- und Diabeteszentrums Bad Oyenhausen in Nordrhein-Westfalen könnten im deutschen Gesundheitssystem durch eine gute Versorgung der Bevölkerung mit Vitamin D jährlich Kosten in Milliardenhöhe eingespart werden! Wir haben in diesem Vitamin-D-Buch die wichtigsten Erkenntnisse für Sie verständlich zusammengefasst. Die ausgewählten Patientenbeispiele unterstreichen zusätzlich den hohen therapeutischen Stellenwert des Sonnenvitamins. Dieses Buch wird Ihre Gesundheit und Lebensqualität stärker beeinflussen, als Sie auf den ersten Blick glauben. Nehmen Sie sich Zeit zum Lesen! Wir versprechen Ihnen es lohnt sich!

Dem Hirzel Verlag und der Wissenschaftlichen Verlagsgesellschaft, allen voran Frau Dr. Iris Milek, Herrn Dr. Andreas Ziegler und Dr. Klaus G. Brauer möchten wir an dieser Stelle für die verständnisvolle Unterstützung und überaus gute Zusammenarbeit herzlich danken.

Essen/Boston
Im März 2013
Uwe Gröber,
Prof. Michael F. Holick

1 Länger gesünder leben mit Vitamin D

Uwe Gröber

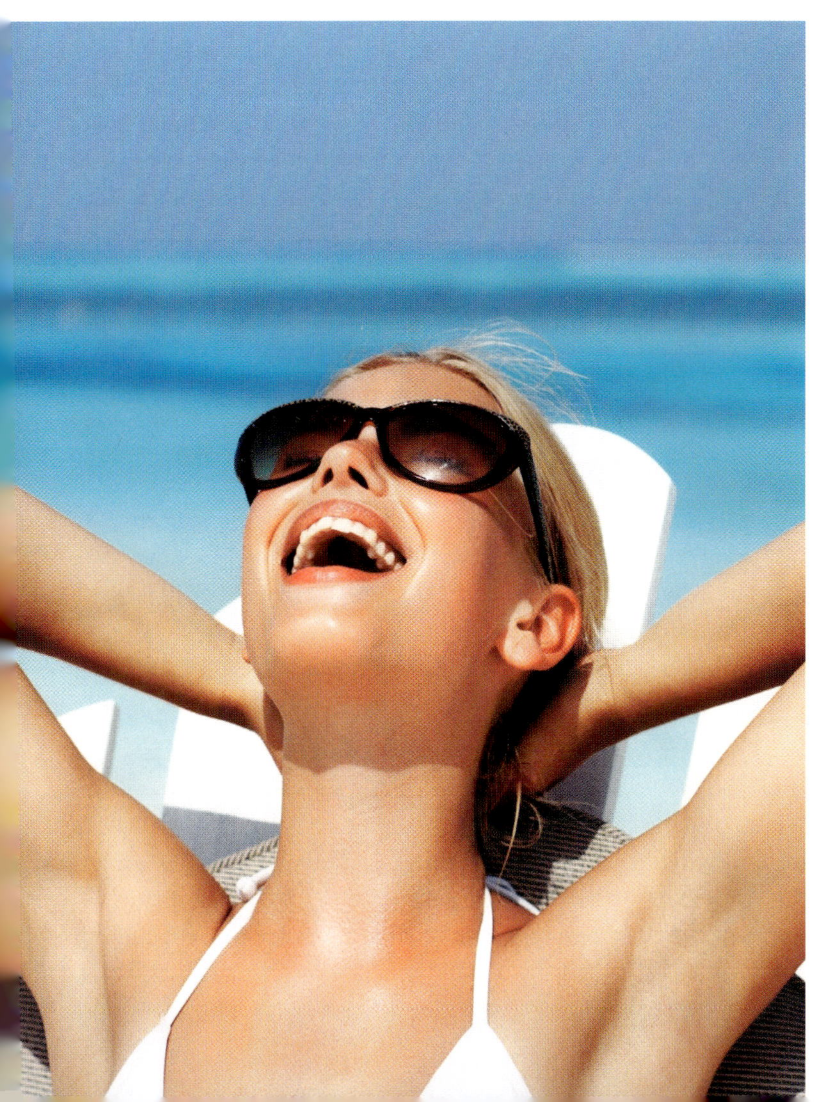

1.1 Vitamin D: Ein altes Vitamin im neuen Licht

Vitamin D? Wie bei vielen Menschen, dürfte Ihr erster Gedanke bei diesem Wort an die Knochenkrankheit Osteoporose erinnern. Vielleicht denken Sie auch mit Schrecken an Ihre Kindheit und an den ekelerregenden, tranig und penetranten Geschmack des Lebertrans zurück. In Deutschland haben Kinder bis in die 1960er-Jahre täglich einen Löffel davon bekommen, um der Volkskrankheit Rachitis vorzubeugen, die zur Knochenverkrümmung und Knochenerweichung führt. Die gute Wirksamkeit des Lebertrans gegen Rachitis wurde bereits Anfang des 19. Jahrhunderts von deutschen Wissenschaftlern entdeckt. Der deutsche Chemiker Adolf Windaus konnte aus Fischleberöl einen antirachitischen Wirkstoff isolieren, der **Vitamin D** genannt wurde. 1928 erhielt Windaus für seine Arbeiten zu Vitamin D sogar den Nobelpreis für Chemie.

Vitamin D ist vor allem als das Sonnenvitamin bekannt, da es in der Haut mithilfe von Sonnenlicht (UV-B-Strahlen: 290–315 nm) aus Cholesterin gebildet werden kann. Sonnenlicht ist die natürliche und wichtigste Quelle für unsere Vitamin-D-Versorgung. Über 90 % des Tagesbedarfs an Vitamin D könnten wir durch einen maßvollen und gesunden Umgang mit der Sonne ohne Sonnenschutzmaßnahmen abdecken. Sonnenlicht ist als Urquelle der Vitamin-D-Synthese für unser allgemeines körperliches und geistiges Wohlbefinden unerlässlich. Da wir aber als gesundheitsbewusste Menschen die Sonne aufgrund des potenziellen Hautkrebsrisikos meiden, sind nach aktuellen Schätzungen weltweit bis zu einer Milliarde Menschen von einem

Vitamin-D-Mangel oder einer unzureichenden Vitamin-D-Versorgung betroffen.

Seit der Entdeckung der antirachitischen Wirkung hat man Vitamin D lange Zeit nur im Hinblick auf seine Funktion im Calcium- und Knochenstoffwechsel betrachtet. Vitamin D war seit den 1920er Jahren das klassische Knochenvitamin. Seine medizinische Bedeutung lag vor allem in der Prävention und Therapie der Knochenkrankheiten Rachitis bei Kindern und Osteomalazie bei Erwachsenen. Die aktuellen Erkenntnisse der weltweiten Vitamin-D-Forschung der letzten 20 Jahre sind spektakulär und lassen das Sonnenvitamin nun in einem ganz neuen Licht erstrahlen.

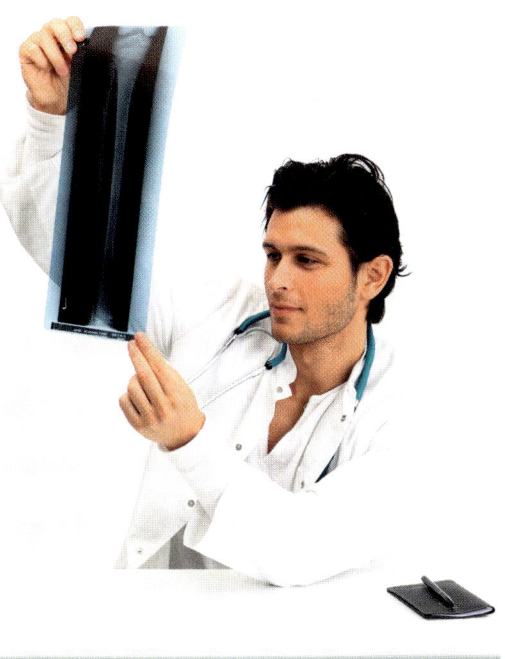

Vitamin D wird in seiner aktiven Form in unserem Körper nicht nur für den Knochenstoffwechsel, sondern für die reibungslose Funktion fast aller Zellen und Organe benötigt. Die Gesundheit der Gefäße, des Herzens, der meisten Organe und die intakte Funktion des Immunsystems sind von einer guten Versorgung mit Vitamin D abhängig. Das erklärt auch den hohen präventiven Stellenwert des Sonnenvitamins. Eine unzureichende Versorgung mit Vitamin D ist ein Risikofaktor für viele gefürchtete Zivilisationskrankheiten, unter anderem für Brustkrebs, Herzinfarkt, Schlaganfall, Diabetes mellitus und Depressionen, um hier nur einige zu nennen. Auch das Risiko für Autoimmunerkrankungen wie Multiple Sklerose oder Morbus Crohn wird durch einen zu niedrigen Vitamin-D-Spiegel gesteigert. Die wissenschaftlichen Belege dafür sind kompakt zusam-

Vitamin-D-Mangel ist ein Risikofaktor für viele gefürchtete Zivilisationskrankheiten.

mengefasst in einer Übersichtsarbeit aus dem Jahre 2009 von Dr. William Grant und Professor Dr. med. Jörg Reichrath, die Sie in diesem Buch im Rahmen eines Interviews noch näher kennen lernen werden.

Vergleichbar mit einem zu niedrigen Ölstand des Motors, der die reibungslose Laufzeit Ihres Autos verkürzt, steigert ein zu niedriger Vitamin-D-Spiegel Ihr persönliches Risiko, vorzeitig zu versterben.

Tab. 1.1 Reduktion der Neuerkrankungsrate und des Krankheitsrisikos (%) durch einen gesunden Vitamin-D-Status (> 30 ng/ml) im Vergleich zu einem Vitamin-D-Mangel (25-OH-D < 20 ng/ml). Nach Holick, 2010

25-OH-D (ng/ml)	0	≥ 10	≥ 20	≥ 30	≥ 40
Rachitis			100 %		
Osteomalazie			100 %		
Frakturrate				50 %	
Stürze, Frauen				72 %	
Reduktion der allgemeinen Sterblichkeit				13 %	
Brustkrebs				30 %	50 %
Dickdarmkrebs				50 %	
Diabetes mellitus				50 %	
Herzinfarkt (Männer)				50 %	
Multiple Sklerose					50 %
Periphere arterielle Verschlusskrankheit				80 %	
Präeklampsie				50 %	
Kaiserschnitt				75 %	

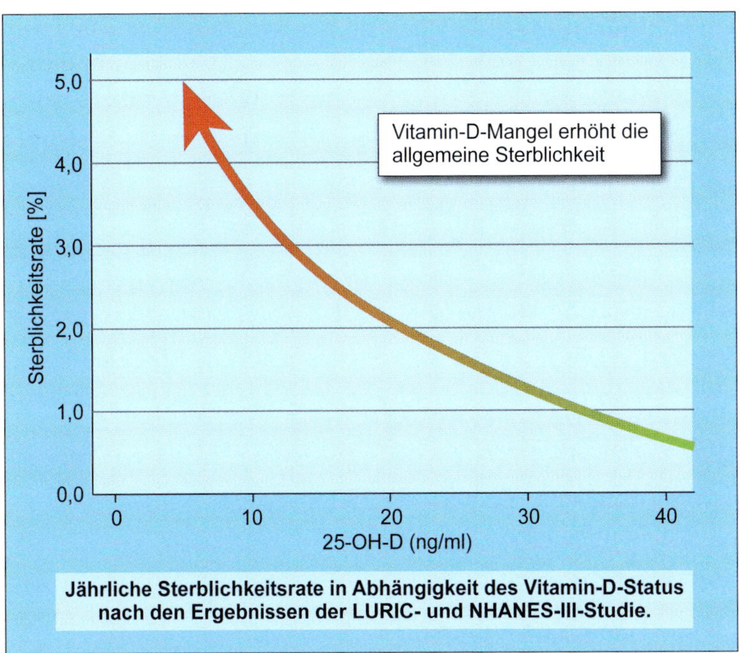

Abb. 1.1 Zusammenhang zwischen dem Vitamin-D-Status und der Sterblichkeit bei Erwachsenen

Ein niedriger Spiegel an Vitamin D (25-OH-D < 30 ng/ml) erhöht die allgemeine und die kardiovaskuläre Sterblichkeit. Verschiedene Studien belegen, dass die Lebensqualität und die Lebenszeit von Jung und Alt durch einen Vitamin-D-Mangel beschnitten werden (siehe Abb. 1.1).

Die gute Nachricht: Genauso einfach, wie Sie den Ölstand Ihres Autos bei jeder Tankstelle oder Werkstatt überprüfen lassen können, können Sie Ihren Vitamin-D-Spiegel bei jedem Hausarzt kontrollieren und je nach Bedarf nachfüllen lassen! Die Kontrolle des Vitamin-D-Status kostet aber etwas mehr. In der Regel liegt die Laborkontrolle des Vitamin-D-Status etwa zwischen 25 und 40 Euro. Die Hauptuntersuchung beim TÜV kostet mehr. Welcher Parameter als Grundlage zur Beurteilung Ihres Vitamin-D-Status (Barometer für die Vitamin-D-Gesundheit) gemessen wird, erfahren Sie auf den folgenden Seiten.

1.2 Effektive Prävention mit Vitamin D

Eine erdrückende Anzahl von wissenschaftlichen Studien belegt mittlerweile, dass das individuelle Risiko für Erkrankungen des Herz-Kreislauf-Systems (z. B. Bluthochdruck), des Immunsystems (z. B. Atemwegsinfekte, bösartige Tumore des Dickdarms), des Stoffwechsels (z. B. Diabetes mellitus) sowie die allgemeine und kardiovaskuläre Sterblichkeit stark von der Versorgung mit Vitamin D abhängt.

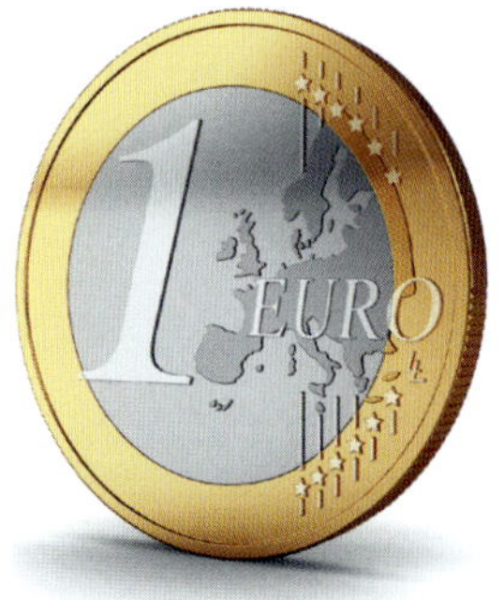

Nach Berechnungen des renommierten Vitamin-D-Forschers Professor Dr. Armin Zittermann von der Herzklinik Bad Oeynhausen und der Ruhr-Universität Bochum könnten durch die Verbesserung des Vitamin-D-Status (25-OH-D: ≥ 40 ng/ml bzw. 100 nmol/l) der deutschen Bevölkerung im günstigsten Fall pro Jahr Gesundheitskosten von bis zu 37,5 Milliarden Euro eingespart werden. Zum Vergleich: Die Arzneimittelausgaben im Jahr 2009 betrugen 32,4 Milliarden Euro!

1.3 Sonnenlicht: Die Quelle der Lebensenergie

Der Sonnengott Helios galt in der griechischen Mythologie als Spender von Licht, Leben und Energie. Auf der Erde wurde die lichtabhängige Synthese von Vitamin D bereits vor 750 Millionen Jahren von niedrigen Lebewesen (z. B. Plankton Emiliana huxleyi) im Sargassosee genutzt.

Die Vitamin-D-Mangelkrankheit Rachitis kommt vor allem bei in Gefangenschaft gehaltenen Tieren oder Haustieren (z. B. Vögel, Reptilien) vor. Auslösende Faktoren sind zu wenig natürliches Sonnenlicht, Vitamin-D-arme Nahrung und Kunstlicht ohne UV-B-Anteil. Das kommt Ihnen vielleicht bekannt vor, von Ihrem Arbeitsplatz oder Ihrer Wohnung.

Bei Schildkröten wird der Rückenpanzer unter Vitamin-D-Mangel ungenügend mineralisiert, sodass dieser weich und verkrümmt erscheint. Bei Eidechsen kommt es zur Verkrümmungen der Wirbelsäule, wobei Knochenbrüche vor allem im Bereich der Lendenwirbelsäule (Buckelbildung) auftreten können. Aber: Eidechsen mit Osteoporose sehen nicht schön aus! Damit das nicht passiert, haben viele Terrarienbesitzer eine UV-B-Lampe (z. B. Repti Sun Compact mit 10 % UV-B) als Terrarienbeleuchtung installiert. Der geliebte Leguan namens Raptor hat hierdurch eine gute Vitamin-D-Gesundheit und hohe Lebensqualität. In Deutschland lebenden Terrarienbesitzern könnte man im Winter durchaus empfehlen, sich doch zusammen mit Ihrem Leguan unter die »Sonnenbank für Eidechsen« zu setzen und gemeinsam Vitamin D zu bilden.

Im Gegensatz zu allen anderen Vitaminen, die der Mensch ausschließlich mit der Nahrung aufnimmt, bildet der Körper Vitamin D in Abhängigkeit vom geografischen Breitengrad und dem jahreszeitlich bedingten Einstrahlwinkel der Sonne größtenteils selbst. Je nach Alter, Hauttyp, Wohnort und Jahreszeit benötigt man dazu unterschiedliche Sonnenlichtmengen, um gesunde Blutspiegel an Vitamin D zu erzielen.

INFO

Nicht nur Pflanzen gewinnen ihre Lebensenergie aus dem Sonnenlicht, sondern auch der Mensch und viele Wirbeltiere (z. B. Säugetiere, Reptilien, Vögel).

In unseren Breiten – Deutschland liegt auf dem 47.–55. Breitengrad – kann Vitamin D in den sonnenreicheren Monaten von April bis September mithilfe der Sonne gebildet werden. Davor und danach ist eine natürliche Vitamin-D-Synthese über die Haut mithilfe des Sonnenlichts nicht möglich, es sei denn man verlagert seinen Wohnsitz in höher gelegene Gebirgsregionen.

1.4 Der UV-Index

Um einen ersten Anhaltspunkt zu erhalten, ob es überhaupt möglich ist, auf natürlichem Wege mit den UV-B-Strahlen der Sonne Vitamin D zu bilden, können Sie sich beim Deutschen Wetterdienst oder beim Bundesamt für Strahlenschutz über den aktuellen UV-Index informieren.

INFO

Vitamin D kann in der Haut ab einem UV-Index von 3 oder höher, mithilfe des Sonnenlichts gebildet werden.

Der UV-Index (UVI) ist ein Maß für die Intensität der UV-Strahlung. Er gibt die sonnenbrandwirksame UV-Strahlungsstärke an und variiert mit der Bewölkung, dem Sonnenstand (also mit geografischer Breite, Tages- und Jahreszeit), der Dicke der Ozonschicht und der geografischen Höhe. Seine Werte gelten für alle Hauttypen und die Definition ist weltweit einheitlich. Der UV-Index wird auf einer nach oben offenen Skala dargestellt und bezieht sich auf den Höchstwert der UV-Strahlung. Je höher der UVI, desto größer ist die Sonnenbrandgefahr. In Deutschland nimmt der UVI erfahrungsgemäß Werte zwischen 0 und 8, in den Bergen auch bis zu 9 an. In den Tropen kann der UVI extreme Werte von über 12 erreichen.

Für die natürliche Vitamin-D-Synthese über die Haut durch Sonnenlicht muss die Intensität der UV-Strahlung ausreichend hoch sein, d.h. der UV-Index muss Werte von 3 oder höher erreichen. Aus einer grafischen Darstellung des gesamten Erdballs vom

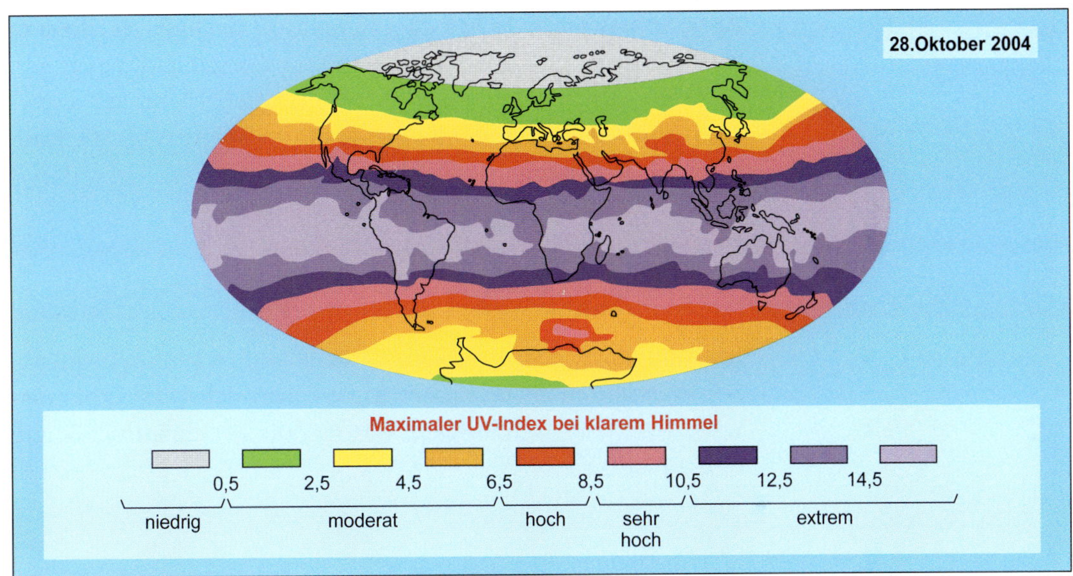

Abb. 1.2 UV-Index und Vitamin D. Für die natürliche Vitamin-D-Synthese mithilfe des Sonnenlichts ist ein UV-Index von 3 oder höher notwendig.

28. Oktober 2004 mit der farblichen Markierung des UV-Index wird ersichtlich, dass in den grün gefärbten Regionen (Nordamerika, Kanada, Deutschland) an diesem Tag kein Vitamin D gebildet werden konnte. Der UVI des grün gefärbten Bereichs lag unter 2,5. UVI-Werte größer 3, 5 und 6 wurden dagegen in den gelb, orange und rot markierten Regionen erreicht. In Spanien, Kalifornien und Südamerika konnte man am 28. Oktober 2004 mithilfe des Sonnenlichts auf natürliche Weise Vitamin D bilden (siehe Abb. 1.2).

Übrigens: Ist Ihnen bewusst, dass in Regionen wie Berlin, Bonn, Essen und Stuttgart der UV-Index auch noch im Frühling (bis

April/Anfang Mai) »1« beträgt – während er in Palma de Mallorca zu dieser Zeit bei Werten zwischen 3 und 4 rangiert?

Also, ab zum Flughafen und auf Mallorca Sonnenvitamin nachtanken! Schön wär's.

1.5 Die Synthese des Sonnenvitamins

Die körpereigene Synthese des Sonnenvitamins läuft in mehreren Schritten ab. Dreh- und Angelpunkt bildet dabei die Leber, das wichtigste Stoffwechselorgan und die zentrale Chemiefabrik unseres Körpers (siehe Abb. 1.3).

1. Schritt – Cholesterin: In der Leber wird das im Blut schwimmende Cholesterin chemisch umgewandelt in 7-Dehydro-Cholesterin (7-DHC). Über die Blutbahn wird 7-DHC danach in die Haut transportiert. Jetzt kommt die wunderbare Kraft des Sonnenlichts zum Einsatz.

2. Schritt – Prävitamin D: Sonnenstrahlen im UV-B-Wellenlängenbereich von 290 bis 315 nm spalten nun das 7-DHC zum Prävitamin D – der Fachmann spricht von einer Fotolyse.

3. Schritt – Vitamin D (Colecalciferol): Prävitamin D wird danach durch die Körpertemperatur in Vitamin D (= Colecalciferol) umgewandelt. Bei zu starker Sonnenlichteinwirkung wird Prävitamin D vermehrt in die inaktiven Abbauprodukte Lumisterol und Tachysterol abgebaut, die keine direkte Vitamin-D-Wirkung besitzen. Eine durch Sonnenlicht ausgelöste Vitamin-D-Vergiftung ist deshalb nicht möglich.

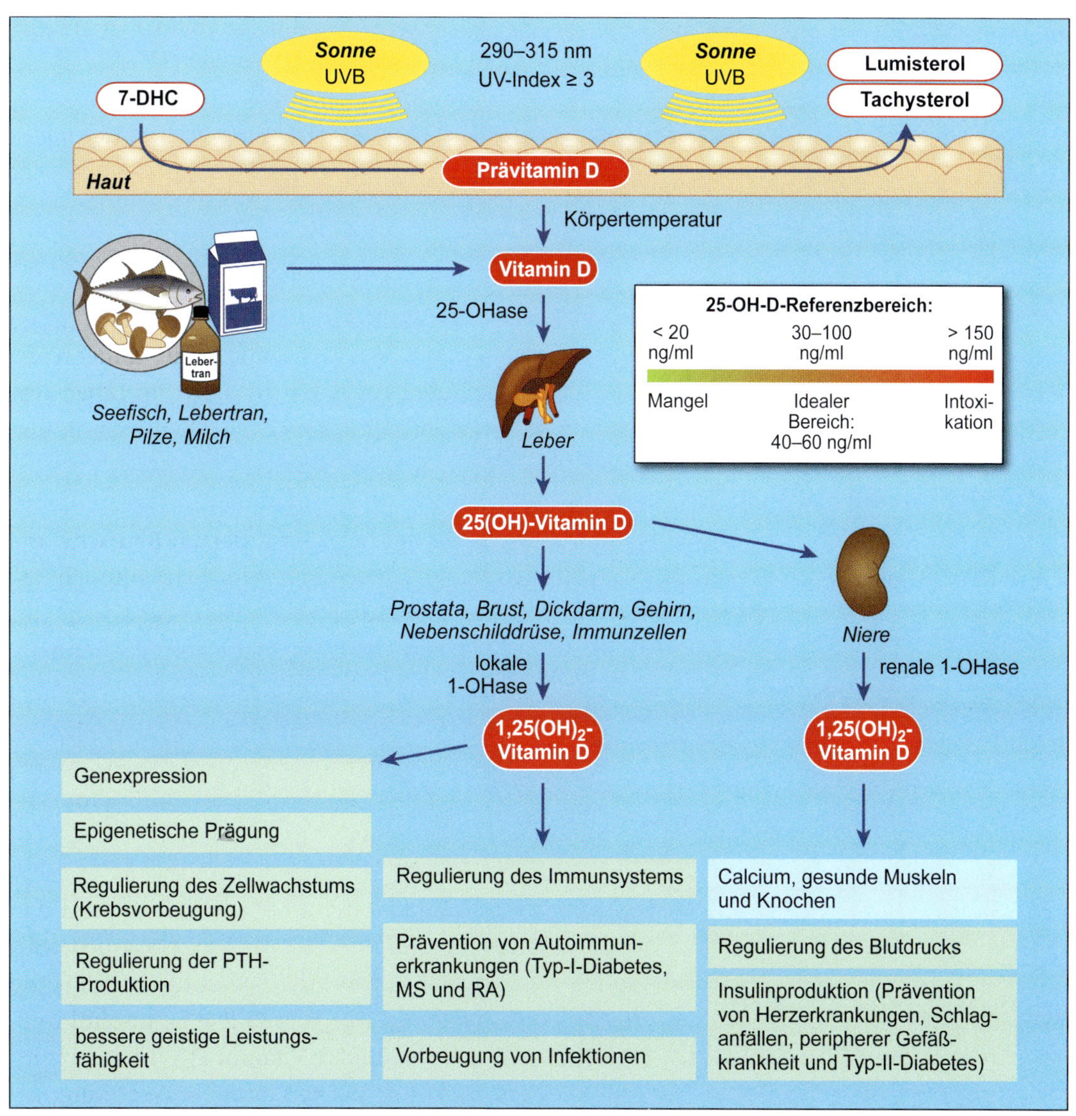

Abb. 1.3 Synthese und Metabolismus von Vitamin D. Nach Holick MF, 2007

Das in der Haut aus Prävitamin D gebildete Vitamin D gelangt danach in die Blutbahn, wo es an ein spezifisches Transportmolekül, das Vitamin-D-bindende Protein, gebunden und über den Blutkreislauf zurück zur Leber transportiert wird. Um seine Funktionen im Stoffwechsel zu erfüllen, muss das Sonnenvitamin in der Leber aktiviert werden.

4. Schritt – 25-Hydroxy-Vitamin D (25-OH-D): Die Leber wandelt nun das Vitamin D – sei es über das Sonnenlicht gebildet oder aus der Nahrung aufgenommen – über das Enzym 25-Hydroxylase (25-OHase) in 25-Hydroxy-Vitamin D, auch Calcidiol genannt um. Auch hier benutzt der Experte einen Fachausdruck. Vitamin D wird in der Position 25 durch die 25-OHase hydroxyliert.

25-OH-D ist das Barometer für Ihre Vitamin-D-Gesundheit. Die labormedizinische Kontrolle des 25-OH-D-Wertes im Blutserum in

Vitamin-D-Barometer und Tagesbedarf
Nach aktuellen wissenschaftlichen Erkenntnissen sollte der 25-OH-D-Spiegel im Blutserum zwischen 30–60 ng/ml liegen, um langfristig negative Folgen auf die Gesundheit zu vermeiden. Ideal ist ein 25-OH-D-Status zwischen 40–60 ng/ml (siehe Abb. 7.1). Bei 25-OH-D-Spiegeln unter 20 ng/ml liegt ein ausgeprägter Vitamin-D-Mangel und bei Werten zwischen 21–29 ng/ml ein moderater, aber therapiebedürftiger Vitamin-D-Mangel vor.
Tagesbedarf: Für einen gesunden Vitamin-D-Haushalt müssen in Bezug auf das Körpergewicht regelmäßig 40–60 I. E. Vitamin D pro kg Körpergewicht pro Tag aus allen Quellen (Sonne, Supplemente, Nahrung) aufgenommen werden. Diese Empfehlung gilt für Erwachsene und Kinder. Beispiel: Körpergewicht = 60 kg → regelmäßiger Tagesbedarf: 2 400–3 600 I. E. Vitamin D.

ng/ml oder nmol/l ist der wichtigste medizinische Laborparameter zur Beurteilung der Vitamin-D-Versorgung und des Vitamin-D-Status.

5. Schritt – 1,25-Dihydroxy-Vitamin D (1,25-$(OH)_2$-D): 25-OH-D wird danach in den Nieren über das Enzym 1-alpha-Hydroxylase (1-OHase) in das stoffwechselaktive Vitamin-D-Hormon (1,25-$(OH)_2$-D) umgewandelt. Man bezeichnet dieses Enzym auch als renale 1-alpha-Hydroxylase – da es in der Niere vorkommt.

Nicht mehr benötigtes 1,25-$(OH)_2$-D wird über die 24-Hydroxylase (24-OHase) enzymatisch abgebaut und als sogenannte calcitroische Säure ausgeschieden.

1.5.1 Vitamin-D-Hormon (1,25-$(OH)_2$-D)

1,25-$(OH)_2$-D, auch Calcitriol genannt, ist die eigentliche Wirkform des Sonnenvitamins in unserem Körper und verantwortlich für die vielen positiven Wirkungen auf die Zellen, Gewebe, Organe und auf das Immunsystem. Bemerkenswert ist, dass neben den Nieren die meisten anderen Zell- und Organsysteme eine lokale 1-alpha-Hydroxylase (1-OHase) besitzen. Diese Zellen können in Abhängigkeit von der 25-OH-D-Verfügbarkeit und dem Bedarf das biologisch aktive Vitamin-D-Hormon mithilfe ihrer lokalen 1-OHase selber bilden:

25-OH-D → lokale 1-OHase: Aktivierung → 1,25-$(OH)_2$-D.

Mehr als 2 000 Gene des Menschen stehen unter der Kontrolle von 1,25-$(OH)_2$-D.

1,25-$(OH)_2$-D gehört, wie auch die Sexualhormone (z. B. Estradiol) oder die Corticosteroide (z. B. Cortison) zu den Steroidhormonen. In seinen Zielzellen reagiert 1,25-$(OH)_2$-D mit spezifischen Vitamin-D-Rezeptoren (VDR) und steuert hierüber zahlreiche Gene und Stoffwechselprozesse in unserem Körper. Aktuellen Schätzungen zufolge stehen direkt oder indirekt mehr als 2 000 der etwa 20 488 Gene des Menschen unter der Kontrolle von 1,25-$(OH)_2$-D.

Neben den Nieren sind in über 35 weiteren Geweben, die nichts mit dem Knochenstoffwechsel zu tun haben, Vitamin-D-Rezeptoren (VDR) nachgewiesen worden. Beispiele für Zelltypen die Vitamin-D-Rezeptoren enthalten sind:

- Nervenzellen,
- Zellen im Magen-Darm-Trakt,
- Zellen des Immunsystems,
- Pankreaszellen,
- Prostatazellen,
- Zellen der Brustdrüse,
- Muskelzellen,
- Zellen der Ovarien und der Plazenta,
- Endothelzellen (Endothel = Tapete unserer Gefäße).

In diesen Zellen ist das aktive Vitamin-D-Hormon (1,25-$(OH)_2$-D) für die reibungslose Stoffwechselfunktion verantwortlich. Da der Vitamin-D-Rezeptor von zahlreichen Geweben ausgebildet wird, erklärt sich auch die hohe vorbeugende und therapeutische Bedeutung des 1,25-$(OH)_2$-D. Um dem Einfluss auf die vielfältigen Körperfunktionen gerecht zu werden, sind die meisten Zellen mit einer lokalen 1-OHase ausgestattet, um nach Bedarf unabhängig von der Niere 1,25-$(OH)_2$-D aus 25-OH-D selber zu bilden.

1.6 Deutschland: Vitamin-D-Mangelland

In Deutschland herrscht, wie in den meisten Ländern in Nordeuropa, ein Vitamin-D-Mangel im epidemieartigen Ausmaß. Deutsche Gesundheitspolitiker und ernährungsmedizinische Fachgesellschaften haben diese Mangelversorgung bisher verschlafen.

Nach aktuellen Daten des Robert-Koch-Instituts in Berlin sind bis zu 90 % der Bundesbürger in allen Altersklassen nicht ausreichend mit Vitamin D versorgt!

Bei einer Kontrolle des Vitamin-D-Status von 1 258 Patienten in 264 Hausarztpraxen aus ganz Deutschland im Zeitraum von Februar bis Mai 2007, hatten die Patienten im Durchschnitt einen 25-OH-D-Spiegel von 16,4 ng/ml (= 41 nmol/l). Mit zunehmendem Alter fiel der 25-OH-D-Spiegel stark ab. Der prozentuale Anteil der Patienten mit einem Vitamin-D-Mangel war in der Altersgruppe von 75 und älter nahezu doppelt so hoch, im Vergleich

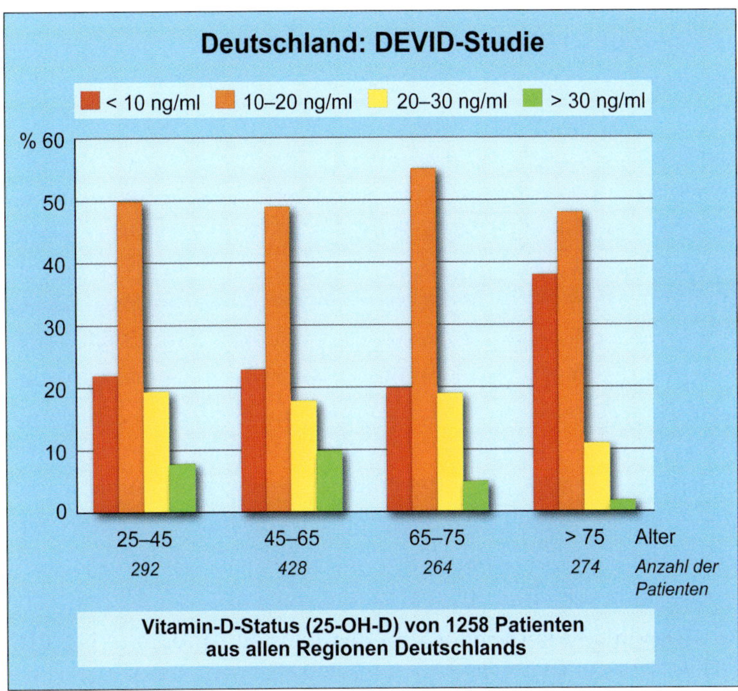

Abb. 1.4 Die DEVID-Studie. Hausärztliche Erfassung des Vitamin-D-Status von 1258 Patienten

zu jüngeren Personen. In Abhängigkeit vom Alter hatten 72–85 % der untersuchten Patienten in dieser Studie einen ausgeprägten oder einen mäßigen Vitamin-D-Mangel (siehe Abb. 1.4).

1.6.1 Deutschland: Kein Platz an der Sonne

Die meisten Menschen sind in Deutschland von einem Vitamin-D-Mangel betroffen. Sie werden sich fragen wieso das so ist, wenn wir doch das Sonnenvitamin mithilfe von Sonnenlicht selber über die Haut bilden können? Die Erklärung ist dabei ganz einfach und logisch zugleich.

Die geografische Lage – Problem: Breitengrad
Vitamin D könnte ganz einfach über die Haut mithilfe von UV-B-Strahlen der Sonne gebildet werden. Setzt man sich in Badekleidung der Sonne bei einer minimalen Erythemdosis (MED) aus – jener UV-Dosis, die eine gerade sichtbare Hautrötung hervorruft – so führt dies zu einer Steigerung der Vitamin-D-Bildung, die der Einnahme von 10 000 bis 25 000 I. E. Vitamin D entspricht.

Aber: Deutschland ist leider kein Platz an der Sonne! Und viele von uns, die in einem Großraumbüro arbeiten, können sich während ihrer Arbeitszeit nicht vollständig entkleiden und 20 Minuten auf der Sonnenterasse verbringen. Unser Land befindet sich zwischen dem 47.–55. Breitengrad, also in der Nordhalbkugel auf der Höhe von Kanada (siehe Abb. 1.5). Nördlich des 35. Breitengrads steht im Zeitraum von Oktober bis März die Sonne nicht hoch genug am Himmel, um unsere Haut mit den notwendigen UV-B-Strahlen von 290–315 nm zu versorgen. Der zu flache Einfallswinkel der Sonne ist für die zu geringe Intensität der Sonnenstrahlen verantwortlich. Und: Vitamin D ist, obwohl es zu den fettlöslichen Vitaminen gehört, nur begrenzt speicherbar.

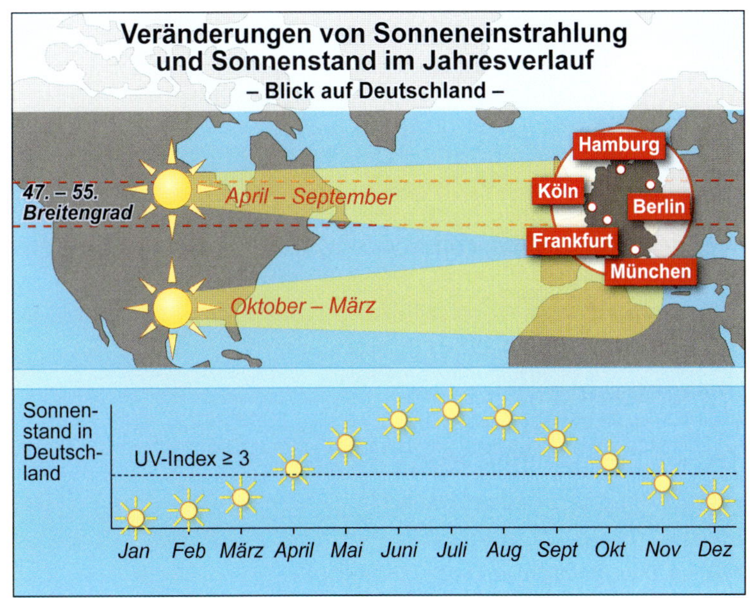

Abb. 1.5 Deutschland: Vitamin-D-Mangel-Land

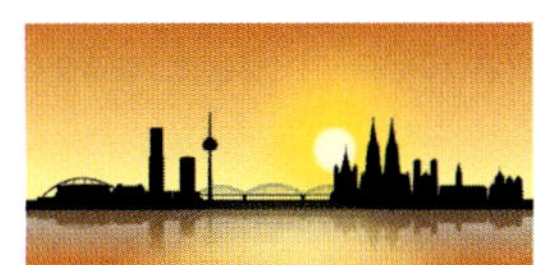

Tab. 1.2 Breitengrade deutscher Städte (Auswahl)

Stadt	Breitengrad 35–50	Stadt	Breitengrad 50–75
Frankfurt	50	Flensburg	55
Regensburg	49	Rostock	54
Würzburg	49	Hamburg	53
Stuttgart	48	Berlin	52
München	48	Essen	51
Konstanz	47	Köln	50

Hinweis: Die kanadischen Städte Vancouver (49°), Winnipeg (49°) und Calgary (51°) befinden sich auf den gleichen Breitengraden wie Regensburg, Würzburg und Essen.

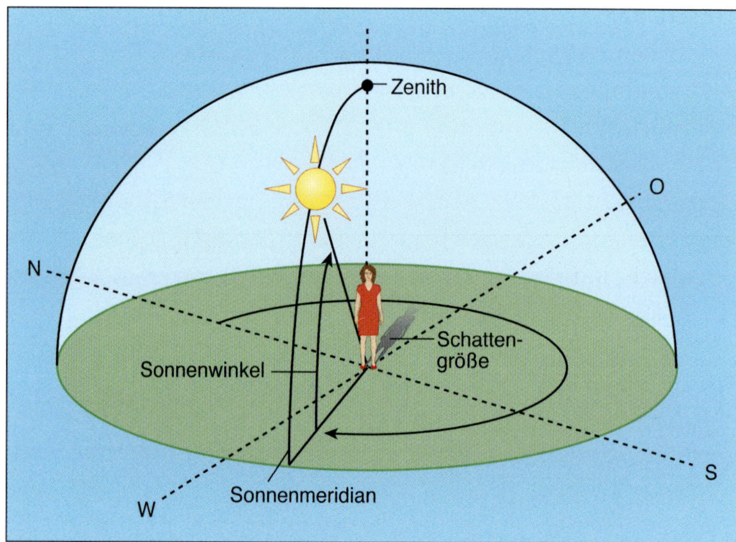

Abb. 1.6 Sonnenstand und Vitamin-D-Bildung

Im Tagesverlauf wandert die Sonne den Sonnenmeridian entlang. Der Mittag ist der Zeitpunkt, an dem der Einfallswinkel (Sonnenwinkel) und die Kraft der Sonnenstrahlen am höchsten sind. Zu dieser Zeit (etwa 12:00 Uhr) ist die Sonne dem Zenith am nächsten (Tageshöchststand). Auf den kanarischen Inseln beispielsweise steht sie im Juni direkt über dem Körper. Der Sonnenwinkel erreicht dann etwa 90°, die Intensität des Sonnenlichts ist dann am höchsten und der Schatten des Körpers ist zu dieser Zeit am kleinsten. Um die Mittagszeit (11:30–13:30 Uhr) ist deshalb die Fähigkeit, mithilfe des Sonnenlichts in der Haut Vitamin D zu bilden, am größten. Wenn der Einfallswinkel des Sonnenlichts im Tagesverlauf (Vormittag, Nachmittag) oder jahreszeitenbedingt (Herbst, Winter) flacher wird, sinkt die Intensität der Sonnenstrahlen, und dadurch nimmt die Möglichkeit ab, in der Haut Vitamin D zu bilden.

Unsere Ernährung – Problem: Vitamin-D-arme Lebensmittel

Es gibt keine Möglichkeit, den Vitamin-D-Bedarf ausreichend über die Nahrung abzudecken – oder hätten Sie Lust jeden Tag zum Frühstück einen sauren Hering mit Lebertran hinunter zu spülen? Milchprodukte, Eier oder Butter sind zur Abdeckung des täglichen Bedarfs nicht geeignet! Der tägliche Verzehr von fettem Seefisch wäre eine gute Lebensmittelquelle für Vitamin D und würde uns zusätzlich mit den gesundheitsfördernden Omega-3-Fettsäuren versorgen. Wir sind aber keine Eskimos oder Waljäger!

Tab. 1.3 Vitamin-D-Gehalt in verschiedenen Lebensmitteln

Lebensmittel	Vitamin-D-Gehalt in 100 g	Lebensmittelmenge in g oder kg für die tägliche Abdeckung des vorbeugenden Vitamin-D-Bedarfs von 2000–4000 I. E.
Lebertran (D_3)	300 µg = 12 000 I. E.	17–34 g
Hering (D_3)	27 µg = 1 080 I. E.	185–370 g
Aal (D_3)	22 µg = 880 I. E.	227–454 g
Lachs (D_3)	17 µg = 680 I. E.	294–588 g
Sardinen (D_3)	10 µg = 400 I. E.	0,5–1 kg
Avocado (D_2)	5 µg = 200 I. E.	1–2 kg
Steinpilze (D_2)	3 µg = 120 I. E.	1,7–3,4 kg
Shitake Pilze (D_2)	2,5 µg = 100 I. E.	2–4 kg
Champignons (D_2)	2 µg = 80 I. E.	2,5–5 kg
Hühnerei (D_3)	2 µg = 80 I. E.	2,5–5 kg
Butter (D_3)	1 µg = 40 I. E.	5–10 kg
Mayonnaise (D_3)	1 µg = 40 I. E.	5–10 kg

1 µg = 40 I. E. Vitamin D

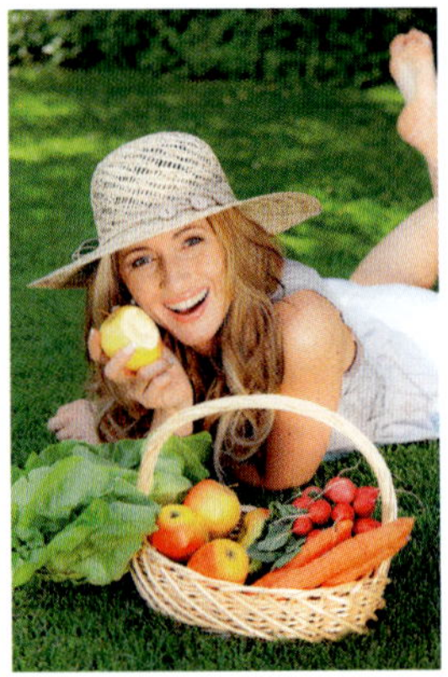

Und wie sieht es mit Obst und Gemüse aus? Auch Pflanzen und Pilze enthalten eine cholesterinähnliche Substanz namens Ergosterol, die in ihren Außenschichten mithilfe von Sonnenlicht und Wärme in das pflanzliche Vitamin D_2, das sogenannte Ergocalciferol, umgewandelt wird. Dieses unterscheidet sich nur minimal vom tierischen Vitamin D_3 (Colecalciferol). Wenn Vitamin D_2 Kindern oder Erwachsenen in physiologischen Dosen (z. B. 2 000 I. E.) zur Aufrechterhaltung eines ausreichenden Vitamin-D-Spiegels gegeben wird, ist es genauso wirksam wie Vitamin D_3. Für beide Vitamin-D-Formen wird in diesem Buch der gemeinsame Begriff Vitamin D benutzt. Mit Obst und Gemüse können wir den täglichen Vitamin-D-Bedarf allerdings nicht abdecken, da diese Lebensmittel nur einen sehr begrenzten Anteil an Vitamin D enthalten.

Um den täglichen Vitamin-D-Bedarf von mindestens 2 000 I. E. Vitamin D am Tag mit Shitakepilzen oder Champignons abzudecken müssten wir jeden Tag 2–2,5 kg dieser Pilze verzehren. Da wären doch täglich 230 g Aal die bessere Alternative, oder?

Sonnenschutzmittel – Problem: Lichtschutzfaktor

Jugendliches Aussehen und Anti-Falten-Wirkung mit hohem Sonnenschutz? UV-Schutz ist einer der wichtigsten Strategien der Kosmetikindustrie zur Vorbeugung frühzeitiger Hautalterung. Die meisten Anti-Aging Blocker und Anti-Falten Cremes enthalten Lichtschutzfaktoren (LSF) von 15–30. Natürlich wird die Hautalterung dadurch verlangsamt und das Hautkrebsrisiko verringert. Aber: Das Sonnenvitamin, das effektivste Anti-Aging- und Präventionsvitamin können Sie bei regelmäßiger Anwendung solcher Cremes eben nicht mehr bilden!

Die Verwendung von Sunblockern und Lichtschutzfaktoren (LSF) in vielen Cremes und Körperlotionen kann bereits ab einem

LSF ≥ 30 die körpereigene Vitamin-D-Synthese um über 95% blockieren. Um den Zwiespalt zwischen einem sinnvollen Hautschutz und der Abdeckung des notwendigen Vitamin-D-Bedarfs zu lösen, empfiehlt sich ganz einfach die Einnahme von Vitamin-D-Supplementen oder in den Sommermonaten, wenn Sie dem Hauttyp 3 entsprechen, etwa dreimal pro Woche in der Mittagszeit ein wohldosiertes, 15-minütiges Bad in der Sonne, natürlich ohne Sonnenschutzmittel!

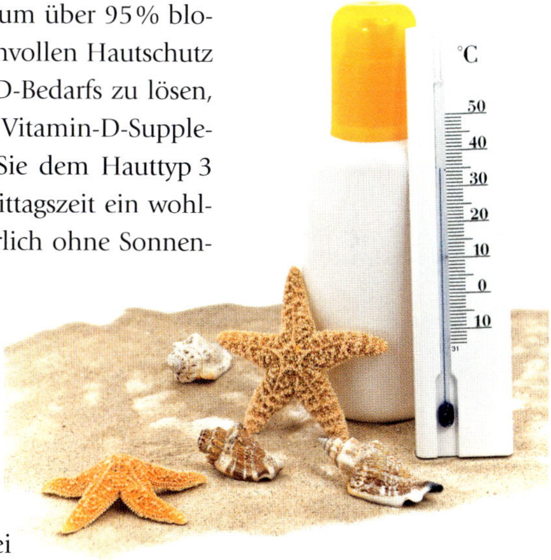

Der Hauttyp – Problem: Pigmentierung

Das Hautpigment Melanin schützt die empfindlichen Hautzellen vor der schädlichen Wirkung des Sonnenlichts, dementsprechend ist die Hautkrebsrate bei Menschen mit geringer Hautpigmentierung höher als bei anderen. Hellhäutige Menschen weisen im Vergleich zu dunkelhäutigen Menschen eine höhere Hautkrebsrate auf, da sie weniger pigmentiert und folglich weniger geschützt sind. Eine stärkere Hautpigmentierung bedeutet aber auch eine geringere Effizienz der Haut, mithilfe der Sonne Vitamin D zu bilden. Melanin ist sozusagen der natürliche Schutzschirm und Lichtschutzfaktor gegen UV-B-Strahlen. Folglich ist bei Hellhäutigen eine starke Vitamin-D-Bildung bei einer kurzen, aber intensiven Sonnenbestrahlung mit hohem UV-B-Anteil möglich. Bei dunkelhäutigen und gebräunten Menschen dauert die Vitamin-D-Bildung dagegen deutlich länger.

Um einzuschätzen, welchen Hauttyp und welches relative Risiko für Hautkrebs Sie haben, sind im Folgenden die verschiedenen Hauttypen aufgeführt. Menschen mit dem Hauttyp 1 haben das höchste Risiko für Hautkrebs und Menschen mit dem Hauttyp 6 das niedrigste Risiko. Wenn Sie als Kind, Jugendlicher oder Erwachsener starker Sonnenbestrahlung ausgesetzt waren und einen Hauttyp 1 oder 2 haben, gehören Sie in die Gruppe mit dem höchsten Hautkrebsrisiko. Dann sollten sich in jedem Fall regelmäßig von einem Facharzt untersuchen lassen. Eine irrationale Angst vor der Sonne ist aber nicht angebracht. Es geht vielmehr um einen wohldosierten und gesunden Umgang mit der Sonne.

Wie viel Sonne braucht Ihre Haut für die Vitamin-D-Gesundheit? Im Folgenden sind die wichtigsten Tipps von Professor Holick zusammengefasst.

Hauttyp und individuelle Eigenschutzzeit der Haut
Wenn Sie nicht wissen, welchen Hauttyp und welches relative Hautkrebsrisiko Sie haben, können Sie sich an der folgenden Tabelle vor dem Sonnenbad orientieren.

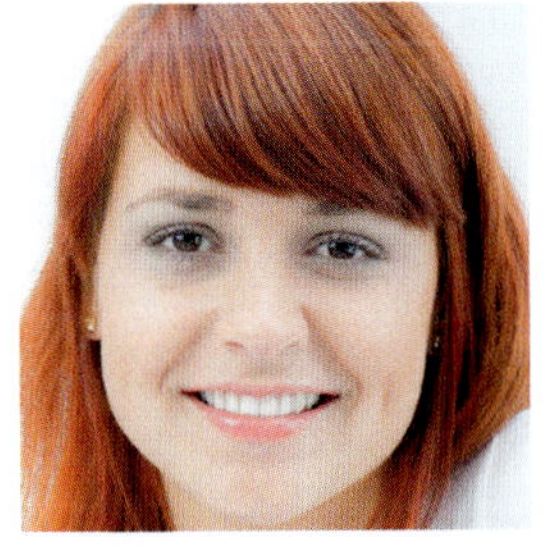

Hauttyp 1
Ich bekomme fast immer und sehr schnell einen Sonnenbrand, meine Haut bräunt nie, ich bin sehr hellhäutig, habe blondes oder rotes Haar, blaue Augen und sehr viele Sommersprossen (keltischer Typ, z. B. Albinos, einige Rothaarige, Skandinavier). In Deutschland gehören etwa 3 % der Bevölkerung zu diesem Typ.
Eigenschutzzeit: weniger als 10 Minuten.

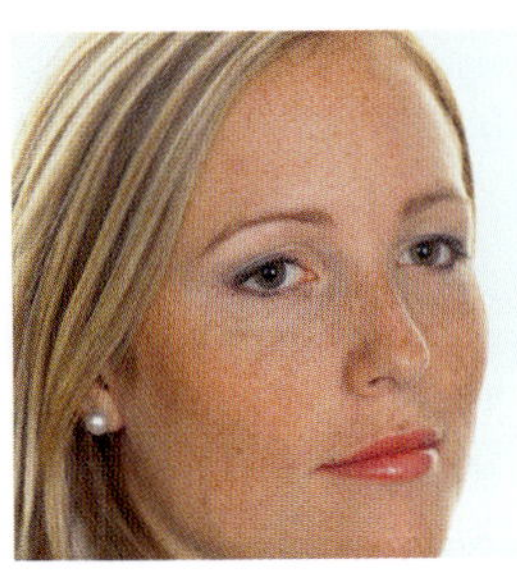

Hauttyp 2
Ich bekomme leicht Sonnenbrand, meine Haut bräunt nur schwer, ich bin hellhäutig, habe blondes Haar, blaue, graue oder grüne Augen, viele Sommersprossen (typischer Nordeuropäer und einige Skandinavier). In Deutschland gehören etwa 15 % der Bevölkerung zu diesem Typ.
Eigenschutzzeit: 10 bis 20 Minuten.

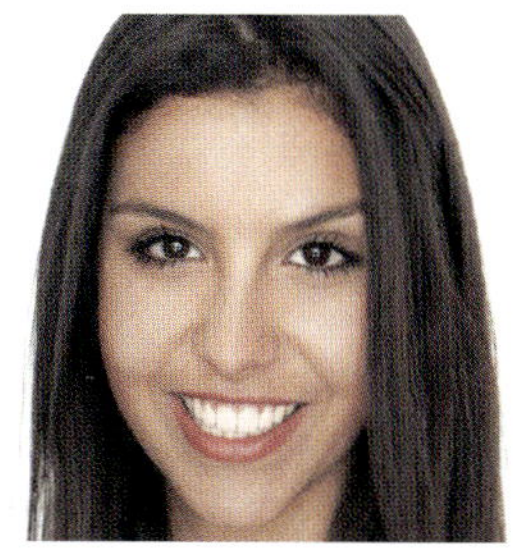

Hauttyp 3
Ich bekomme gelegentlich Sonnenbrand, meine Haut bräunt langsam, ich habe dunkel- oder hellbraunes, gelegentlich auch blondes oder schwarzes Haar, Augen jeder Farbe, wenig Sommersprossen (Mischtyp: Menschen aus Deutschland, dem Mittelmeerraum und dem Mittleren Osten). In Deutschland gehören etwa 75 % der Bevölkerung zu diesem Typ.
Eigenschutzzeit: 20 bis 30 Minuten.

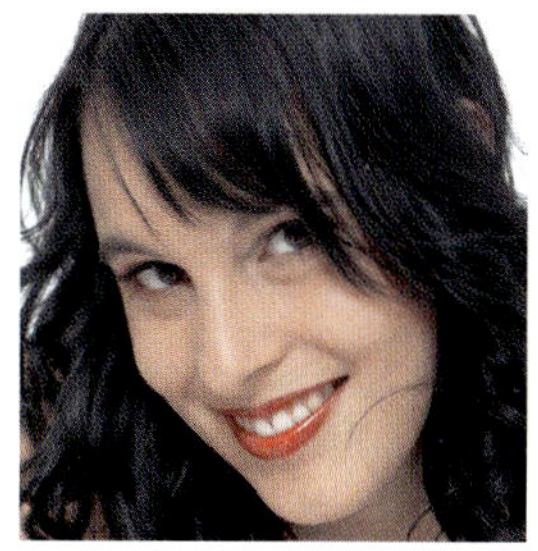

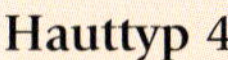

Hauttyp 4
Ich bekomme selten Sonnenbrand, werde immer braun und habe eine bräunliche bis olivfarbene Haut, braune Augen, braunes oder schwarzes Haar, keine Sommersprossen (Mediterraner Typ: Menschen aus Südeuropa, Ostasien, Indien und Pakistan). In Deutschland gehören etwa 8 % der Bevölkerung zu diesem Typ.
Eigenschutzzeit: über 30 Minuten.

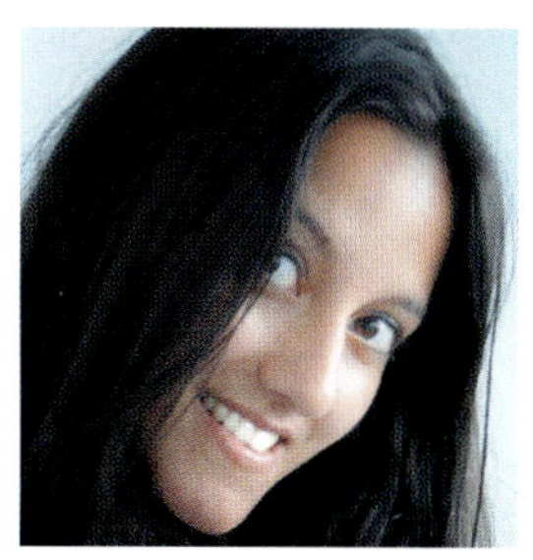

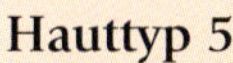

Hauttyp 5
Ich bekomme sehr selten Sonnenbrand, werde immer braun und habe eine mittlere bis dunkle Haut, schwarze Haare, keine Sommersprossen (Dunkler Hauttyp: Menschen aus afrikanischen Ländern, Südostasien, Indien und Pakistan).
Eigenschutzzeit: über 60 Minuten.

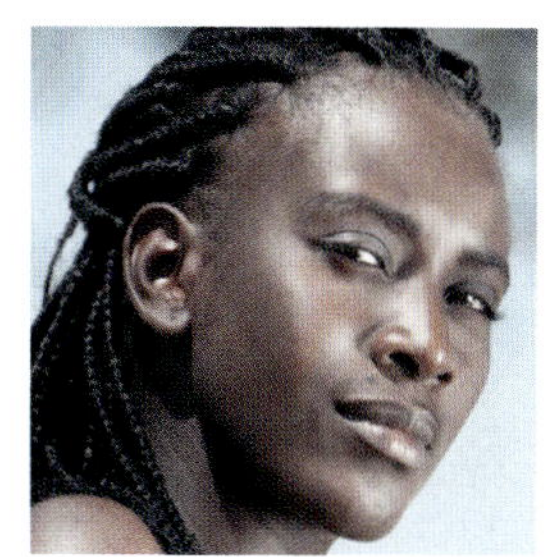

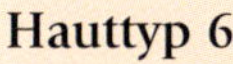

Hauttyp 6
Ich habe dunkelbraune bis schwarze Haut, bekomme nie Sonnenbrand, meine Haut bräunt stark, habe schwarze Haare und dunkelbraune Augen, keine Sommersprossen (Menschen afrikanischer Herkunft und dunkelhäutige Asiaten z. B. Tamilen).
Eigenschutzzeit: über 90 Minuten, unbegrenzt.

Professor Holicks Empfehlungen für gefahrloses Sonnenbaden

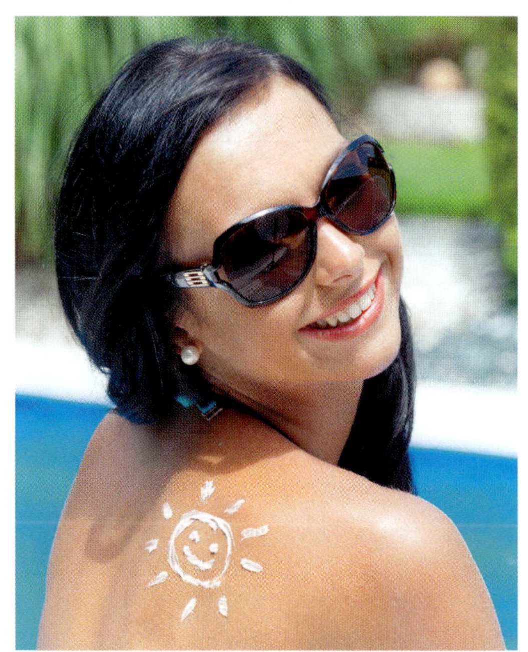

Erythemdosis

Schätzen Sie ab, wie lange es unter den gegebenen Umständen, unter denen Sie in die Sonne gehen, dauern wird, bis bei Ihnen eine leichte Rötung der Haut auftritt. Die Eigenschutzzeit der Haut umfasst die Spanne, bis sich die Haut ohne Sonnenschutz leicht rötet. Der Fachmann spricht von der minimalen Erythemdosis (1 MED). Die 1 MED hängt in erster Linie vom jeweiligen Hauttyp ab.

Körperoberfläche

Entblößen Sie Ihre Arme und Beine und setzen Sie diese für 25–50 % der geschätzten Eigenschutzzeit der Haut (1 MED) ohne Sonnenschutzcreme der Sonne aus. Den Berechnungen von Professor Holick zufolge genügt diese Menge an Sonnenbestrahlung zwei- bis dreimal pro Woche, damit der Körper genug Vitamin D für Ihre Gesundheit bilden kann. Die beste Zeit für ein Sonnenbad zur Vitamin-D-Synthese liegt zwischen 10 Uhr vormittags und 15 Uhr nachmittags. Beim empfindlichen Hauttyp 2 genügen im Hochsommer demnach etwa 5–10 Minuten um die 25–50 % der Eigenschutzzeit zu erreichen.

UV-A/UV-B-Sonnenschutzcreme

Wenn Sie diese Menge an Sonnenexposition erreicht haben, schützen Sie Ihre Haut mit einem UVA/UVB-Breitspektrum-Sonnenschutz. Der Lichtschutzfaktor (LSF) sollte mindestens 15, noch besser 30 betragen. Damit vermeiden Sie zu viel Sonneneinstrahlung und verringern Ihr Risiko, Hautkrebs oder Falten zu entwickeln. Je mehr Haut Sie der Sonne aussetzen, desto mehr Vitamin D wird produziert. Wenn Sie mit einem Badeanzug bekleidet sind, ist die Dauer jeder Sitzung kürzer als 25–50 % der 1 MED, um die minimal für Ihre Gesundheit benötigte Vitamin-D-Menge herzustellen.

Es ist dabei egal, welche Stelle Ihres Körpers der Sonne ausgesetzt ist, solange mindestens 25 % des Körpers frei für die Sonne zugänglich sind. Das Gesicht ist nicht empfehlenswert, da es ohnehin nur 9 % der Gesamtoberfläche des Körpers ausmacht. Besser geeignet sind die Arme mit einer Körperoberfläche von 18 % und die Beine mit einer Körperoberfläche von 36 % für ein Sonnenbad. Lesen Sie sich die Gebrauchsanweisung auf dem Etikett der Sonnencreme durch, damit Sie sicher die richtige Menge verwenden.

Der LSF bezieht sich auf die Zeitspanne, für die ein bestimmtes Produkt vor einer UV-B-bedingten Hautrötung schützt, und zwar im Vergleich zur schutzlosen Haut. Wenn Ihre Haut z. B. ohne Schutz nach 20 Minuten beginnt, rot zu werden, dauert es mit einem Sonnenschutzmittel der Stärke LSF 15 fünfzehn Mal so lange, also ca. fünf Stunden (aber Achtung, die sonnenbedingte Rötung der Haut wird u. U. erst nach 24 Stunden sichtbar). Um die Schutzwirkung des Lichtschutzfaktors aufrecht zu erhalten, müssen Sie alle vier Stunden bzw. jedes Mal nach dem Schwimmen erneut Sonnencreme auftragen. Den auf dem Etikett angegebenen Lichtschutzfaktor erreicht ein Erwachsener im Badeanzug in der Regel, wenn er ein Viertel des Inhalts einer 120 ml-Flasche Sonnencreme zum Eincremen seines Körpers verbraucht. Untersuchungen haben einheitlich ergeben, dass im Normalfall nicht genug Sonnenschutzmittel aufgetragen wird, um dem Benutzer den erwarteten Schutz zu gewährleisten.

INFO

Wenn Sie nur Badehose oder Badeanzug tragen, reichen bereits 25–50 % einer MED, um den gesundheitlichen Nutzen der UV-B-Strahlung auszuschöpfen. Das entspricht der Einnahme von etwa 4 000–10 000 I. E. Vitamin D.

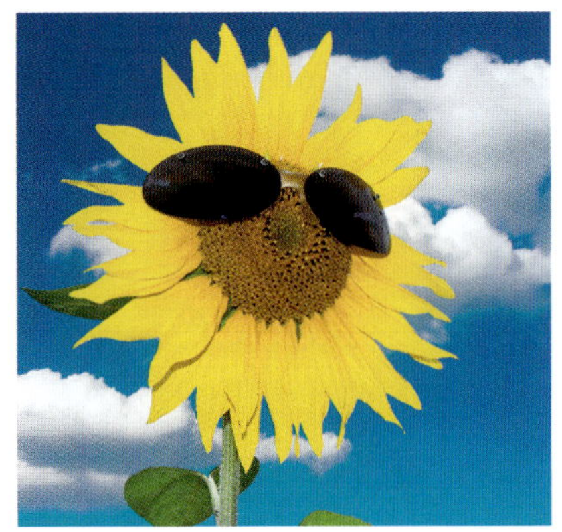

Wie Sie sich gefahrlos ohne Sonnenschutz und Lichtschutzfaktor sonnen können, um Vitamin-D-Gesundheit zu tanken, ist darüber hinaus in den folgenden Sonnentabellen von Professor Holick in Abhängigkeit vom Breitengrad und vom jeweiligen Hauttyp zusammengefasst (siehe Tab. 1.4, 1.5).

Um einen ersten Anhaltspunkt zu erhalten, ob es überhaupt möglich ist, auf natürlichem Wege mit den UV-B-Strahlen der Sonne Vitamin D zu bilden, können Sie sich wie oben beschrieben einfach beim Deutschen Wetterdienst über den aktuellen UV-Index informieren. Als Faustregel gilt dabei: In der Haut kann Vitamin D mithilfe des Sonnenlichts nur ab einem UV-Index von mindestens 3 oder höher gebildet werden. Einen praktischen Hinweis zur Möglichkeit der Vitamin-D-Synthese über das Sonnenlicht liefert auch die aktuelle Vitamin-D-App für das iphone von Professor Holick: dminder.info.

Beispiel: Der UV-Index für Rinteln, einer Stadt im Weserbergland, lag am 31. August 2009 nur zwischen 10:30 bis 16:30 Uhr über 3, d. h. nur in dieser Zeitspanne konnten Sie hier Vitamin D mithilfe der Sonne bilden, davor und danach nicht!

Unser Lebensstil – Problem: Wenig natürliches Sonnenlicht

Wir halten uns immer weniger an der frischen Luft und eigentlich den ganzen Tag in geschlossenen Räumen auf. Daher sind viele auch in den Sonnenmonaten nicht ausreichend mit Vitamin D versorgt. Auch Glühbirnen oder Leuchtröhren sind kein Sonnenersatz. Oder haben Sie im Großraumbüro schon mal einen Sonnenbrand bekommen? Wer täglich über vier Stunden TV schaut, verdoppelt sein Risiko für einen Vitamin-D-Mangel! Übrigens: Gewöhnliches Fensterglas ist für UV-B-Strahlen nahezu undurchlässig.

Professor Holicks Empfehlungen für gefahrloses Sonnenbaden

Tab. 1.4 Deutschland 50.–55. Breitengrad: Professor Holicks Sonnentabelle. Sichere und effektive Sonnenbestrahlung (in Minuten) für die natürliche Vitamin-D-Produktion in der Haut (z. B. Köln, Essen, Münster, Berlin)

Jahreszeit	Okt.–März	April–Mai	Juni–August	September
Uhrzeit		10:00–11:00		
Hauttyp 1	0	20–25	15–20	20–25
Hauttyp 2	0	25–40	20–30	25–40
Hauttyp 3	0	30–50	25–40	30–50
Hauttyp 4	0	45–60	30–50	45–60
Hauttyp 5-6	0	60–90	50–60	60–90
Uhrzeit		11:00–15:00		
Hauttyp 1	0	10–20	5–10	10–20
Hauttyp 2	0	15–25	10–15	15–25
Hauttyp 3	0	20–30	15–20	20–30
Hauttyp 4	0	30–40	20–30	30–40
Hauttyp 5-6	0	40–60	30–40	40–60
Uhrzeit		15:00–16:30		
Hauttyp 1	0	20–25	15–20	20–25
Hauttyp 2	0	25–40	20–30	25–40
Hauttyp 3	0	30–50	25–40	30–50
Hauttyp 4	0	45–60	30–50	45–60
Hauttyp 5-6	0	60–90	50–60	60–90

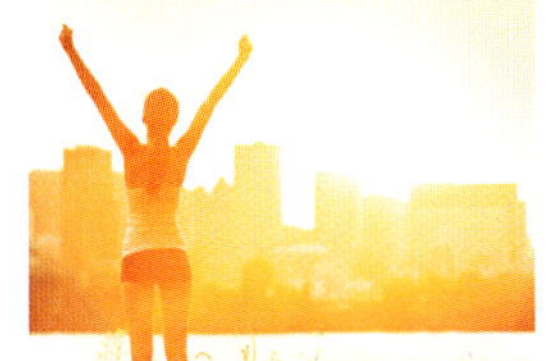

Wenn Ihr Schatten größer ist als Sie selbst, reicht die Kraft der Sonne für den menschlichen Körper nicht aus, um ausreichend Vitamin D bilden zu können!

Tab. 1.5 Deutschland 47.–50. Breitengrad: Professor Holicks Sonnentabelle. Sichere und effektive Sonnenbestrahlung (in Minuten) für die natürliche Vitamin-D-Produktion in der Haut (z. B. Konstanz, München, Stuttgart, Frankfurt)

Jahreszeit	Nov.–Feb.	März–Mai	Juni–August	Sept.–Okt.
Uhrzeit		9:30–11:00		
Hauttyp 1	0	15–22	10–15	15–20
Hauttyp 2	0	20–30	15–20	20–30
Hauttyp 3	0	30–40	20–30	30–40
Hauttyp 4	0	40–60	30–40	40–60
Hauttyp 5-6	0	60–75	40–60	60–75
Uhrzeit		11:00–15:00		
Hauttyp 1	0	10–15	2–8	10–15
Hauttyp 2	0	15–20	5–10	15–20
Hauttyp 3	0	30–40	15–20	30–40
Hauttyp 4	0	30–40	20–25	30–40
Hauttyp 5-6	0	40–60	25–35	40–60
Uhrzeit		15:00–17:00		
Hauttyp 1	0	15–20	10–15	15–20
Hauttyp 2	0	20–30	15–20	20–30
Hauttyp 3	0	30–40	20–30	30–40
Hauttyp 4	0	40–60	30–40	40–60
Hauttyp 5-6	0	60–75	40–60	60–75

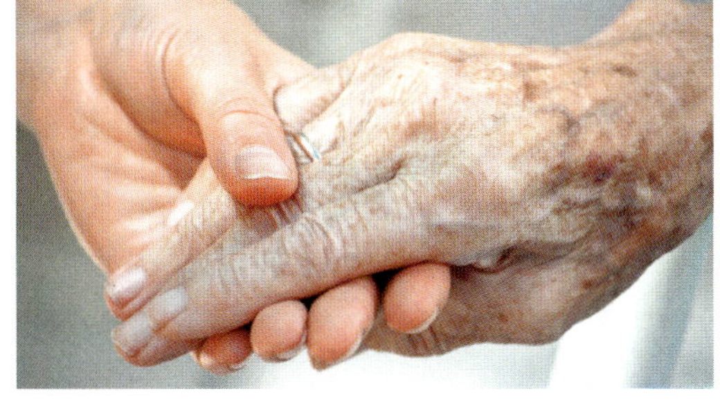

UV-A-Strahlen werden dagegen von normalem Fensterglas nur zu etwa 50 Prozent herausgefiltert.

Alter – Problem: Nachlassende Vitamin-D-Produktion der Haut

Viele ältere Menschen halten sich aus gesundheitlichen Gründen oder körperlicher Immobilität weniger im Freien auf. Hinzu kommt, dass die Haut mit zunehmendem Alter dünner wird und dadurch ihre Fähigkeit, aus 7-Dehydro-Cholesterin (7-DHC) über die Sonne Vitamin D zu bilden, verliert. Im Vergleich zu einem 20-Jährigen nimmt bei einem über 70-Jährigen die Vitamin-D-Produktionsfä-

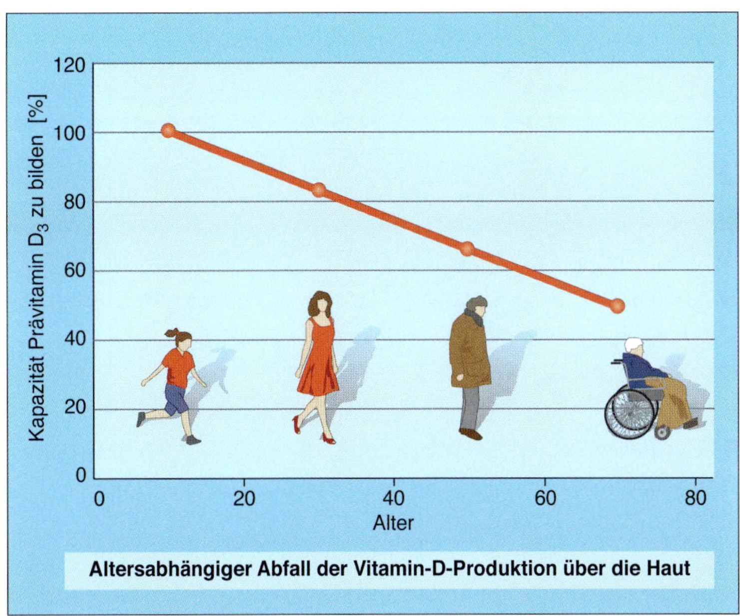

Abb. 1.7 Die Fähigkeit der Haut Vitamin D zu bilden sinkt mit zunehmendem Alter.

INFO

Bisphosphonate gehören zu den häufigsten in der Osteoporosetherapie und zum Teil auch bei Krebs verordneten Arzneimittel. Die Wirkung dieser knochenaktiven Medikamente kann durch Vitamin D verbessert und gleichzeitig die Nebenwirkungsrate verringert werden.

higkeit der Haut um 75 % ab (siehe Abb. 1.7). Es verwundert daher nicht, dass gerade ältere Mitbürger besonders häufig von einem Vitamin-D-Mangel betroffen sind.

Arzneimittel – Problem: Viele Medikamente stören den Vitamin-D-Haushalt

Eine Reihe von Arzneimitteln, darunter Antiepileptika (z. B. Carbamazepin), Corticosteroide (z. B. Cortison) oder Säureblocker (z. B. Omeprazol) können den Vitamin-D-Abbau fördern und dadurch sogar das Risiko für Störungen des Knochenhaushalts (z. B. Osteoporose) erhöhen (siehe auch Tabelle Arzneimittel und Vitamin D im Anhang). Die Ergänzung von Vitamin D kann das Risiko für unerwünschte Arzneimittelwirkungen (z. B. Osteoporose durch Cortison) verringern. Darüber hinaus wird die Wirksamkeit zahlreicher Arzneimittel durch Vitamin D unterstützt.

Wenn Sie regelmäßig Arzneimittel einnehmen müssen wie:

- Antazida und Säureblocker (z. B. Ranitidin, Omeprazol),
- Antiepileptika (z. B. Carbamazepin, Phenytoin, Valproinsäure),
- Antiestrogene (z. B. Tamoxifen),
- antiretrovirale Virustatika (z. B. Zidovudin, Saquinavir),
- Aromatasehemmer (z. B. Anastrozol, Letrozol),
- Blutdrucksenker (z. B. Nifedipin),
- Bisphosphonate (z. B. Alendronat, Risedronat),
- Cholesterinsenker (z. B. Atorvastatin, Simvastatin),
- Cortisonpräparate (z. B. Dexamethason, Budesonid),
- Johanniskraut-Präparate,

dann sollten Sie in jedem Fall Ihren Vitamin-D-Status (25-OH-D ng/ml bzw. nmol/l) kontrollieren lassen und entsprechend unter ärztlicher Kontrolle ausgleichen lassen.

Interview

mit Professor Dr. med. Jörg Reichrath
Klinik für Dermatologie, Venerologie und Allergologie
Universitätsklinikum des Saarlandes, 66421 Homburg/Saar

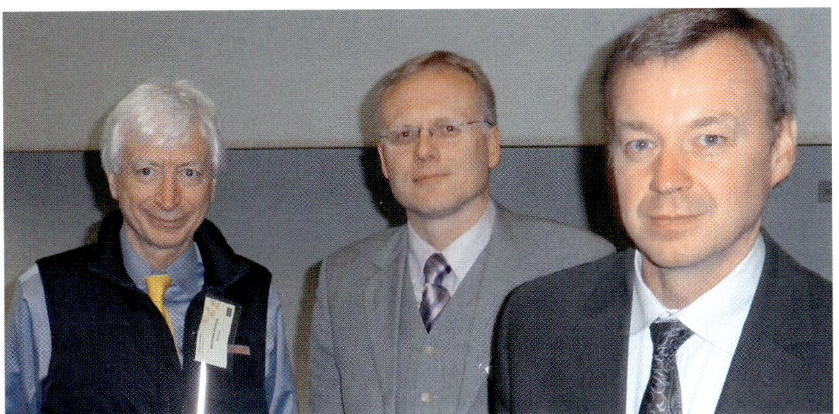

Abb. 1.8 Professor Jörg Reichrath (rechts) zusammen mit Professor Michael Holick (links) und Uwe Gröber (Mitte) auf dem Vitamin D Kongress 2011 in der Charité in Berlin

Dermatologen schlagen Alarm: In Deutschland erkranken pro Jahr an die 240 000 Menschen neu an Hautkrebs. Davon etwa 171 000 am hellen Hautkrebs und 25 000 am besonders aggressiven schwarzen Hautkrebs, auch malignes Melanom genannt. Knapp 3 000 Menschen pro Jahr sterben am malignen Melanom.

? Welches sind die wichtigsten beiden Hautkrebsarten und welchen Einfluss hat UV-B-Strahlung auf ihre Entstehung?

Professor Dr. med. Jörg Reichrath
Die beiden wichtigsten Hautkrebsarten werden als »heller« (kutanes Plattenepithelkarzinom und Basalzellkarzinom) und »schwarzer« (malignes Melanom) Hautkrebs bezeichnet. Daneben gibt es noch weitere Hautkrebsarten wie das Merkelzellkarzinom. UV-B-Strahlung ist sowohl für die Entstehung des hellen als auch des schwarzen Hautkrebses von Bedeutung, allerdings aufgrund völlig unterschiedlicher Mechanismen. Tatsache ist, dass unsere Haut keinen Sonnenstrahl vergisst. Während für die Entstehung des hellen Hautkrebses die sich im Laufe des Lebens ansammelnde kumulative UV-Dosis einen wesentlichen Risikofaktor darstellt, ist für die Entstehung des schwarzen Hautkrebses vor allem intermittierende, höher dosierte UV-Exposition, insbesondere Sonnenbrände in der Kindheit, von Bedeutung.

Die Haut vergisst keinen Sonnenstrahl!

? Spielt das Immunsystem in der Haut bei der Entstehung von Hautkrebs eine Rolle?

Professor Dr. med. Jörg Reichrath

Das Immunsystem der Haut spielt bei der Entstehung von Hautkrebs eine wichtige Rolle. Dieser Zusammenhang wird eindrucksvoll durch die Tatsache unterstrichen, dass Patienten die Medikamente einnehmen, welche das Immunsystem unterdrücken (z. B. nach Organtransplantation), ein erhöhtes Risiko haben, an hellem oder an schwarzem Hautkrebs zu erkranken.

? Gibt es Hauterkrankungen, die das Risiko steigern an Hautkrebs zu erkranken?

Professor Dr. med. Jörg Reichrath

Ja, es gibt Hauterkrankungen, die das Risiko steigern an Hautkrebs zu erkranken. Bei Patienten mit Xeroderma pigmentosum z. B. ist das Hautkrebsrisiko aufgrund einer eingeschränkten Fähigkeit, UV-bedingte Erbgutschädigungen (DNA-Schäden) in Hautzellen zu reparieren, erhöht. Daher müssen diese Patienten konsequent UV-Strahlung meiden, was häufig eine vollständige Umstellung des Tag/Nacht-Rhythmus zur Folge hat (Mondscheinkinder). Ein weiteres Beispiel ist das erblich bedingte Basalzellnävussyndrom, bei dem es zum vermehrten Auftreten von Basalzellkarzinomen kommt.

? Heute wissen wir, dass die Haut im Stoffwechsel von Vitamin D eine zentrale Stellung einnimmt. Die Haut ist der einzige und natürliche Ort der Vitamin-D-Synthese und hat daher für die Aufrechterhaltung eines gesunden Vitamin-D-Status eine zentrale Bedeutung. Etwa 90 % des vom menschlichen Körper benötigten Vitamin D müssen in der Haut unter der Einwirkung von UV-B-Strahlung gebildet werden. Vitamin-D-Mangel wird mit einem erhöhten Risiko für eine Vielzahl von Erkrankungen in Verbindung gebracht. Hat der Vitamin-D-Status auch einen Einfluss auf das Risiko an Hautkrebs zu erkranken und auf den Krankheitsverlauf?

Professor Dr. med. Jörg Reichrath

Neuere Forschungsergebnisse sprechen dafür, dass ein unzureichender Vitamin-D-Status oder bestimmte genetische Veränderungen des Vitamin-D-Stoffwechsels (z. B. sogenannte Vitamin-D-Rezeptor Polymorphismen) mit einem erhöhten Hautkrebsrisiko und einem ungünstigen Krankheitsverlauf verbunden sind. Dies gilt vor allem für den schwarzen, aber auch für den hellen Hautkrebs. So zeigen aktuelle wissenschaftliche Publikationen, dass bei Melanompatienten bei Vorliegen eines Vitamin-D-Mangels zum Diagnosezeitpunkt, sowohl das rezidivfreie als auch das Gesamtüberleben kürzer sind, verglichen mit Patienten mit ausreichendem Vitamin-D-Status.

? Experten unterscheiden je nach individueller Empfindlichkeit mehrere Hauttypen. Welcher Hauttyp ist besonders empfindlich für Hautkrebs und welchen Umgang empfehlen Sie den Betroffenen mit der Sonne im Hinblick auf die Vitamin-D-Synthese?

Professor Dr. med. Jörg Reichrath
Nach einer gebräuchlichen Klassifikation (Hauttypen nach Fitzpatrick) werden bezüglich der Sonnenempfindlichkeit sechs Hauttypen mit unterschiedlicher Eigenschutzzeit unterschieden:

- Typ I: keltischer Typ,
- Typ II: nordischer Typ,
- Typ III: Mischtyp,
- Typ IV: mediterraner Typ,
- Typ V: dunkle Hauttypen,
- Typ VI: schwarze Hauttypen.

Besonders empfindlich für Hautkrebs sind die »hellen« Hauttypen I, II. Für alle Hauttypen gilt, dass in Abhängigkeit von der individuellen Eigenschutzzeit im Hinblick auf die Vitamin-D-Synthese eine regelmäßige, aber maßvolle UV-Exposition (z. B. an 3–5 Tagen der Woche in Frühjahr, Sommer und Herbst), jeweils etwa 10 % des Körpers (z. B. Gesicht, Hände und Arme oder Arme und Beine) mit 25–50 % der sogenannten »minimalen Erythemdosis« (MED)* empfohlen wird. Dazu kann durchaus auch die Mittagszeit genutzt werden, wichtig ist aber dass ein Sonnenbrand unbedingt vermieden wird!
Abschließend kann nach dem heutigen wissenschaftlichen Kenntnisstand davon ausgegangen werden, dass bei einer maßvollen, nicht intensiven Sonnenlichteinstrahlung die protektiven gegenüber den mutagenen Effekten überwiegen. Aktuelle Studienergebnisse sprechen darüber hinaus dafür, dass eine bessere Versorgung der Bevölkerung mit Vitamin D in vielen Ländern zu einer deutlichen Senkung der Gesundheitskosten führen würde.

Lieber Herr Professor Reichrath vielen Dank für das interessante Interview.

---

*Anmerkung: Als minimale Erythemdosis (MED) wird die Expositionsdauer, nach der sich die Haut nach UV-Exposition leicht rötet, bezeichnet; die Exposition des Körpers in Badekleidung mit einer minimalen Erythemdosis (MED) Sonnenlicht entspricht mindestens der oralen Einnahme von 10 000 I. E. Vitamin D.

2 Die faszinierende Chronik des Sonnenvitamins

Michael F. Holick

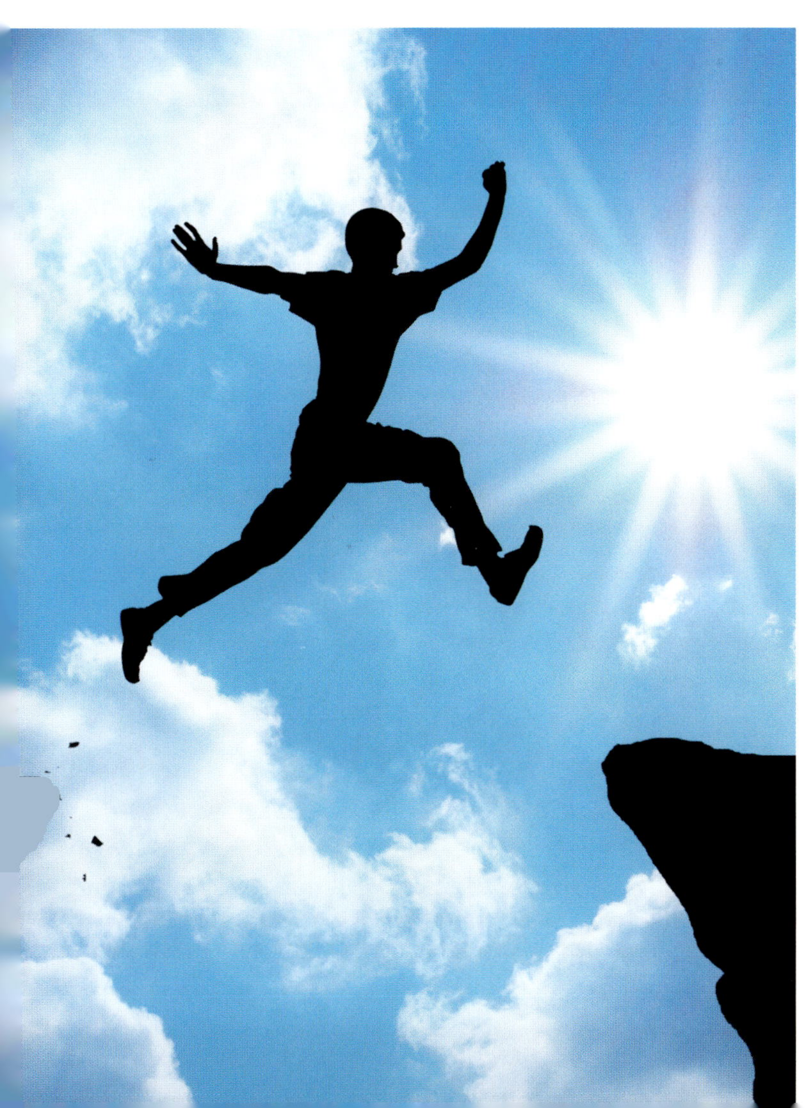

Die faszinierende Chronik des Sonnenvitamins

Schon aus den ersten schriftlichen Überlieferungen unserer Vorfahren geht hervor, dass die Menschen die Sonne wegen ihrer heilenden Kräfte verehrten. So zeigen z. B. Höhlenmalereien (siehe Abb. 2.1), dass die Künstler den Kontakt mit Sonnenlicht als lebensnotwendig und gesundheitsfördernd erachteten. Heilkundige berichteten schon vor 6000 Jahren im Zeitalter der alten ägyptischen Pharaonen Ramses und Nofretete von den positiven Auswirkungen des Sonnenlichts auf das Herz. Auch der legendäre Hippokrates (Begründer des hippokratischen Eides) und die Ärzte im alten Rom und in Arabien hielten große Stücke auf die Sonnentherapie. Ägypter, Mesopotamier, Griechen – sie alle verehrten Sonnengötter. Auch bei anderen Glaubensrichtungen wie Mithraismus, Zoroastrismus, römischer Religion, Buddhismus und Hinduismus, bei den englischen Druiden, den mexikanischen Azte-

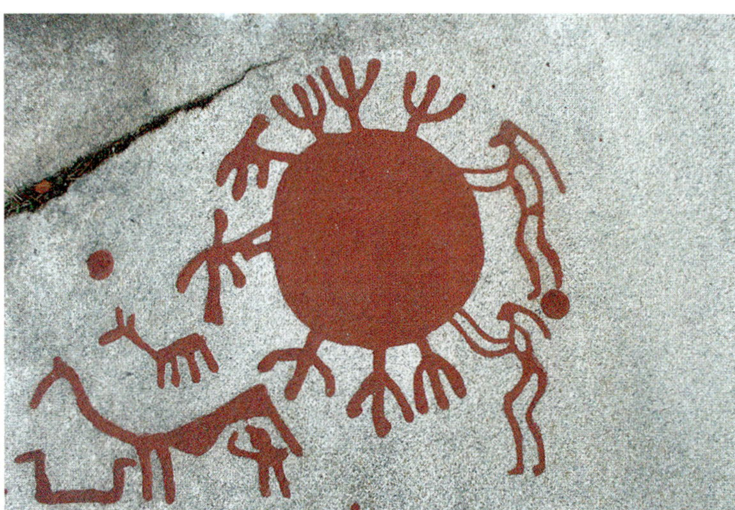

Abb. 2.1 Sonne in der Höhlenmalerei: In einer schönen Sonnendarstellung aus Aspeberget sind Frauen mit langen Haarzöpfen zu sehen. Die Sonne war bei den Urvölkern Skandinaviens ein Symbol der Fruchtbarkeit und Ergiebigkeit.

ken, den peruanischen Inkas und vielen nordamerikanischen Indianerstämmen wird der Einfluss der Sonne deutlich.

Sonnenlicht ist für den Menschen lebensnotwendig und gesundheitsfördernd.

Unsere Urahnen hatten instinktiv erfasst, dass die Sonne ihnen gut tat – was eigentlich nicht verwunderlich ist, denn die Menschheit war seit ihrem Bestehen abhängig vom Sonnenlicht, das Leben und Gesundheit spendete. Seitdem unsere am Boden kriechenden, vierbeinigen Vorfahren (siehe Abb. 2.2) die calciumreichen, salzigen Ozeane, also den Ort der Entstehung allen Lebens, verlassen hatten und nicht mehr Calcium direkt absorbieren und in die Knochen einbauen konnten, waren sie darauf angewiesen, ihren Calciumbedarf an Land durch den Verzehr von Pflanzen zu decken. Die Hauptaufgabe von Calcium besteht im Knochenaufbau. Unsere frühen Verwandten entwickelten deshalb eine Methode, Calcium mit der Nahrung aufzunehmen und in die Knochen

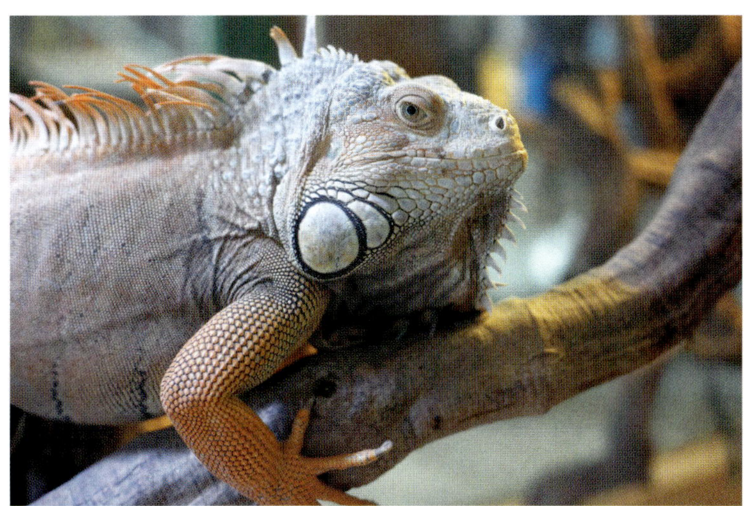

Abb. 2.2 Auch Leguane und andere Reptilien tanken Vitamin-D-Gesundheit in der Sonne.

Der Konsum Vitamin-D-haltiger Fische machte ein Überleben in Klimazonen mit wenig Sonnenlicht möglich.

einzubauen. Dabei handelt es sich um einen chemischen Prozess, der nur in Anwesenheit von Vitamin D funktioniert, das wiederum in der Haut gebildet wird, wenn sie dem Sonnenlicht ausgesetzt ist. Vitamin D wird daher auch als Sonnenvitamin bezeichnet.

Überspringen wir ein paar Millionen Jahre in der Geschichte und kommen wir zum Homo sapiens. Er macht sich weiterhin das Sonnenlicht zunutze, um Vitamin D zu produzieren, welches er für einen stabilen Calciumhaushalt des Körpers und für gesunde Knochen benötigt. Die ersten Menschen lebten nahe dem Äquator, wo kein Mangel an Sonne herrscht. Sie entwickelten eine dunkle Haut reich an Melanin, die sie vor zu viel Sonnenlicht schützte, aber gleichzeitig genug davon für die Vitamin-D-Produktion durchließ. Dann aber begann die Abwanderung der Menschen vom Äquator zu Regionen, in denen die Sonneneinstrahlung weniger stark ist und einige Monate im Jahr nicht einmal zur Bildung von Vitamin D im menschlichen Körper ausreicht. Die Haut reagierte darauf mit weniger Pigment-Einlagerung, wurde heller und dünner, sodass die Sonne besser eindringen konnte, wenn sie sich blicken ließ. Je weiter die Menschen sich in den Norden begaben, desto heller wurde ihre Haut, um das zur Verfügung stehende Sonnenlicht nutzen zu können. Schließlich wurde der nordwärts gerichteten Migration Einhalt geboten, weil die Sonneneinstrahlung nicht mehr ausreichte, um genug Vitamin D zum Überleben zu erzeugen. Doch dann geschah etwas Faszinierendes: Die Menschen fanden Mittel und Wege, im Meer Vitamin-D-haltige Fische und Säugetiere zu fangen (die betreffenden Arten sind auch heute noch Teil der traditionellen Küche der Eskimos und der skandinavischen Bevölkerung), sodass ein Leben in Klimazonen mit sehr wenig Sonnenlicht möglich wurde (siehe Abb. 2.3).

Noch heute müssen Menschen mit heller Haut nicht lange in die Sonne gehen, um ihren Vitamin-D-Bedarf zu decken, während dunkelhäutige Menschen einen natürlichen Schutz vor Sonnenbrand besitzen. Umgekehrt bekommen Hellhäutige relativ leicht Sonnenbrand und sind deshalb unter Umständen hautkrebsgefährdeter, wohingegen Menschen mit dunkler Haut schneller unter Vitamin-D-Mangel leiden, wenn sie sich in nördlichen Regionen niederlassen. Natürlich handelt es sich hierbei um eine stark vereinfachende Erklärung dafür, warum das Sonnenlicht für den Menschen lebensnotwendig und gesundheitsfördernd ist. Trotzdem sollte klar geworden sein, dass die Vorstellung, Sonnenlicht sei etwas, vor dem wir uns hüten müssen, so nicht stimmt. Ganz im Gegenteil: Ohne die Sonne könnten wir Menschen nicht überleben!

Ohne die Sonne könnten wir Menschen nicht überleben.

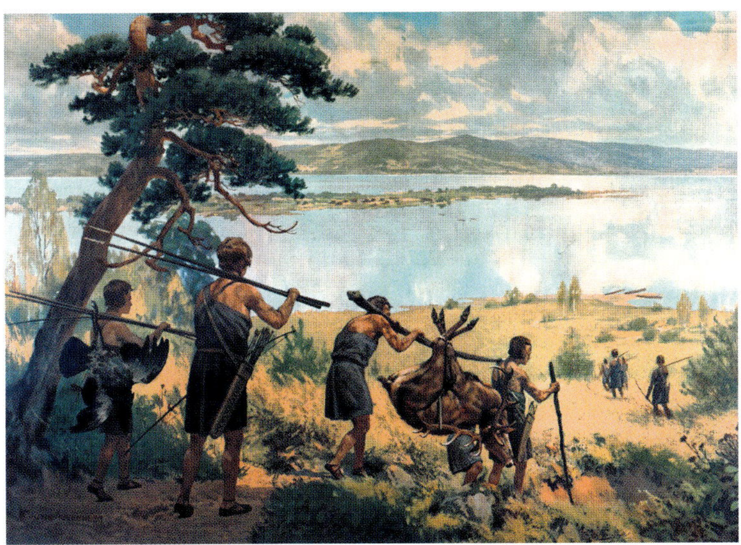

Abb. 2.3 Das Leben der Jäger und Sammler in der Steinzeit war von der Sonne geprägt.

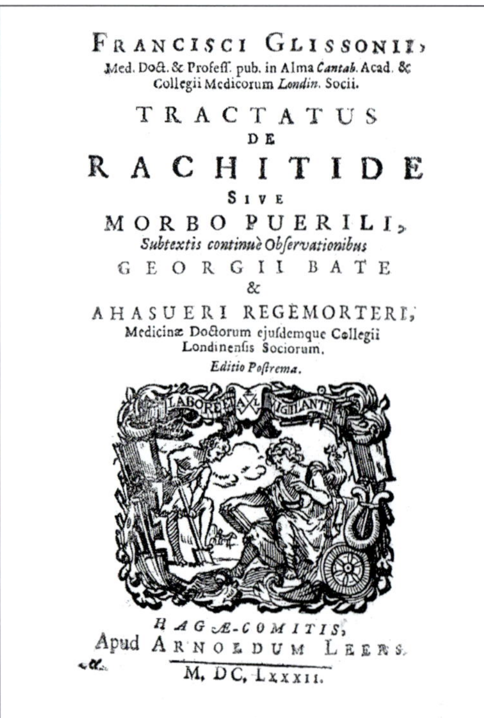

FRANCISCI GLISSONII,
Med. Doct. & Profess. pub. in Alma *Cantab.* Acad. &
Collegii Medicorum *Londin.* Socii.

TRACTATUS
DE
RACHITIDE
SIVE
MORBO PUERILI,
Subtextis continuè Observationibus
GEORGII BATE
&
AHASUERI REGEMORTERI,
Medicinæ Doctorum ejusdemque Collegii
Londinensis Sociorum.
Editio Postrema.

HAGÆ-COMITIS,
Apud ARNOLDUM LEERS.
M. DC. LXXXII.

Abb. 2.4 Die Rachitis grassierte vor allem in den sonnenarmen Industriestädten, wie z. B. London oder Warschau.

2.1 Sonnenlicht, Gesundheit und Wissenschaft

Als die moderne Wissenschaft damit begann, sich für den Zusammenhang zwischen Sonnenlicht und Gesundheit zu interessieren, ging man zunächst davon aus, dass der gesundheitliche Nutzen, den wir aus den Sonnenstrahlen ziehen, von deren Wärme kommt. Erst Sir Everhard Home kam Ende des 18. bzw. Anfang des 19. Jahrhunderts zu dem Schluss, dass nicht die von den Sonnenstrahlen ausgehende Hitze, sondern die durch die Strahlung ausgelösten chemischen Prozesse im Körper für das Auftreten von Sonnenbrand verantwortlich sind. Home konnte auch zeigen, dass dunkelhäutige Menschen von Natur aus widerstandsfähiger gegenüber Sonnenbränden sind.

2.2 Rachitis: Die Vitamin-D-Mangel-Krankheit

Die ersten bedeutenden Quellen über die Vitamin-D-Mangelkrankheit Rachitis stammen aus dem 17. Jahrhundert von Daniel Whistler und Francis Glisson (siehe Abb. 2.4). In England trat die Erkrankung im 17. Jahrhundert (nach Whistler ab 1619) häufiger auf. Professor Jeffrey LH O'Riordan aus London hat im Jahre 1634 in Kirchenbüchern und Friedhofverzeichnissen den ersten Eintrag von über 14 an Rachitis verstorbenen Kindern gefunden.

Im Jahre 1650 waren es 200 Fälle pro Jahr und um 1660 waren es um die 500 an Rachitis Verstorbene pro Jahr.

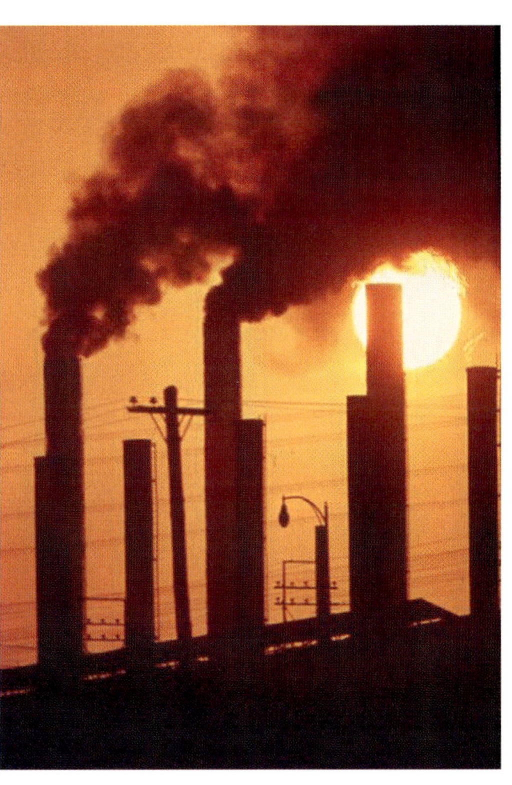

Dass bereits zu dieser Zeit die Bedeutung des Sonnenlichts bekannt war, zeigen folgende Zitate: »Die Krankheit wird bisweilen allein durch Körpertraining und Spiel erfolgreich behandelt«, »In den Armen der Kinderfrauen spazieren gehen« (Aufenthalt in der Sonne). Auch die Ursachen werden von Whistler und Glisson indirekt mit einem Mangel am Sonnenlicht in Verbindung gebracht: »Ursachen: raues und feuchtes Klima«. Als Therapie wurde nicht nur der Aufenthalt im Freien, sondern auch schon Pottwalfett (Ambra grisea) oder Salbe mit Walrat (enthält Vitamin D) empfohlen.

Springen wir in das 19. Jahrhundert. In den 1820er Jahren machte ein polnischer Arzt namens Jedrzej Sniadecki als Erster die Entdeckung, dass Kinder, die im städtischen Milieu von Warschau aufwuchsen, viel häufiger an Rachitis litten als ihre Altersgenossen, die auf dem Land lebten. Dr. Sniadecki überlegte, ob die weit verbreitete Erkrankung vielleicht auf einen Mangel an Sonnenlicht zurückzuführen sein könnte, der in den engen und überfüllten Wohnverhältnissen in Warschau vorherrschte. Und tatsächlich konnte Sniadecki die erkrankten Kinder erfolgreich behandeln, indem er sie aufs Land in die Sonne schickte. Trotzdem nahm man ihn nicht ernst. Die Mehrheit der Wissenschaftler konnte sich damals nicht vorstellen, wie Sonneneinstrahlung auf der Haut Auswirkungen auf das Skelett haben sollte. Es dauerte noch wei-

Im 18. und 19. Jahrhundert grassierte in den Industriestädten die Rachitis.

Kinder, die im städtischen Milieu aufwuchsen litten häufiger an Rachitis.

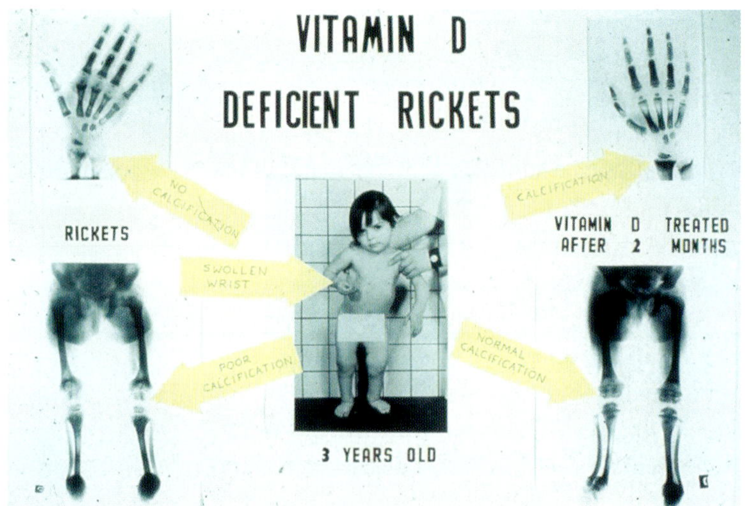

Abb. 2.5 Vitamin-D-Mangel verursacht bei Kindern Rachitis.

tere 70 Jahre, bis die britische Ärztevereinigung British Medical Association 1889 einen Bericht darüber veröffentlichte, dass in den ländlichen Gebieten der britischen Inseln kaum Rachitisfälle zu beobachten waren, während die Erkrankung in den großen Industriestädten grassierte. Man schlug als Erklärungsversuch vor, ein Mangel an Sonnenlicht könne an der hohen Zahl der Erkrankten schuld sein (siehe Abb. 2.5).

Ein Jahr später trug der britische Arzt Dr. Palm die klinischen Beobachtungen mehrerer Kollegen im gesamten britischen Empire sowie im Orient zusammen und kam zu dem Ergebnis, dass die Rachitis eine Krankheit der Industriezentren in Großbritannien war (siehe Abb. 2.6), die verarmte Bevölkerung in den Städten Chinas, Japans und Indiens trotz Schmutz und schlechter Ernährung jedoch kaum von dieser die Knochen deformierenden Erkrankung betroffen war.

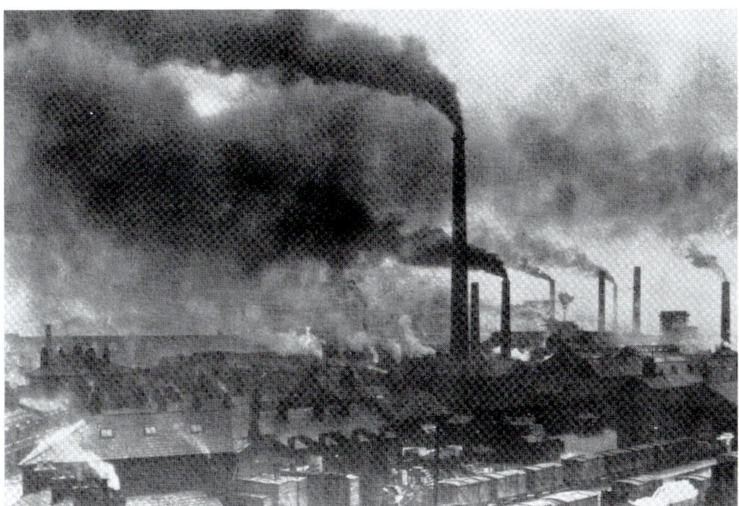

Abb. 2.6 Industriezentrum im 19. Jahrhundert

Er teilte leider mit Dr. Sniadecki das Los derer, die ihrer Zeit voraus sind: Er wurde nicht ernst genommen. Obwohl der genaue Zusammenhang zwischen Sonnenlicht und Knochenwachstum noch nicht bekannt war, stellte Arnold Rikli Ende des 19. Jahrhunderts eine Gesundheitsbewegung auf die Beine, die unter folgendem Motto stand: »Wasser wirkt Wunder, Luft bewirkt noch mehr, aber Sonnenlicht funktioniert am allerbesten.« Die Wissenschaft konnte sich nur schwer an den Gedanken gewöhnen, dass ein so simples Heilmittel wie Sonnenlicht etwas gegen eine die Knochen deformierende Krankheit ausrichten kann, weshalb wenig unternommen wurde, um die aufschlussreichen Beobachtungen für die Prävention und die Therapie von Rachitis zu nutzen.

Um das Jahr 1900 litten geschätzte 80 % der Kinder in den Industriestädten Nordeuropas und im Nordosten der USA unter Rachitis. Fast 100 Jahre nach der ersten aufschlussreichen Entdeckung

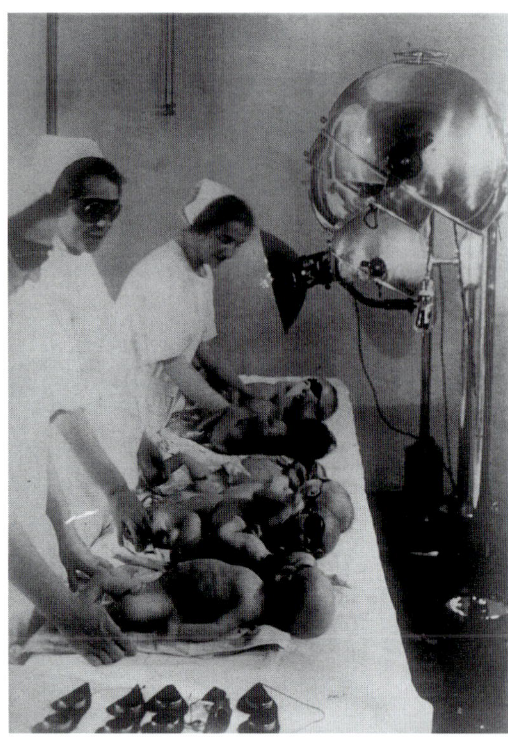

Abb. 2.7 Mit der Quecksilber-Dampflampe kann man Rachitis vorbeugen und therapieren.

von Sniadecki veröffentlichte der deutsche Arzt Kurt Huldschinsky einen Bericht, dass über eine Quecksilberdampflampe verabreichte UV-Strahlung ein wirksames Mittel zur Heilung von Patienten mit schwerer Rachitis sei. Er bewies geschickt, dass die Fototherapie keinen direkten Effekt auf den Knochen hatte, denn die Bestrahlung eines einzelnen Armes wirkte genauso durchschlagend auch am anderen Arm gegen die Rachitis. Man hielt ihn für verrückt, kranke Kinder mit einer Quecksilberdampflampe zu bestrahlen (wobei zu berücksichtigen ist, dass die Zeiten der Diskussion um Hautkrebs noch lange nicht angebrochen waren), aber seine Botschaft fiel zumindest teilweise auf fruchtbaren Boden (siehe Abb. 2.7). Zwei Jahre später ließen zwei Ärzte in New York City (Hess und Unger) acht rachitische Kinder auf das Dach eines New Yorker Krankenhauses in die Sonne bringen. Anhand der Röntgenaufnahmen konnten sie erhebliche Befundverbesserungen bei jedem der Kinder demonstrieren. Somit wurde 1921 zum ersten Mal nachgewiesen, dass es einzig und allein des Sonnenlichts bedarf, um Rachitis zu verhindern bzw. zu behandeln.

Sonnenlicht ist ein wirksames Mittel zur Heilung der Rachitis

Eine in den frühen 1930ern von der US-Regierung eingerichtete Behörde gab schließlich die Empfehlung an die Eltern heraus, ihre Kinder eine angemessene Zeitspanne lang nach draußen in die Sonne zu schicken. In einigen Fabriken begann man mit der Produktion von UV-Lampen, die in den 1930ern, 40ern und 50ern in Apotheken verkauft wurden. Die einzige noch heute auf dem US-amerikanischen Markt erhältliche Lampe ist die aus den 1940ern stammende, die Vitamin-D-Synthese in der Haut fördernde Sperti-Lampe.

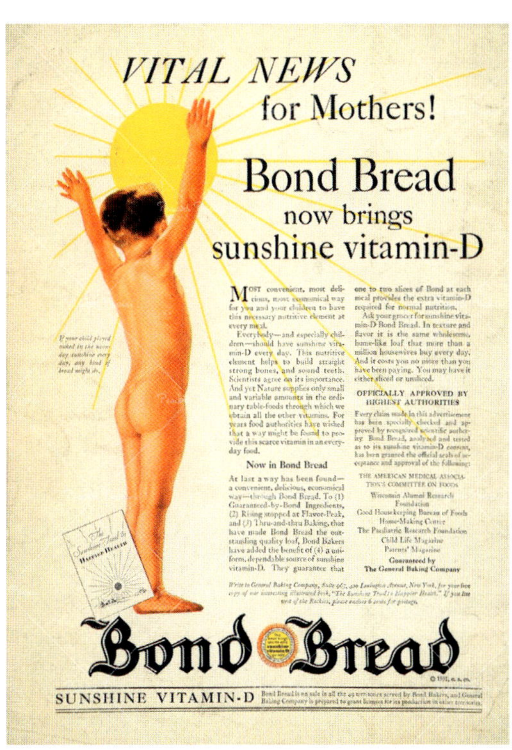

Abb. 2.8 Bond Bread: Mit Vitamin D angereichertes Brot aus den USA

Anfang des 20. Jahrhunderts identifizierten Wissenschaftler schließlich die UV-Strahlung als den Bestandteil des Sonnenlichts, der die Produktion von Vitamin D im menschlichen Körper stimuliert. Und sie entdeckten die breit gefächerte, gesundheitliche Bedeutung dieses Prozesses. Die Milch verarbeitende Industrie in Europa und den USA griff die Erkenntnis auf, dass bei Sonneneinstrahlung erzeugtes Vitamin D gut für die Knochen ist, und begann, Milch mit Vitamin D anzureichern. Es entwickelte sich ein regelrechter Vitamin-D-Boom, in dessen Verlauf die unglaublichsten Produkte mit Vitamin-D-Zusatz beworben wurden, darunter Brot (Bond Bread, siehe Abb. 2.8), Hot Dogs (Rickter's Hot Dogs), Limonade (Twang Soda) und sogar Bier (Schlitz Beer). Auch in Europa wurden viele Lebensmittel mit Vitamin D angereichert, wie z. B. Milch und Pudding. Leider erschienen in den frühen 1950ern Berichte aus Großbritannien über Säuglinge mit hohen Calciumspiegeln im Blut, was darauf zurückgeführt wurde, dass Milch zu sehr angereichert worden war und zu einer Überdosis an Vitamin D geführt hätte. Da hohe Calciumspiegel im Blut zu irreversiblen Hirnschäden führen können, wurden in ganz Europa Gesetze verabschiedet, die die Anreicherung von Lebensmitteln und allen anderen Verbrauchsgütern (worunter sogar Hautcreme fiel) mit Vitamin D untersagten. Mittlerweile weiß man, dass diese Säuglinge und Kleinkinder wohl unter einer seltenen Erbkrankheit, dem soge-

Mit Vitamin D angereicherte Milch, Hot Dogs, Brot oder Bier!

nannten Williams-Beuren-Syndrom, litten. Diese Patienten reagieren, wie man herausgefunden hat, extrem stark auf Vitamin D. Leider verbieten die meisten europäischen Länder noch immer den Zusatz von Vitamin D zu jeglichen Produkten, mit wenigen Ausnahmen. In Schweden und Finnland ist es mittlerweile erlaubt, Milch mit Vitamin D anzureichern. In vielen europäischen Ländern wird Vitamin D überdies einigen Müsli- und Margarinesorten hinzugefügt.

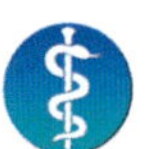

Fallbeispiel: Kimani: Ein Gorillababy aus dem Franklin Zoo in Boston

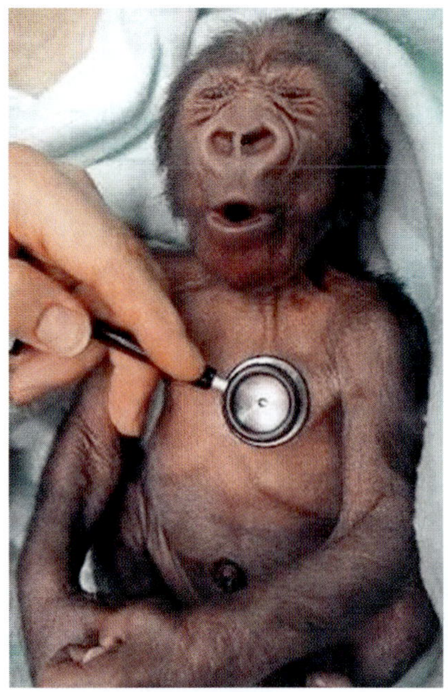

Abb. 2.9 Das Gorillababy Kimani im Dezember 2004

Vor einigen Jahren erhielt ich einen Anruf von einem nahegelegenen Zoo, in dem ein Gorillababy namens Kimani (siehe Abb. 2.9) unter Rachitis, extremer Muskelschwäche und schweren Krampfanfällen litt. Kimani wurde am 24. November 2004 geboren. Sie war der erste Flachland-Gorilla, der im Franklin Zoo in Boston zur Welt kam. Ich untersuchte das Kleine und kam zu dem Schluss, dass Vitamin-D-Mangel die Ursache für seinen schlechten Zustand war.

Ich erklärte dem Zoodirektor, dass ein Mangel an Vitamin D unter Umständen einen niedrigen Calciumspiegel im Blut verursacht, mit dem unkontrollierbare Krämpfe der Hand- und Fußmuskulatur und Krampfanfälle einhergehen und dass diese im schlimmsten Fall zum Tode führen könnten.

Zunächst hatte man aber einen Kinderarzt konsultiert, der Kimani täglich 400 I.E. Vitamin D verabreicht hatte. Da dies keinen Effekt zu haben schien, schloss man daraus, die kleine Gorilladame müsse von einem Gendefekt betroffen sein, der nicht auf die Behandlung mit Vitamin D anspreche. Ratlosigkeit und Angst machte sich breit, ob das Gorillababy überleben würde.

Ich empfahl, wie bei einem Menschenkind mit extremen Vitamin-D-Mangel, die tägliche Verabreichung von 5 000 I. E. Vitamin D. Daraufhin erholte sich die kleine Kimani innerhalb von einigen Wochen, und die Knochen heilten aus. Auch die muskulären Störungen verschwanden komplett unter der Vitamin-D-Therapie. Ich war natürlich der Ehrengast auf Kimanis erstem Geburtstag. Da Kimani jedoch im Mutterleib schon einem Vitamin-D-Mangel ausgesetzt gewesen war und sich dieser Mangel noch über die ersten Monate ihres Lebens fortsetzte, ist sie jetzt leider dauerhaft im Wachstum gehemmt. Kimani mag es, wenn sie die Aufmerksamkeit der anderen Gorillas bekommt, vor allem beim Jagen und Fangen spielen. Melonen und Weintrauben zählen zu ihren Lieblingsspeisen (siehe Abb. 2.10)

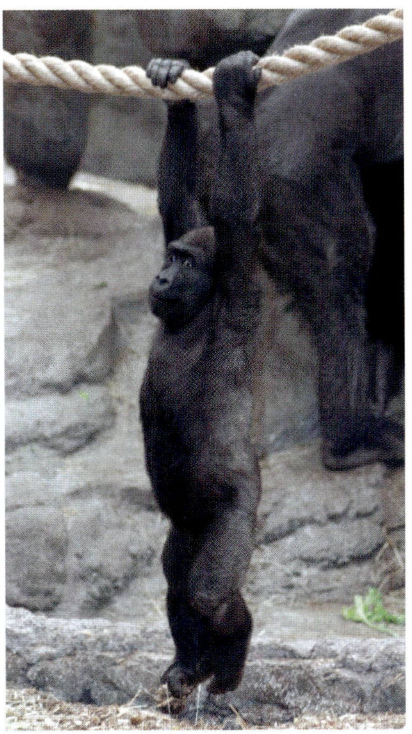

Abb. 2.10 Die Gorilladame Kimani heute

2.3 Das D-lemma mit dem Sonnenlicht

Und was geschah dann? Wie sind wir an den Punkt gelangt, an dem wir plötzlich begannen, uns vor der Sonne zu fürchten anstatt sie zu verehren, sie zu meiden anstatt uns über sie zu freuen? Die Antwort ist ganz einfach: Man kann viele Milliarden Dollar damit verdienen, wenn man den aus medizinischer Sicht einzigen nennenswerten Nachteil von Sonnenstrahlen ausschlachtet, während die Propagierung der vielen Vorteile der Sonne kaum Einnahmequellen in sich birgt.

Ein erhöhtes Risiko für Nicht-Melanom-Hautkrebs ist der Preis, den man zahlen müsse, um besser gegen Prostata-, Brust- und Darmkrebs geschützt zu sein.

Die faszinierende Chronik des Sonnenvitamins

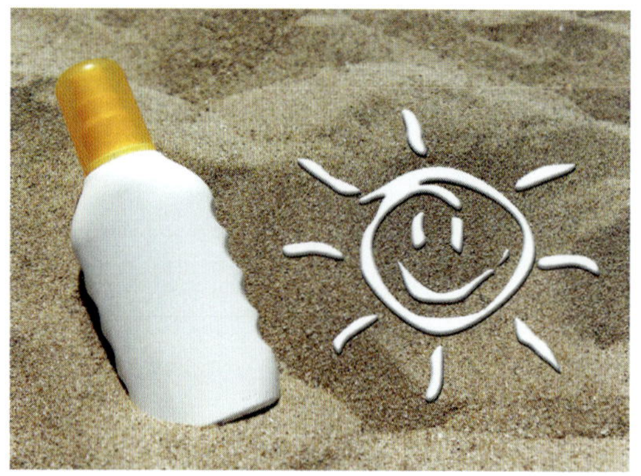

In der Medizin ist es längst bekannt, dass Sonneneinstrahlung nicht nur viele Vorteile, sondern auch einen gesundheitlichen Nachteil mit sich bringt: Hautkrebs. In den 1920er Jahren stellte man fest, dass europäische Bauern Hautkrebs an den Stellen entwickelten, die der Sonnenstrahlung am meisten ausgesetzt waren, nämlich an Ohren, Gesicht, Nase und Handrücken. 1915 publizierte die Navy einen Bericht aus dem hervor ging, dass Marinepersonal, welches sich die meiste Zeit im Freien aufhielt, ein achtfach geringeres Risiko für einen krebsbedingten Tod hatte, im Vergleich zu Erwachsenen mit wenig Sonnenkontakt.

Die erste Ausgabe der Krebs-Fachzeitschrift Cancer Research rückte im Jahr 1941 die Diskussionspunkte zu diesem Thema in ein angemessenes Verhältnis zueinander: Ein gesteigertes Risiko, an Nicht-Melanom-Hautkrebs zu erkranken, sei der Preis, den man dafür zahlen müsse, besser gegen Prostata-, Brust- und Darmkrebs geschützt zu sein. Leider ist der Zusammenhang zwischen Sonnenlicht und Hautkrebs in den letzten 25 Jahren völlig unverhältnismäßig aufgebauscht worden. Die Hauptschuld daran tragen die Kosmetik-Abteilungen der Pharmaindustrie und einige Vertreter der Dermatologie.

Ein Lichtschutzfaktor von 30 verringert die Vitamin-D-Produktion in der Haut um 95 %!

In den 1960ern und 1970ern kam die Freizeitkultur auf, sodass die Menschen mehr Zeit im Freien und in der Sonne verbrachten. Die kosmetische und die pharmazeutische Industrie entwickelten dafür Sonnencremes, an denen sie unglaublich gut verdienten. Waren diese Produkte anfangs als Mittel gegen Sonnenbrand eingeführt worden, so wurden sie bald schon clever als Präventivmaßnahme gegen Hautkrebs vermarktet. Natürlich spielen moderne Sonnenschutzmittel eine wichtige Rolle bei der Prävention von Hautkrebs, und die Dauer unserer Sonnenbäder sollten wir genauso einschränken, wie wir uns beim Essen und Trinken mäßigen sollten. Die von der Pharmaindustrie finanzierten, ausgeklügelten und aggressiven Aufklärungs-Kampagnen haben jedoch eine sonnenfeindliche Massenhysterie ausgelöst, die unserer Gesundheit schadet, weil jeder plötzlich davon überzeugt ist, dass nicht einmal das kleinste bisschen Sonnenstrahlen unbedenklich ist. Viele hautärztliche Vereinigungen, einschließlich der US-amerikanischen Academy of Dermatology, haben die Empfehlung ausgesprochen, dass man sich der Sonne nie direkt ohne Sonnenschutz aussetzen sollte.

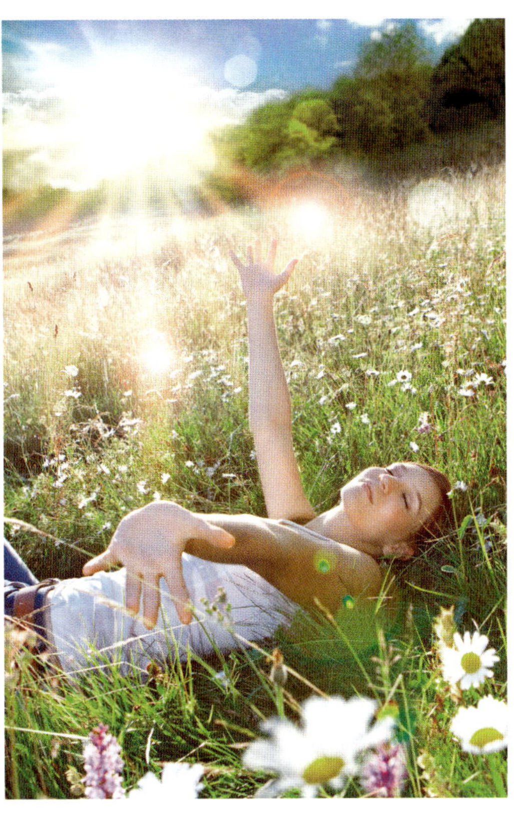

Eine Sonnencreme mit einem Lichtschutzfaktor (LSF) von 10 absorbiert auf Ihrer Haut, wenn Sie sich damit einreiben, 90 % der UV-B-Strahlung und lässt so Ihre Haut um 90 % weniger Vitamin D produzieren. Ein LSF von ≥ 30 verringert die Vitamin-D-Produktion in der Haut sogar um 95 %. Zugegeben gibt es kaum jemanden, der Sonnencremes fachgerecht anwendet. Dafür verwenden wir aber mittlerweile Cremes mit einem LSF von 45 oder mehr. Selbst wenn Sie also nur die Hälfte oder ein Drittel der eigentlich benötigten Menge auftragen, wird auf Ihrer Haut trotzdem ein LSF von 15 erreicht, sodass die Produktion von Vitamin D in Ihrer Haut sehr stark abnimmt. Bauern im mittleren Westen der USA, bei denen Hautkrebs (außer Melanom) diagnostiziert worden war, riet man, konsequent Sonnenschutz zu verwenden. Sie hielten sich daran, und als man gegen Ende des Som-

Nördlich des 35. Breitengrads ist von November bis März nahezu keine Vitamin-D-Produktion in der Haut durch Sonnenlicht möglich!

mers ihren Vitamin-D-Spiegel im Blut bestimmte, war er bei den meisten zu niedrig.

Die meisten Menschen decken ihren Vitamin-D-Bedarf durch Aufenthalt in der Sonne zwischen ca. 10 und 15 Uhr, und zwar hauptsächlich in der Zeit vom späten Frühling bis zum frühen Herbst. Wer allerdings nördlich des 35. Breitengrads lebt, was in den USA in etwa der Stadt Atlanta im Bundesstaat Georgia entspricht, kann zwischen November und März allein durch Aufenthalt im Freien kaum Vitamin D in der Haut bilden. Übrigens: Deutschland liegt weit oberhalb des 35. Breitengrads, zwischen dem 47. und 55. Breitengrad!

Von uns durchgeführte Studien haben gezeigt, dass bei einem gesunden, nur mit einem Badeanzug bekleideten Erwachsenen eine Sonnenbestrahlung, die ausreicht, um 24 Stunden später eine leichte Rötung der Haut auszulösen (die sogenannte minimale Erythemdosis, MED), der Einnahme von etwa 20 000 I. E. Vitamin D entspricht. Die Kapazitäten der Haut, Vitamin D zu bilden, sind also enorm. Mit dem Alter nimmt diese Fähigkeit unserer Haut zur Vitamin-D-Produktion allerdings ab. Mit 70 Jahren sind noch etwa 30 % der Vitamin D bildenden Kapazitäten eines 20-Jährigen erhalten. Da die Haut jedoch ein derart effektiver Vitamin-D-Bildner ist, können auch Senioren den Vitamin-D-Gehalt in ihrem Blut anheben, wenn sie sich in angemessenem Maße der Sonnenstrahlung aussetzen, was von mehreren Untersuchern nachgewiesen werden konnte. Vitamin D ist außerdem fettlöslich, sodass es im Körperfett gespeichert und während der Wintermonate wieder freigesetzt wird. So ist der Vitamin-D-Bedarf bei ausreichender Sonnenlichtexposition das ganze Jahr über gedeckt.

2.4 Die Aktivierung von Vitamin D

Ende der 1960er Jahre fand man heraus, dass das in der Haut produzierte oder mit der Nahrung aufgenommene Vitamin D (Colecalciferol), keine biologische Wirkung auf den Calciumhaushalt oder die Knochen ausüben kann. Zuerst muss Vitamin D nämlich eine Reise zur Leber, unserem wichtigsten Stoffwechselorgan antreten. In der Leber wird Vitamin D weiterverarbeitet zu seiner Transport- und Speicherform 25-Hydroxy-Vitamin D (25-OH-D, Calcidiol). 25-OH-D ist die hauptsächlich im Blut zirkulierende Form des Sonnenvitamins und stellt das wichtigste Barometer für die ärztliche Beurteilung des Vitamin-D-Status dar (siehe Kap. 7).

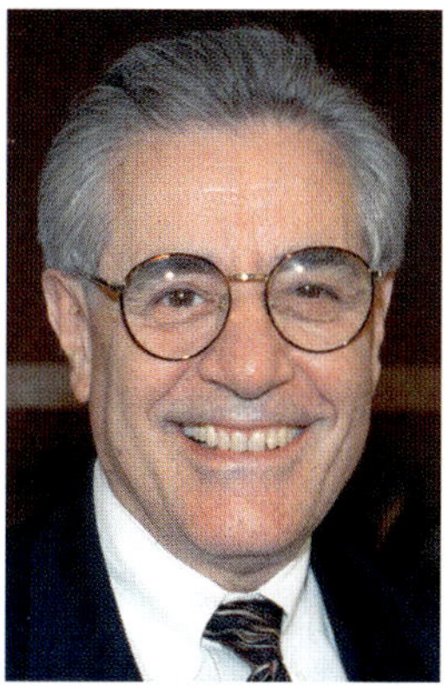

Abb. 2.11 Professor Dr. Hector F. DeLuca

2.5 Der allgegenwärtige Vitamin-D-Rezeptor

Anfang der 1970er entdeckte man, dass 25-Hydroxy-Vitamin D (25-OH-D) erst in den Nieren in die biologisch aktive Form des

Meine Entdeckung des 25-OH-D und 1,25-$(OH)_2$-D

In den 1970er Jahren war ich als graduierter Student an der Universität Wisconsin bei der wissenschaftlichen Koryphäe Dr. Hector DeLuca tätig (siehe Abb. 2.11). Hier identifizierte und isolierte ich im Rahmen meiner Masterthese über Vitamin D zunächst das 25-Hydroxy-Vitamin D (25-OH-D), welches heute weltweit als medizinischer Standardparameter zur Beurteilung des Vitamin-D-Status herangezogen wird. Später gelang es mir, auch die hormonaktive Wirkform von Vitamin D, das 1,25-Dihydroxy-Vitamin D (1,25-$(OH)_2$-D), das dem Körper so viele gesundheitliche Vorteile beschert, weltweit als erster zu identifizieren und zu isolieren.

Als unmittelbare Folge dieser Entdeckung konnten Patienten mit Niereninsuffizienz, die aufgrund der gestörten Nierenfunktion kein aktives Vitamin-D-Hormon mehr bilden konnten und folglich unter schweren Knochenproblemen litten, mit kleinsten Mengen von 1,25-$(OH)_2$-D von ihren Ärzten erfolgreich behandelt werden.

Sonnenvitamins, das 1,25-Dihydroxy-Vitamin D (1,25-$(OH)_2$-D), umgewandelt werden muss. Nach Aktivierung in den Nieren gelangt 1,25-$(OH)_2$-D (Calcitriol) in den Dünndarm, wo es die Aufnahme von Calcium steigert. 1,25-$(OH)_2$-D wird auch zu den Knochen transportiert und stimuliert dort Zellen zum Calciumabbau. Dadurch wird der Calciumbedarf des Körpers sichergestellt, wenn die Zufuhr über die Nahrung nicht ausreicht. Da man wusste, dass ein Zusammenhang zwischen Vitamin D und Calcium bzw. der Knochengesundheit besteht, nahm man an, die den Calciumhaushalt regulierenden Organe wie Dünndarm, Nieren und Knochen könnten die hormonaktive Form des Sonnenvitamins, das 1,25-$(OH)_2$-D, erkennen. Und tatsächlich fand man in den Zellen dieser drei Organe einen Vitamin-D-Rezeptor (VDR), der auf 1,25-$(OH)_2$-D ansprach.

2.6 Das Sonnenvitamin wirkt als Vitamin-D-Hormon

1,25-$(OH)_2$-D (Vitamin-D-Hormon), gehört in die Gruppe der Steroidhormone, die in den Körperzellen an Rezeptoren binden und dadurch ihre Wirkung entfalten. Ende der 1970er stellte sich schließlich heraus, dass Vitamin-D-Rezeptoren (VDR) überall im Körper zu finden sind. Durch die Bindung von 1,25-$(OH)_2$-D an seine Rezeptoren, werden verschiedene Signalübertragungswege im Zellstoffwechsel und auch auf der Ebene zahlreicher Gene ausgeübt. Folglich gibt es fast keinen Bereich in unserem Körper, der nicht von der hormonaktiven Wirkform des Sonnenvitamins abhängig ist. In zahlreichen Geweben, die einen spezifischen Vitamin-D-Rezeptor besitzen, ist 1,25-$(OH)_2$-D für die einwandfreie Stoffwechselfunktion verantwortlich. Dazu gehören unter anderem die Gefäßwand, der Dickdarm, die Brustdrüse, die Haut, die Immunzellen, die Nebenschilddrüse, die Prostata, die Plazenta und die Bauchspeicheldrüse (Pankreas) um nur einige der wichtigsten zu nennen. Es existieren sogar hieb- und stichfeste Hinweise dafür, dass auch das Gehirn über Vitamin-D-Rezeptoren verfügt und dass die hormonaktive Form des Sonnenvitamins die Produktion des stimmungsaufhellenden Glücksbotenstoffs Serotonin ankurbelt. Dadurch erklärt sich seine Wirksamkeit bei saisonal abhängigen Depressionen (oder auch nur bei chronisch schlechter Laune).

2.6.1 Vitamin-D-Hormon: Das Bindeglied zwischen Sonne und Gesundheit

Wenn nun also jedes Gewebe und jede Zelle in unserem Körper Vitamin-D-Rezeptoren besitzt, stellt sich die Frage: Welchen Sinn hätten diese Rezeptoren, wenn sie nicht irgendeine Funktion erfüllen würden? Unter uns Wissenschaftlern gibt es viele Anhänger der These, dass Vitamin D sozusagen als Gesundheitspolizei fungiert, die das Zellwachstum kontrolliert. Damit hätte es Einfluss auf die Krebsentstehung. Wenn eine Zelle beginnt, die Kontrolle über ihr eigenes Wachstum zu verlieren, und den Weg hin zu einer bösartigen Krebszelle beschreitet, kann aktiviertes Vitamin D rettend eingreifen, indem es entweder Gene anschaltet, die das Zellwachstum unter Kontrolle bringen, oder die **Apoptose** einleitet, das Selbstzerstörungsprogramm im Rahmen derer sich die Zelle selbst vernichtet. Ist der maligne Prozess erst einmal ins Rollen gekommen, findet die listige Krebszelle leider Mittel und Wege, um gegen die heilende Wirkung des aktiven Vitamin D immun zu werden. Deshalb ist es so wichtig, das ganze Leben lang ausreichend mit Vitamin D versorgt zu sein. Man könnte es vielleicht damit vergleichen, keinen durchgehenden Versicherungsschutz für sein Auto zu haben, sodass man im ungünstigsten Fall bei einem kostspieligen Unfall ohne Versicherung dasteht. Genauso verletzlich wird man,

Vitamin-D-Rezeptoren befinden sich überall im Körper.

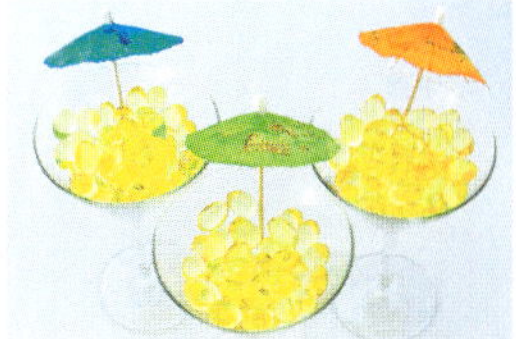

wenn dem Körper phasenweise nicht genügend Vitamin D zur Verfügung steht und die allgegenwärtigen Rezeptoren unbesetzt bleiben.

In der Tat gilt es als erwiesen, dass ein im Winter diagnostizierter Lungenkrebs häufig schneller zum Tode führt als bei einer Diagnose im Sommer. Handelt es sich dabei lediglich um einen Zufall oder hängt Lungenkrebs irgendwie mit Vitamin D zusammen? Es genügt wohl, darauf hinzuweisen, dass in einigen anerkannten medizinischen Kreisen das Sonnenlicht als Wundermittel bezeichnet wird.

Dr. William Grant, Leiter eines Forschungszentrums in San Francisco (Sunlight, Nutrition and Health Research Center), das sich intensiv mit den Auswirkungen von Sonnenlicht und Ernährung auf die Gesundheit beschäftigt, ist ein allgemein geschätzter Experte auf diesem Gebiet. Nach seinen Schätzungen sind im Zeitraum von 1970–1994, also von 24 Jahren, in den USA 566 400 Amerikaner frühzeitig an 13 Krebsarten (v. a. an Brust-, Eierstock-, Darm-, Prostata-, Blasen-, Gebärmutter-, Speiseröhren-, Mastdarm- und Magenkrebs) als Folge der zu geringen Sonnenlichtexposition gestorben. Alleine im Jahre 2002 dürfte nach Grants Berechnungen die unzureichende Sonnenlichtexposition in den USA für 85 000 Neuerkrankungen an Krebs und 30 000 Todesfälle durch Krebs verantwortlich sein. Andere Wissenschaftler gehen noch einen Schritt weiter und untersuchen die globalen Auswirkungen. Forscher an der Universität von Kalifornien schätzen, dass weltweit 250 000 Darmkrebsfälle und 350 000 Brustkrebsfälle vermeidbar wären, wenn die tägliche Vitamin-D-Zufuhr gesteigert würde.

Die aktive Form des Sonnenvitamins wirkt im Körper als Steroidhormon über die Wechselwirkung mit Vitamin-D-Rezeptoren.

Einen Vitamin-D-Mangel könnte man mit einem unzureichenden Versicherungsschutz für Autos vergleichen.

Genexpression: Bindeglied zwischen Vitamin D und Prävention

In einer aktuellen placebokontrollierten Doppelblindstudie habe ich nun erstmals den Einfluss einer Supplementierung von täglich 400 I. E. oder 2 000 I. E. Vitamin D_3 für zwei Monate auf die Genexpression der weißen Blutkörperchen (Leukozyten) bei gesunden Erwachsenen im Winter untersucht. Dabei führte die Verbesserung des 25-OH-D-Status zu einer mindestens 1,5-fachen Änderung der Genexpression in 291 Genen. Zu Studienbeginn bestand ein signifikanter Unterschied in der Expression von 66 Genen bei Personen mit einem Vitamin-D-Mangel (25-OH-D <20 ng/ml) im Vergleich zu Personen mit einem 25-OH-D-Wert >20 ng/ml. Nach der Supplementierung von Vitamin D_3 war die Genexpression bei beiden Gruppen gleich. Die Ergebnisse dieser Studie lassen vermuten, dass jegliche Verbesserung des Vitamin-D-Status signifikant die Expression von Genen beeinflusst, die eine Vielzahl von biologischen Funktionen haben und in mehr als 160 Stoffwechselwegen mit der Entstehung von Autoimmunerkrankungen (z. B. Multiple Sklerose, Diabetes Typ 1), Krebserkrankungen und kardiovaskulären Erkrankungen verbunden sind. Diese Studie deckt zum ersten Mal genetische Fingerabdrücke auf, die auf molekularbiochemischer Ebene einen wichtigen Beitrag liefern, die nicht skelettären Wirkungen des Sonnenvitamins auf die Gesundheit zu verstehen.

Vitamin-D-Hormon: Schutzschild vor chronischen Erkrankungen

Die gesundheitlichen Vorteile des Sonnenlichts und Sonnenvitamins für unser körperliches Wohlbefinden lässt sich auf vier Wirkbereiche aufteilen: Zellgesundheit, Organgesundheit, Knochengesundheit sowie ein gesundes Immunsystem mit Schutz vor Autoimmunerkrankungen.

Die faszinierende Chronik des Sonnenvitamins

Ärzte wissen seit Langem, dass ein Mangel an Sonne und Vitamin D Knochenprobleme verursacht. Bei Kindern können sich die Knochen verformen, wovon vor allem die Beine, der Brustkorb, der Schädel und die Handgelenke betroffen sind. Diese Erkrankung ist als Rachitis bekannt. Bei Erwachsenen beschleunigt und verschlimmert sich der Verlust an Knochenmasse, was zur Osteopenie und Osteoporose führt. Eine weitere Folge ist die schmerzhafte Knochenerkrankung Osteomalazie.

Vor relativ kurzer Zeit gelang es Wissenschaftlern, einen Zusammenhang zwischen Sonneneinstrahlung, Vitamin-D-Mangel und dem Risiko für eine Reihe von Erkrankungen auf Zell- und Organebene herzustellen, darunter Erkrankungen des Immunsystems, Stoffwechselerkrankungen, Herzerkrankungen, und Tumore der inneren Organe, vor allem Brust-, Darm- und Prostatakrebs (siehe Abb. 2.12). Epidemiologen stoßen immer häufiger auf Hinweise, dass Menschen in sonnigen klimatischen Regionen oder mit ausreichendem Vitamin-D-Spiegel (25-OH-D > 30 ng/ml) seltener diese gefährlichen Erkrankungen entwickeln als vom Vitamin-D-Mangel bedrohte Einwohner in Regionen mit limitierter Sonnenlichtexposition.

Zuerst schlossen die Epidemiologen andere in sonnigeren Klimazonen gegebene Faktoren aus, die als Erklärung für die gesünderen Zellen der Menschen in diesen Regionen hätten dienen können, z. B. Ernährungsweise, Bewegung, Alkohol- und Tabakkonsum. Danach begann die große Suche nach dem Bindeglied zwischen Sonnenstrahlen und einem niedrigeren Risiko für bestimmte, weit verbreitete Krankheiten. Die Wissenschaftler, die sich bereits mit Vitamin D beschäftigt hatten, waren sich sicher, dass ein Zusammenhang zwischen diesem wichtigen Vitamin und der Zellgesundheit bestand. Und letzten Endes stellte sich das auch als die richtige Vermutung heraus!

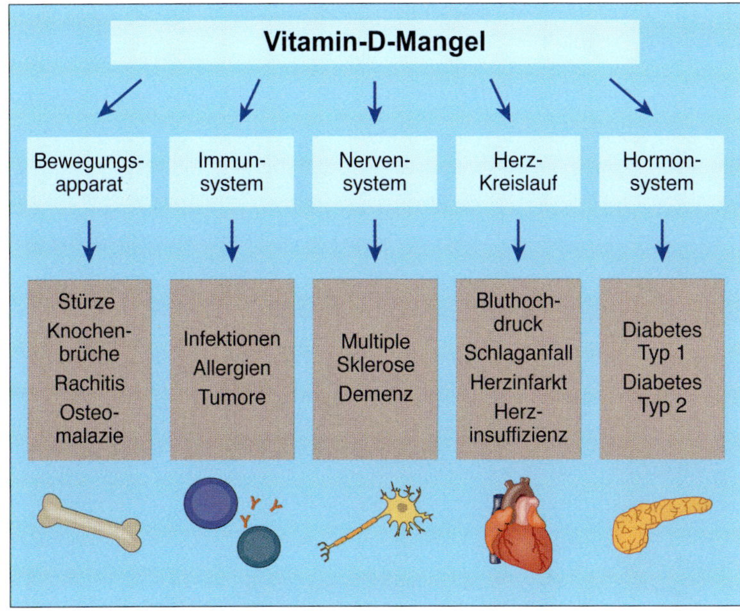

Abb. 2.12 Folgen des Vitamin-D-Mangels

Personen mit ausreichendem Vitamin-D-Spiegel (25-OH-D über 30 ng/ml) entwickeln seltener gefährliche Erkrankungen.

Das Sonnenvitamin und gesundes Zellwachstum

Gegen Ende der 1970er Jahre gehörte ich zu einer kleinen, aber stetig wachsenden Gruppe von Forschern auf dem medizinischen Sektor, die der festen Überzeugung waren, dass die von mir wenige Jahre zuvor entdeckte aktive Form des Vitamin D, das 1,25-$(OH)_2$-D, noch viel mehr konnte, als nur die Knochen gesund zu erhalten. Unsere Theorie lautete, dass die Häufigkeit von Krebs und Herz-Kreislauf-Erkrankungen in Ländern mit viel Sonnenschein deshalb geringer ist, weil das beim Aufenthalt in der Sonne gebildete Vitamin D sich auf irgendeine Weise positiv auf Zellen im ganzen Körper auswirkt. Die Ergebnisse mehrerer Studien sprachen dafür. Bei einer Untersuchung wiesen die Teilnehmer mit gesunden Vitamin-D-Spiegeln im Blut eine um 30–35 % geringere Wahrscheinlichkeit

Vitamin-D-Hormon ist einer der wirksamsten Hemmstoffe entarteten Zellwachstums.

einer Prostatakrebs-Erkrankung und ein um 50 % verringertes Risiko für Darmkrebs auf. Aber was genau spielt sich ab, damit dieses Resultat zustande kommt? Darüber konnte man sich nicht einigen.

Ich lehnte die Nennung meines Namens in mehreren Veröffentlichungen höflich ab, weil meine Forschungskollegen zwar erfolgreich den Zusammenhang zwischen Sonnenstrahlen und Zellgesundheit bewiesen hatten, aber ihre Schlussfolgerungen zum **Mechanismus**, über den das Sonnenlicht und die gesteigerte Vitamin-D-Produktion die Zellen gesund halten, meiner Meinung nach nicht stimmten. Sie vertraten die Ansicht, Vitamin D entfalte seine

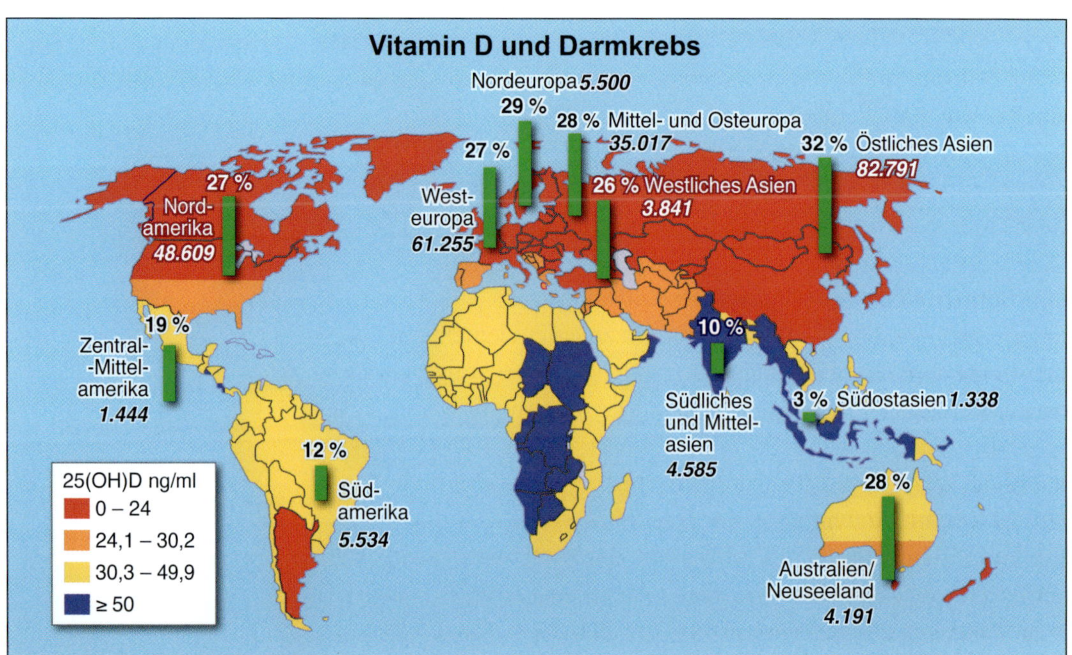

Abb. 2.13 Nach Schätzungen könnten weltweit ca. 254 000 Neuerkrankungen an Darmkrebs pro Jahr vermieden werden, wenn man in allen Regionen der Erde den 25-OH-D-Status auf 40–60 ng/ml anheben würde. Die Zahl 254 000 ergibt sich aus der Summe der jeweils bei den Regionen genannten Zahlen.

positive Wirkung auf die Zellen im ganzen Körper auf die gleiche Weise, von der man auch bei den Knochen ausging: In der Haut beim Auftreffen von Sonnenlicht gebildetes, aber noch nicht aktiviertes Vitamin D wird mit dem Blut zur Leber (25-OH-D) und zu den Nieren transportiert, wird dort durch spezielle Enzyme zum Vitamin-D-Hormon aktiviert (1,25-$(OH)_2$-D) und gelangt dann zu allen Teilen des Körpers, wo es seine vielfältigen Funktionen erfüllt.

Meine Theorie unterschied sich davon erheblich. Man hielt sie für ganz und gar abwegig und würde sie immer noch verteufeln, wenn meine Kollegen und ich sie nicht bewiesen hätten. Unserer Meinung nach handelte es sich bei aktiviertem Vitamin-D-Hormon (1,25-$(OH)_2$-D) um einen der wirksamsten Hemmstoffe entarteten Zellwachstums. Wir wussten aber auch, dass es keine Rolle spielte, wie stark man die Zufuhr von inaktivem Vitamin D im Körper durch Sonneneinstrahlung und Ernährung steigerte: in den Nieren entstand trotzdem nicht mehr aktiviertes Vitamin-D-Hormon. Ich konnte mir nicht vorstellen, dass die sehr begrenzte Menge an aktiviertem Vitamin-D-Hormon, die die Nieren zu produzieren in der Lage sind, all den mittlerweile bekannten positiven Wirkungen auf Zellebene zugrunde liegen sollte. Es musste noch **eine andere Quelle** für aktiviertes Vitamin-D-Hormon geben, davon war ich überzeugt.

Meine Kollegen und ich stellten die Hypothese auf, dass die Zellen im Körper nicht auf die magere Produktion von aktiviertem Vitamin-D-Hormon (1,25-$(OH)_2$-D) in der Niere angewiesen sind, weil jede Zelle über ihr eigenes enzymatisches Instrumentarium (lokale 1-OHase) verfügt, um 25-OH-D (25-Hydroxy-Vitamin D) in seine aktive Form 1,25-$(OH)_2$-D umzuwandeln (siehe Abb. 2.14). Wir bewiesen unsere Theorie in einer 1998 publizierten Studie. Die Ergebnisse unserer Untersuchungen verän-

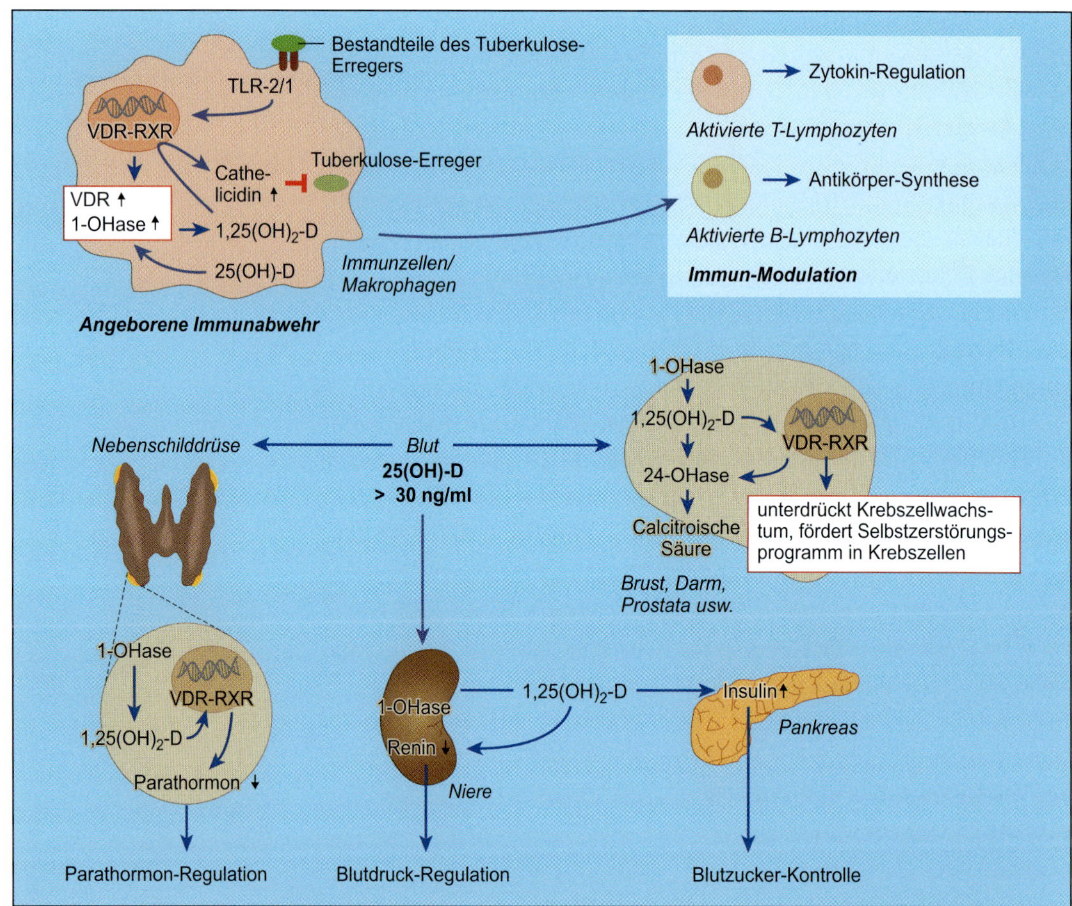

Abb. 2.14 Stoffwechsel von 25-OH-D zum aktiven 1,25-$(OH)_2$-D für nicht skelettale Zwecke. Zellen des Immunsystems, wie z. B. Makrophagen, besitzen nicht nur Vitamin-D-Rezeptoren (VDR), sondern können auch über ihre lokale 1-alpha-Hydroxylase (1-OHase) in der eigenen Zelle aus 25-OH-D selber 1,25-$(OH)_2$-D bilden. Über Wechselwirkung mit Vitamin-D-Rezeptoren steigert 1,25-$(OH)_2$-D dann die Produktion von antimikrobiellen Substanzen, sozusagen körpereigenen Antibiotika. Eine der bekanntesten antimikrobiell wirksamen Substanzen, die durch 1,25-$(OH)_2$-D gebildet werden, ist das Cathelicidin. Durch Cathelicidin wird die Vermehrungsfähigkeit oder Infektiosität von Mikroorganismen, wie z. B. des Tuberkulosebakteriums reduziert. In den Zellen der Brust, des Darms und der Prostata werden durch die lokale Produktion von 1,25-$(OH)_2$-D das unkontrollierte Wachstum von Krebszellen durch Vitamin D unterdrückt.

derten die wissenschaftliche Sichtweise des Zusammenhangs zwischen Vitamin D und Zell- bzw. Organgesundheit von Grund auf. Im Rahmen unserer Forschungsarbeit gaben wir inaktives Vitamin D zu Prostatakrebszellen und beobachteten, was passierte. Ganz in der Manier von Krebszellen teilten sich auch diese Zellen völlig unkontrolliert. Als jedoch die Prostatakrebszellen mit dem inaktiven Vitamin D in Kontakt kamen, wandelten sie es in aktiviertes Vitamin D um und beendeten ihre chaotische Vermehrung. Wir hatten den **Beweis** geliefert, dass Prostatakrebszellen ebenso wie die Nieren dazu in der Lage sind, aktiviertes Vitamin D zu bilden. Einen Unterschied gab es jedoch: Das in den Nieren gebildete aktivierte Vitamin D reguliert den Calciumhaushalt und dient der Knochengesundheit. Das in der Prostata erzeugte aktivierte Vitamin D hat dagegen die spezielle Aufgabe, normales Zellwachstum zu gewährleisten. Dies wurde in darauf folgenden Studien bestätigt. Außerdem aber konnten meine und andere Forschungsgruppen in ähnlich konzipierten Studien nachweisen, dass der gleiche Enzymapparat zur Aktivierung von Vitamin D auch in Zellen des Dickdarms und der Brust zu finden ist.

Diese Entdeckung stellt eine Sensation mit weitreichenden Folgen dar. Sie hat enthüllt, warum sich ein Mehr oder Weniger an Sonneneinstrahlung so drastisch auf die Krebsrate auswirkt. Mehr Sonnenlicht bedeutet mehr Vitamin D, das wiederum in Prostata,

---

Das Sonnenvitamin kann zudem das Selbstzerstörungsprogramm in Krebszellen auslösen. In der Nebenschilddrüse hemmt die lokale Produktion von 1,25-$(OH)_2$-D die Synthese von Parathormon. Das in den Nieren gebildete 1,25-$(OH)_2$-D unterdrückt die Bildung des Blutdruckhormons Renin und stimuliert die Insulinausschüttung in der Bauchspeicheldrüse. Vitamin D sorgt für einen gesunden Blutdruck und Zuckerstoffwechsel.

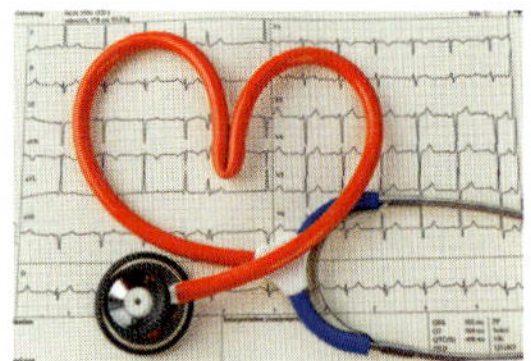

Professor Holick zum Stellenwert von Vitamin D in der Prävention

Die gute Nachricht ist, dass nach fast 25 Jahren Aufklärungsarbeit und meinem ständigen Versuch, die Welt über das Problem des Vitamin-D-Mangels wachzurütteln, die Nachricht endlich bei der allgemeinen Bevölkerung und auch bei den Ärzten – die früher nur Hohn und Spott für meine Ratschläge übrig hatten, – ankommt. Der ausgeprägte ebenso wie der mäßige Vitamin-D-Mangel, von dem mindestens die Hälfte der gesamten Weltbevölkerung betroffen sind, zählen weiterhin zu den am häufigsten übersehenen medizinischen Problemen unserer Zeit und stellen für die Gesundheitspolitik eine echte und ernstzunehmende Herausforderung dar. Die gesundheitlichen Folgen eines Vitamin-D-Mangels sind sowohl für das ungeborene Kind wie auch für den Erwachsenen beträchtlich. Die Ursachen für viele Zivilisationskrankheiten und Gesundheitsprobleme wurzeln wahrscheinlich in einem Mangel an Vitamin D.

Im Jahre 2009 unternahm eine Gruppe von Vitamin-D-Forschern, darunter Dr. William Grant, Prof. Dr. Cedric F. Garland, Prof. Dr. Edward D. Gorham und Prof. Dr. Jörg Reichrath, die alle in diesem Buch Erwähnung finden, den Versuch, in einem wissenschaftlichen Artikel, der in der Fachzeitschrift Progress in Biophysics and Molecular Biology veröffentlicht wurde, die finanzielle Belastung, die sich aus einem Vitamin-D-Mangel ergibt für 17 europäische Länder zu berechnen. Darunter Länder wie Deutschland, England, Frankreich und Spanien. Bezogen auf das Bruttoinlandsprodukt dieser Ländern lautet ihre Schlussfolgerung, dass durch ein Anheben des 25-OH-D-Status auf 40 Nanogramm pro Milliliter (ng/ml) in der Bevölkerung im günstigsten Fall Gesundheitsausgaben von bis zu 187 Milliarden Euro jährlich eingespart werden könnten.

Dickdarm, Eierstöcken, Brustdrüse und wahrscheinlich auch in den meisten anderen Geweben unseres Körpers dazu verwendet wird, entartetes Zellwachstum zu verhindern. Je mehr Vitamin D gebildet wird, desto gesünder sind diese erkrankungsanfälligen Gewebe.

Unsere Entdeckung bedeutete aber noch mehr. Da wir uns nicht mit der Menge an aktiviertem Vitamin D begnügen müssen, die unsere Nieren liefern, entstehen ungeahnte neue Möglichkeiten in der Krebsbehandlung mit wirkstarken synthetischen oder konzentrierten natürlichen Formen des Vitamin D. Es laufen bereits Untersuchungen am Menschen (bei Mäusen war das Verfahren erfolgreich), die ein enormes Potenzial bergen.

Das Sonnenvitamin und das Herz-Kreislauf-System

Und die Herz-Kreislauf-Geschichte: Sonnenlicht hat einen ähnlich nachhaltigen Effekt auf die Herz-Kreislauf-Gesundheit. Mittlerweile haben wir konkrete Hinweise darauf, dass Menschen aus sonnigeren Regionen weniger Herzinfarkte erleiden. In der wissenschaftlichen Welt ist heute die Ansicht weit verbreitet, dass die von meiner Gruppe 1998 gemachte Entdeckung, wie Vitamin D die Ausbreitung bestimmter Tumorarten verhindert, auch richtungsweisend hinsichtlich derjenigen Zellen ist, die für ein gesundes Herz-Kreislauf-System unerlässlich sind, insbesondere die Blutgefäße. Blutgefäße wie Arterien und Venen könnte man als röhrenförmige Kanäle beschreiben, mithilfe derer das Blut durch den Körper fließt. Bluthochdruck tritt auf, wenn die Gefäße zu steif oder zu eng werden, wodurch automatisch der Innendruck steigt (man könnte das vielleicht mit einem unbiegsamen alten Gartenschlauch im Gegensatz zu einem schönen neuen elastischen Schlauch vergleichen). Meine Arbeiten und die Arbeiten anderer, die zeigen, dass Vitamin-D-Rezeptoren in vielen verschiedenen Zellen im ganzen Körper vorkommen, und dass diese Zellen Vitamin D zum Vitamin-D-Hormon aktivieren, haben mich und andere wissenschaftliche Kollegen zu dem Schluss geführt, dass auch die Zellen in unseren Blutgefäßen über solche Vitamin-D-Rezeptoren verfügen. Auf die Blutgefäße wirkt Vitamin D, indem es sie entspannt und elastischer macht, sodass das Blut ruhiger hindurchfließen kann und weniger Druck auf die Wände ausgeübt wird.

Eine kürzlich durchgeführte Untersuchung an dunkelhäutigen Jugendlichen im US-Bundesstaat Georgia kam zu dem Ergebnis, dass bei den Jugendlichen, die vier Monate lang täglich 2 000 I. E. Vitamin D_3 einnahmen, eine erhebliche Verbesserung des Blutgefäßstatus eintrat im Vergleich zu Jugendlichen, die täglich nur 400 I. E. Vitamin D_3 nahmen. Schätzungen zufolge sind 50 Millionen Jugendliche in den USA von ausgeprägtem (25-OH-D < 20 ng/ml) oder mäßigem (25-OH-D: 21–29 ng/ml) Vitamin-D-Mangel bedroht. Diese Gruppe weist 2,4–2,5-mal häufiger hohe Blutzuckerwerte und einen erhöhten Blutdruck auf und hat ein vierfach höheres Risiko, ein Metabolisches Syndrom zu entwickeln, das nach allgemeiner Anschauung dem Typ-2-Diabetes vorausgeht.

Sonnenlicht und Vitamin D helfen bei Bluthochdruck

Bluthochdruck, auch Hypertonie genannt, ist eine sehr ernst zu nehmende Erkrankung, die die Hauptursache für Schlaganfälle und Herzinfarkte darstellt. Wer in einer sonnenverwöhnten Gegend wohnt, wird seltener unter hohem Blutdruck leiden als diejenigen, die Landstriche bevölkern, in denen zu bestimmten Zeiten des Jahres weniger die Sonne scheint. In der Tat steigt mit zunehmender Entfernung einer Region vom Äquator der Blutdruck der Einwohner. Im Sommer mit seinem Überfluss an Sonne liegt der Blutdruck in der Regel auf einem gesünderen Niveau als im Winter. Unter der gleichen Sonneneinstrahlung liegt der Blutdruck von hellhäutigen Menschen niedriger als der von Dunkelhäutigen (je dunkler die Haut, desto mehr Melanin enthält sie und desto schwieriger gestaltet sich die Vitamin-D-Produktion auf der Grundlage von Sonnenlicht).

Ich habe mich an mehreren Studien zur Untersuchung der Auswirkungen von UV-B-Strahlung auf die kardiale Gesundheit beteiligt. Dabei ist meinen Kollegen und mir aufgefallen, dass ein regelmäßiges UV-B-Bad auf einer Sonnenbank bei Patienten mit Bluthochdruck zu einer Normalisierung der Blutdruckwerte führt – in anderen Worten, sie werden dadurch gesünder. Die bekannteste dieser Studien wurde in der renommierten medizinischen Fachzeitschrift The Lancet veröffentlicht. Darin konnten wir zeigen, dass bei Patienten, die sechs Wochen lang jede Woche dreimal auf einer Sonnenbank eine Behandlung mit UV-B-Strahlen bekamen, der Vitamin-D-Spiegel im Blut um 162 Prozent stieg, während ihr diastolischer Blutdruck um 6 mm Hg und ihr systolischer Blutdruck ebenfalls um 6 mm Hg fielen (das entspricht in etwa der Wirkung einiger Blutdruckmedikamente, allerdings ganz ohne deren unangenehme Nebenwirkungen!). Dass nicht die Wärme und das entspannende Umfeld, sondern wirklich die UV-B-Strahlung für die Blutdrucksenkung verantwortlich war, wurde dadurch deutlich, dass die gleiche Behandlung, allerdings mit einer UV-A-Sonnenbank, bei einer anderen Patientengruppe weder den Vitamin-D-Spiegel noch den Blutdruck beeinflusste. Wir beobachteten die Teilnehmer insgesamt neun Monate lang. Diejenigen, die mit der Sonnenbank-Behandlung fortfuhren, konnten ihren niedrigeren und damit gesünderen Blutdruck über den ganzen Zeitraum halten. Dabei darf man nicht vergessen, dass Bluthochdruck eine der Haupttodesursachen in den

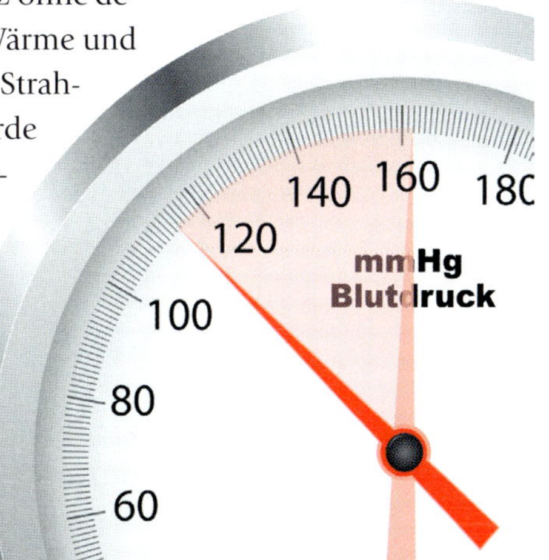

USA und anderen Industriestaaten ist, weil er Ursache Nr. 1 für Herzinfarkte und Schlaganfälle ist.

Sonnenlicht beugt Herzinfarkt und Schlaganfall vor.

Sonnenlicht und Vitamin D kräftigen das Herz

Ich habe mich neben dem Bluthochdruck auch noch mit anderen Teilgebieten der Herzgesundheit auseinandergesetzt. Ein Team von Wissenschaftlern, dem ich mich angeschlossen hatte, wollte die Pionierarbeit von Dr. Malte Bühring bestätigen. Dazu wurde eine Gruppe von herzkranken Patienten einen Monat lang dreimal wöchentlich mit UV-B-Strahlen behandelt. Die Vitamin-D-Konzentration im Körper stieg dadurch und verbesserte verschiedene Aspekte ihrer kardialen Gesundheit: das Herz wurde stärker (gemessen an der Pumpfunktion) und die Belastung des Herzens nahm ab (gemessen an der Herzfrequenz in Ruhe und bei Belastung und der Akkumulierung von Lactat). Unsere Untersuchungsergebnisse und die anderer Forschungsteams machen deutlich, dass UV-B-Strahlung eine ähnlich gesundheitsfördernde Wirkung auf das Herz hat wie Sport. Kombiniert man beides – körperliche Fitness und UV-B-Strahlen – erhält man eine fast alchemistisch-magisch anmutende Mischung gesundheitsfördernder Maßnahmen.

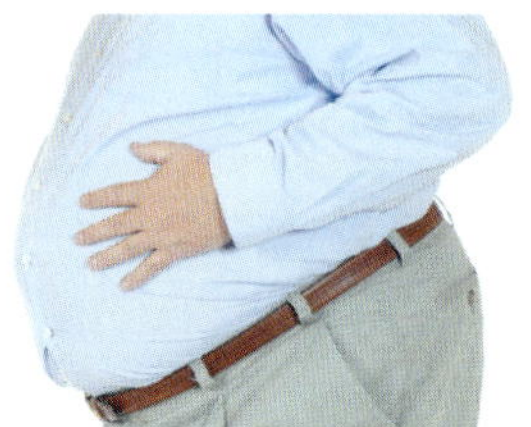

Sonnenlicht und Vitamin D verbessern den Stoffwechsel

Der Vitamin-D-Rezeptor sitzt zudem in Fettzellen, die eine bessere Stoffwechselleistung erbringen können (d. h. mehr Kalorien verbrennen), wenn ihnen mehr Vitamin D zur Verfügung steht. Obwohl die Meinung, dass es sich bei diesen Zellen nur um leblose Fett-Tröpfchen handelt, weit verbreitet ist, spielen sie vielmehr eine sehr aktive Rolle in dem Prozess, der dem Gehirn Sättigung signalisiert, sodass die Nahrungsaufnahme eingestellt wird. Hat man genug gegessen, geben die Fettzellen ein Hormon namens Leptin ab, das ein Sättigungsgefühl eintreten lässt. Vitamin-D-Mangel beeinträchtigt dieses appetitzügelnde Hormon, das eigentlich das Körpergewicht kontrollieren sollte. Und wohin ein ungezügelter Appetit führen kann, ist uns allen klar: Gewichtszunahme und ein erhöhtes Risiko für Adipositas und Typ-2-Diabetes. Da wir gerade beim Thema sind: Untersuchungen haben außerdem ergeben, dass sich Typ-2-Diabetes unter Vitamin-D-Mangel verschlechtert, die Insulinproduktion in der Bauchspeicheldrüse abnimmt und die Insulinresistenz zunimmt.

Vitamin-D-Mangel verschlechtert die Stoffwechsellage bei Typ-2-Diabetikern.

Sonnenlicht und Vitamin D gegen Autoimmunerkrankungen

Das Immunsystem schützt den Körper, indem es ihn gegen eindringende Mikroorganismen, wie z. B. Viren und Bakterien verteidigt. Zu diesem Zweck bildet es Antikörper und spezielle weiße Blutkörperchen, die sensibilisierten Lymphozyten, um die ungebetenen Eindringlinge abzuwehren. Wenn das Immunsystem ordnungsgemäß funktioniert, verhält es sich loyal und lässt körpereigene Zellen in Frieden – es reagiert also nur, wenn dem Körper von außen Gefahr droht. Manchmal geht aber etwas schief, und dann kann es zur Fehlfunktion des Immunsystems kommen, sodass Antikörper und sensibilisierte Lymphozyten dazu veranlasst werden, die Zellen des eigenen Körpers anzugreifen. Normalerweise ist daran ein äußerer Störfaktor, z. B. ein Medikament oder ein Virus, kombiniert mit der genetischen Veranlagung zu Autoimmunerkrankungen Schuld.

Zu den häufigsten Erkrankungen mit Beteiligung des Immunsystems gehören die Multiple Sklerose, Typ-1-Diabetes, rheumatoide Arthritis und Psoriasis (obwohl kontrovers diskutiert wird, ob es sich bei der Psoriasis wirklich um eine Autoimmunerkrankung handelt – meiner Meinung nach ist das nicht der Fall).

Epidemiologen haben schon vor einiger Zeit herausgefunden, dass in den Regionen nahe dem Äquator, in denen das ganze Jahr

INFO

Vitamin-D-Mangel kann bei Erwachsenen die schmerzhafte Knochenerkrankung Osteomalazie verursachen, die häufig als Fibromyalgie oder chronisches Erschöpfungssyndrom fehldiagnostiziert wird!

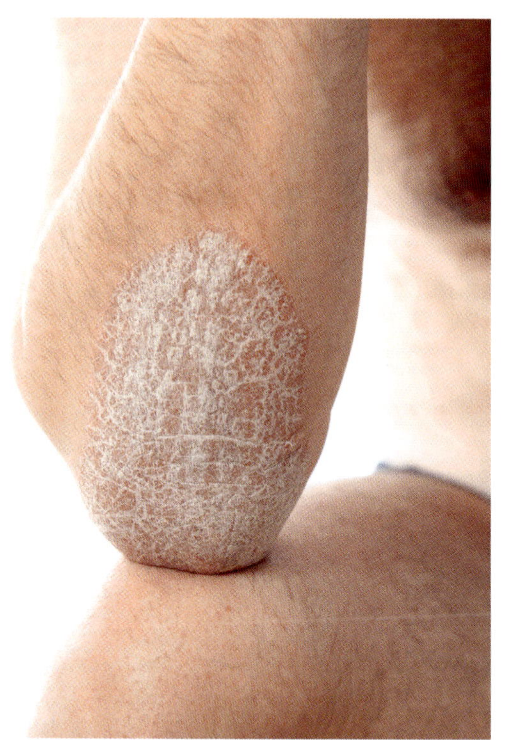

über reichlich Sonne scheint, weniger Autoimmunerkrankungen auftreten. Aber erst vor Kurzem hat man einen der Hauptgründe dafür entdeckt: Die Zellen des Immunsystems verfügen über Vitamin-D-Rezeptoren (VDR). Diese profitieren von dem bei Sonneneinstrahlung im Körper gebildeten Vitamin D. Vitamin D wirkt sich auch positiv auf andere Aspekte der Zellgesundheit aus, die eine unerwünschte Autoimmunantwort unwahrscheinlicher machen. Somit darf man den Aufenthalt in der Sonne und die Einnahme von Vitamin-D-Präparaten als wirksame Präventivmaßnahmen gegen Autoimmunerkrankungen ansehen. Aktiviertes Vitamin D und künstlich hergestellte, ähnliche Substanzen (die als Analoga von aktiviertem Vitamin D bezeichnet werden) kommen immer häufiger in der Therapie von Krankheiten mit einer Autoimmunkomponente zum Einsatz.

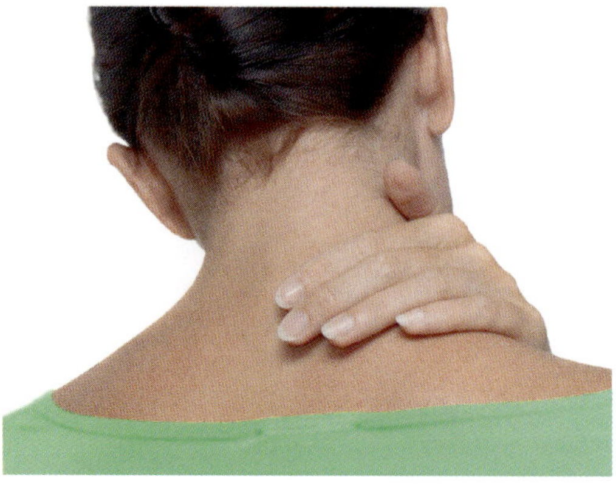

Sonnenlicht und Vitamin D für gesunde Knochen

Schließlich darf man die Knochengesundheit nicht vergessen. Unter dem Einfluss der Sonne wird sowohl bei Kindern als auch bei Erwachsenen eine gesunde Knochendichte erreicht und aufrechterhalten. Schätzungen zufolge kommen in den USA und Europa mehr als 50 % der Kinder mit einem mäßigen oder sogar schweren Vitamin-D-Mangel zur Welt. Außer der schmerzhaften Knochenerkrankung Osteomalazie kann sich bei älteren Erwachsenen die Osteoporose beschleunigen oder verschlimmern. Eine ausreichende Versorgung mit Vitamin D ist für Säuglinge und Kinder wichtig, damit sie ihre genetisch vorgesehene Körpergröße und eine maximale Knochendichte erreichen. Ältere Erwachsene profitieren von Vitamin D dahingehend, dass sie weniger Knochenbrüche erleiden, die eine der Hauptursachen für Behinderung und Tod im Seniorenalter darstellen.

Fallbeispiel: 45-jährige Hausärztin mit Fibromyalgie

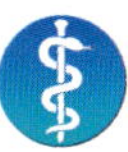

Im Rahmen eines medizinischen Kongresses sprach mich eine Ärztin an und dankte mir dafür, dass »ich ihr ihre Gesundheit wiedergegeben hätte«. Seit einiger Zeit litt die 45-jährige Ärztin zunehmend unter Morgensteifigkeit in den Händen und starker Erschöpfung. Sie schrieb diese Symptome ihrem hektischen Familienleben, der hohen beruflichen Belastung und ihrem Alter zu. Die beschriebene Ärztin hatte zu dieser Zeit eine Patientin in Behandlung, bei der sie eine Fibromyalgie diagnostiziert hatte.

Eines Tages brachte die Patientin ihrer Ärztin einen Vitamin-D-Artikel von mir mit, der im New England Journal of Medicine erschienen war. Dabei sagte die Patientin, dass die bei ihr gestellte Diagnose Fibromyalgie möglicherweise falsch sein könnte und ihre Symptome wahrscheinlich auf einem Vitamin-D-Mangel beruhen – so hätte sie es in dem mitgebrachten Artikel gelesen: Viele ihrer Symptome, wie auch die starke Druckschmerzhaftigkeit an verschiedenen Stellen ihres Körpers, könnten ebenso klassische Anzeichen eines Vitamin-D-Mangels sein.

Die Ärztin hielt dies für unwahrscheinlich, führte dann aber widerstrebend doch noch eine Kontrolle des Vitamin-D-Status im Blutserum bei ihrer Patientin durch. Und tatsächlich litt die Patientin unter einem Vitamin-D-Mangel. Ihr 25-OH-D-Spiegel lag bei 12 ng/ml. Sie wurde daraufhin, wie in meinem Artikel aus dem New England Journal of Medicine beschrieben, von ihrer Ärztin mit Vitamin D behandelt: 50 000 I. E. Vitamin D einmal pro Woche für acht Wochen, gefolgt von einer regelmäßigen Einnahme von 50 000 I. E. alle zwei Wochen. Als die Patientin nach einigen Wochen wieder in die Praxis kam, berichtete sie ihrer Ärztin, dass die meisten ihrer Beschwerden weg seien.

Da wurde die Ärztin neugierig und kam auf den Gedanken, dass eventuell auch viele ihrer eigenen Beschwerden, wie z. B. Muskel- und Knochenschmerzen und die steifen Gelenke, auf einen Mangel an Vitamin D zurückzuführen sein könnten. Die Laborkontrolle ergab auch bei ihr einen Vitamin-D-Mangel. Die Ärztin behandelte sich nach dem gleichen Schema mit Vitamin D, woraufhin auch bei ihr alle Symptome verschwanden. Sie kam zu meinem Vortrag über Vitamin D auf dem Kongress für Allgemeinmedizin und dankte mir dafür, dass ich die Fachwelt und die Bevölkerung mit meiner Arbeit zu Vitamin D über den weitverbreiteten, epidemieartigen Vitamin-D-Mangel aufklärte. Dann erwähnte sie noch beiläufig, dass sie die ehemalige Vorsitzende des Hausärzteverbandes sei, vor dem ich auf dieser Veranstaltung heute sprechen sollte.

mit Dr. William Grant
Sunlight, Nutrition, and Health Research Center (SUNARC)
San Francisco, CA 94164–1603, USA

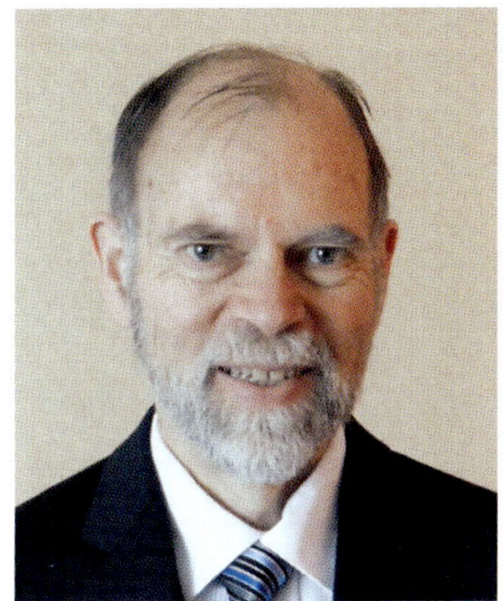

Abb. 2.15 Dr. William Grant

? Herr Dr. Grant, könnten Sie uns bitte kurz einen Überblick darüber geben, welches präventive Potenzial Vitamin D, das Sonnenvitamin, gegen Krebs und Herz-Kreislauf-Erkrankungen hat?

Dr. William Grant

Die Daten, die darauf hinweisen, dass Vitamin D das Risiko für viele Krebsarten und Herz-Kreislauf-Erkrankungen senkt, stammen vor allem aus epidemiologischen, beobachtenden und laborexperimentellen Studien. Bestätigung finden Sie auch in einigen randomisierten kontrollierten Studien. Was Krebs angeht, so hat man herausgefunden, dass in Gebieten, in denen die Menschen durch das Sonnenlicht mehr ultravioletter Strahlung (UV-B-Strahlung) ausgesetzt sind, aber auch in Berufen, bei denen zum großen Teil im Freien gearbeitet wird, 20 Krebsarten weniger häufig auftreten. Beobachtungsstudien haben ergeben, dass bei höheren Serumspiegeln von 25-OH-D das Brust- und Darmkrebsrisiko geringer ist bzw. die Überlebenschancen bei einer Diagnose verschiedener Krebsarten besser sind. Wie Vitamin D das Krebsrisiko senkt, hängt unter anderem mit seiner Wirkung auf die Zellentwicklung, dem Zellwachstum, dem Selbstzerstörungsprogramm von Krebszellen, der sogenannten Apoptose und der Metastasierung zusammen.

Betrachtet man die Beziehung zwischen 25-OH-D-Konzentrationen im Serum und der Auftretenshäufigkeit von Brust- und Darmkrebs in Beobachtungsstudien sowie die ähnliche geografische Verteilung der Krebssterberaten in den USA, dann scheint es, als ob Konzentrationen über 40 ng/ml (= 100 nmol/l) ein Optimum an Schutz vor vielen Tumorarten bieten und das Risiko gegenüber Konzentrationen unter 20 ng/ml (= 50 nmol/l) um 20–30 % senken. Bestätigt werden diese Zahlen durch zwei randomisierte, kontrollierte Studien zur ergänzenden Einnahme von Vitamin D und Calcium bei Krebspatienten.

Was Herz-Kreislauf-Erkrankungen angeht, so stammen die Hinweise auf einen positiven Effekt von Vitamin D hauptsächlich aus Beobachtungsstudien, deren Aussagen von laborexperimentellen Untersuchungen der möglichen Mechanismen gestützt werden. Eine Beobachtungsstudie mit 43 000 Teilnehmern in Utah

kam z. B. zu dem Ergebnis, dass Vitamin-D-Spiegel auch in einem engen Zusammenhang mit koronarer Herzerkrankung, Myokardinfarkt, Herzinsuffizienz und Schlaganfall stehen. Das Gleiche gilt für die Häufigkeit des Auftretens von Herzinsuffizienz, koronarer Herzerkrankung, Herzinfarkt, Schlaganfall und der kardiovaskulären Sterblichkeit.
Vitamin D verringert auch die Wahrscheinlichkeit, an Diabetes mellitus zu erkranken, einen wichtigen Risikofaktor für Herz-Kreislauf-Erkrankungen. Dies beruht zum Teil auf seinem Einfluss auf den Insulinstoffwechsel. Vitamin D wird zudem mit einem niedrigeren Risiko für Bluthochdruck in Verbindung gebracht. Allerdings gibt es wenige Daten, die auf eine Blutdruck senkende Wirkung von Vitamin D schließen lassen. Man hat auch Hinweise dafür gefunden, dass Vitamin D das Risiko für Arterienverkalkung reduziert, bei der es sich um einen bedeutenden Risikofaktor für Herz-Kreislauf-Erkrankungen handelt.

? Sie haben 2009 zusammen mit den Brüdern Garland und Jörg Reichrath einen Artikel darüber veröffentlicht, welchen wirtschaftlichen Schaden der Vitamin-D-Mangel verursacht und welche Kosten man durch ein Anheben des 25-OH-D-Spiegels auf 40 ng/ml einsparen könnte. Würden Sie bitte die wichtigsten Punkte dieses Artikels für uns zusammenfassen?

Dr. William Grant
Für diese Veröffentlichung griffen wir auf die zu diesem Zeitpunkt bekannten Daten über den Zusammenhang zwischen der 25-OH-D-Konzentrationen im Serum und dem Verlauf von Krankheiten zurück, für die Vitamin-D-Mangel einen Risikofaktor darstellt. Dazu gehören Krebs, Herz-Kreislauf-Erkrankungen, Diabetes mellitus, Schenkelhalsbrüche, Grippe und Multiple Sklerose. Wir berücksichtigten auch die ursachenunabhängige Mortalitätsrate. Unseren Schätzungen zufolge könnte die Sterblichkeitsrate durch Anheben der durchschnittlichen 25-OH-D-Serumkonzentration in der Bevölkerung von 20 ng/ml (= 50 nmol/l) auf 40 ng/ml (= 100 nmol/l) um ca. 10–20 % gesenkt werden. Die krankheitsbedingte Belastung der Volkswirtschaft ließe sich um etwa 17 % reduzieren. Wir wiesen darauf hin, dass 25-OH-D-Konzentrationen von 40 ng/ml (= 100 nmol/l) erreicht werden können, wenn man dem Körper oral oder über die UV-B-bedingte Produktion 2 000–3 000 I. E. Vitamin D_3 pro Tag zur Verfügung stellt. Eine vor Kurzem veröffentlichte Arbeit zeigt, dass die 25-OH-D-Konzentration nach oraler Vitamin-D-Einnahme von Mensch zu Mensch erheblichen Schwankungen unterworfen ist.
Eine aktuelle Publikation spricht von einer 16–17 %igen Senkung der Mortalitätsrate in Europa, was einem Anstieg der Lebenserwartung um zwei Jahre entspricht. Kürzlich erschien auch eine Zusammenfassung der Ergebnisse von elf

Beobachtungsstudien, die bei Gegenüberstellung von 20 ng/ml (= 50 nmol/l) und 32 ng/ml (= 80 nmol/l) eine ca. 13 %ige Senkung der Mortalitätsrate feststellen konnte.

? Im Juni 2011 haben Sie in der Fachzeitschrift Medical Problems of Performing Artists einen interessanten Artikel darüber veröffentlicht, dass Vitamin-D-Mangel mit am Tod von Wolfgang Amadeus Mozart schuld war. Könnten Sie unseren Lesern bitte etwas genauer erklären, warum ein Mangel an Vitamin D unter anderem ein Grund für seinen frühen Tod gewesen sein könnte?

Dr. William Grant
Uns ist aufgefallen, dass Mozart am 5. Dezember 1791 starb, d. h. zwei bis drei Monate nach Einsetzen des Vitamin-D-Winters. Er litt an zahlreichen Infektionskrankheiten, unter denen von 1762–1783 jeweils von Mitte Oktober bis Mitte Mai Katarrh, Fieber, Polyarthritis, Halsschmerzen, schwere Erkältungen und Erbrechen gewesen sein sollen. Man weiß mittlerweile, dass Vitamin-D-Mangel die Anfälligkeit für Atemwegsinfektionen erhöht, v. a. im Winter, wenn die Sonne am wenigsten UV-B-Strahlung spendet.
Vitamin D bekämpft bakteriell und viral bedingte Infektionskrankheiten über die Produktion von Cathelicidin, bei dem es sich um ein Polypeptid handelt mit Eigenschaften, die gegen Mikroorganismen und Endotoxine wirksamen sind.
In randomisierten, kontrollierten Studien hat sich gezeigt, dass Vitamin D das Risiko sowohl für die vom Virustyp A verursachte Grippe (Influenza) als auch für Lungenentzündung senkt. Somit gibt es einige Indizien dafür, dass ein Vitamin-D-Mangel beim frühen Tod Mozarts (siehe Abb. 2.16) im Alter von 35 Jahren eine Rolle gespielt hat.
Mozart lebte in Wien, arbeitete in geschlossenen Räumen, litt im Herbst und Winter häufig an Infektionskrankheiten und starb im Dezember. Natürlich war Vitamin D zu seinen Lebzeiten noch nicht bekannt.

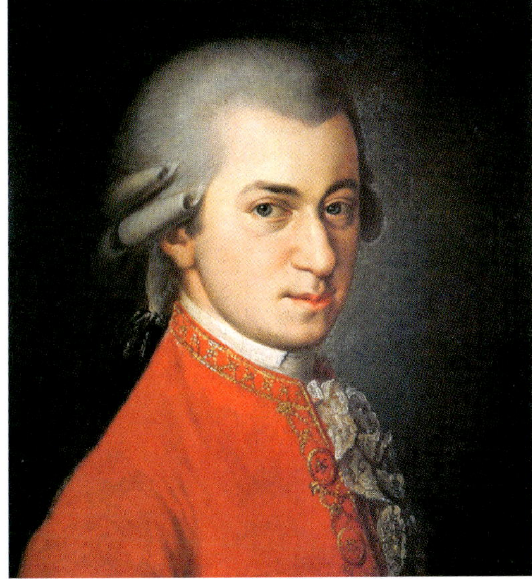

Abb. 2.16 Wolfgang Amadeus Mozart

? Besteht für die Bevölkerung in Deutschland und Österreich ein hohes Risiko, an Vitamin-D-Mangel zu leiden? Warum ist das so und welche Folgen entstehen daraus?

Dr. William Grant

In Deutschland und Österreich liegen die 25-OH-D-Serumspiegel in der Regel selbst im Sommer unter den Idealwerten. Schuld daran sind verschiedene Faktoren: Die beiden Länder liegen zwischen dem 46. und dem 55. nördlichen Breitengrad, d. h. der Vitamin-D-Winter dauert dort ca. fünf Monate. Die Menschen arbeiten größtenteils in Innenräumen. Es gibt keine mit Vitamin D angereicherten Lebensmittel. Vitamin D-haltige Nahrungsergänzungsmittel sind nicht ohne Weiteres erhältlich. Die Küche beinhaltet relativ selten fetten Kaltwasserfisch aus dem Meer. Man trägt aus Angst vor Hautkrebs und Melanomen oft Sonnenschutzmittel auf und Solarien werden nur mäßig besucht. Deshalb treten Krankheiten, die mit einem Vitamin-D-Mangel in Zusammenhang gebracht werden, häufiger auf, als wenn die 25-OH-D-Spiegel im Serum näher bei 40 ng/ml bzw. 100 nmol/l liegen würden. Wissenschaftliche Informationen zu Vitamin D und verschiedenen Erkrankungen sind für interessierte Leser unter www.pubmed.gov zu finden. Dort sollte man nach »Vitamin D, disease (Erkrankung)« suchen, wobei »disease« als Platzhalter für die jeweils interessierende Krankheit (auf Englisch) steht. Eine Übersicht der Datenlage zur Schutzfunktion, die die UV-B-Strahlung der Sonne und Vitamin D beim Reduzieren des Risikos für viele Erkrankungen bieten, ist unter http://www.vitamindcouncil.org/health-conditions/ verfügbar.

Lieber Herr Dr. Grant, vielen Dank für das interessante Interview.

3 Von der Knochengesundheit zur Hirngesundheit: die wichtigsten Aufgaben des Sonnenvitamins

Uwe Gröber

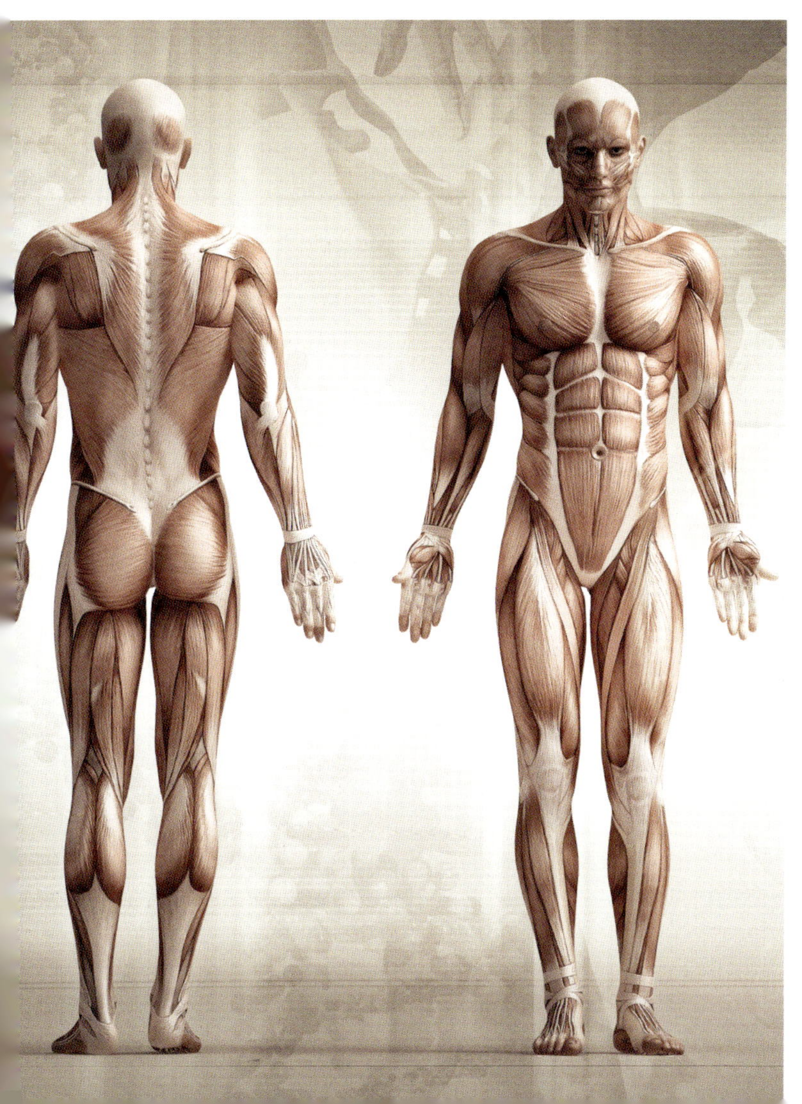

Von der Knochengesundheit zur Hirngesundheit

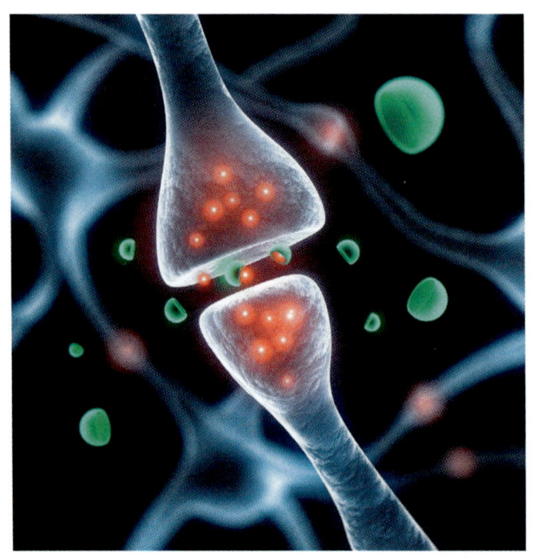

Während man in der Medizin bis in die 1970er-Jahre dachte, dass Vitamin D nur für die Knochengesundheit wichtig ist, weiß man heute, dass die Stoffwechselfunktion zahlreicher Gewebe und Organe durch das Sonnenvitamin gesteuert wird. Wie in Kap. 1 erläutert, wird das in der Haut mithilfe des Sonnenlichts gebildete oder mit der Nahrung zugeführte Vitamin D über den Blutkreislauf zur Leber transportiert (siehe Abb. 1.3).

Die Leber wandelt nun das Vitamin D mithilfe des Enzyms 25-Hydroxylase (25-OHase) in 25-OH-D, auch 25-OH-D, genannt um. 25-OH-D ist der beste Indikator für die Vitamin-D-Reserven des Körpers. Daher wird 25-OH-D gemeinhin auch als das Barometer für die Vitamin-D-Gesundheit bezeichnet.

25-OH-D kann von den Nieren oder von den meisten Zellsystemen über die 1-alpha-Hydroxylase (1-OHase) zum biologisch aktiven Vitamin-D-Hormon 1,25-$(OH)_2$–D aktiviert werden. Neben den Nieren sind in nahezu allen Geweben spezifische Vitamin-D-Rezeptoren (VDR) nachgewiesen worden. Dazu zählen unter anderem die:

- Bauchspeicheldrüse,
- Blutgefäße,
- Muskulatur,
- Zellen des Immunsystems,
- Zellen des Gehirns und Nervensystems.

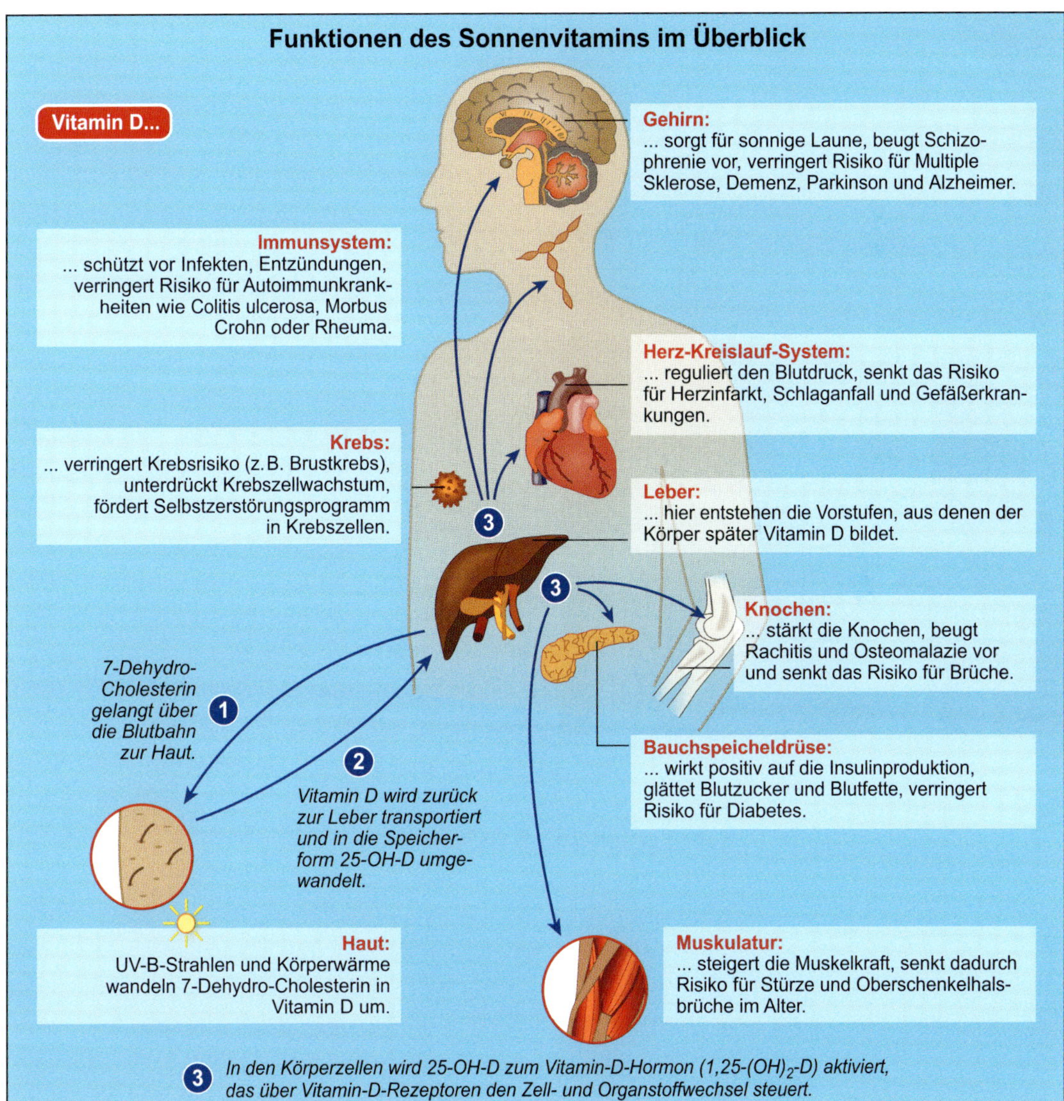

Abb. 3.1 Die Funktionen von Vitamin D im Körper

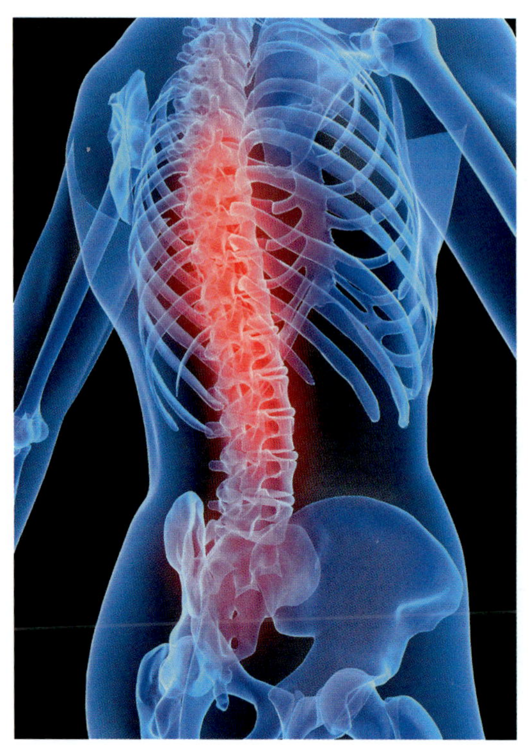

Hormone sind biochemische Botenstoffe unseres Körpers. Kaum ein Lebensvorgang kommt ohne sie aus, und genauso verhält es sich mit dem Vitamin-D-Hormon: 1,25-$(OH)_2$-D gehört, wie auch die Sexualhormone zu den Steroidhormonen. In seinen Zielzellen reagiert 1,25-$(OH)_2$-D mit eigenen Rezeptoren, den erwähnten Vitamin-D-Rezeptoren. An der Zelloberfläche bindet 1,25-$(OH)_2$-D dabei zunächst an den Vitamin-D-Rezeptor. Mithilfe dieses Rezeptors wird 1,25-$(OH)_2$-D dann in die Zellen geschleust, um hier spezifische Wirkungen oder komplexe Regulationsfunktionen des betroffenen Organs zu steuern. Im Dünndarm steigert 1,25-$(OH)_2$-D auf diese Weise die Aufnahme des Calciums aus der Nahrung ins Blut.

Die Gesundheit und Stoffwechselfunktion der meisten Organe und Gewebe ist von einer guten Versorgung mit Vitamin D abhängig.

3.1 Fokus: Knochen

Vitamin D ist für die Calcium- und Phosphatverwertung sowie für die Knochengesundheit unabdingbar. Zur Vorbeugung von Rachitis oder Osteoporose reicht eine calciumreiche Ernährung nicht aus, da der Körper erst durch Vitamin D in der Lage ist das Knochenmineral aufzunehmen und effizient zu verwerten. Vitamin D ist sozusagen der Schlüssel, der Calcium das Tor zum Knochen öffnet. In der frühen Kindheit und im Erwachsenenalter sorgt das Sonnenvitamin für die gesunde Entwicklung und den Erhalt stabiler Knochen.

Für die bestmögliche Knochengesundheit und die gute Aufnahme von Calcium aus dem Dünndarm ist ein 25-OH-D-Status von mindestens 30 ng/ml notwendig. Ein Abfall der 25-OH-D-Spiegel unter 30 ng/ml ist mit einer erhöhten Ausschüttung von Parathormon aus der Nebenschilddrüse verbunden. Parathormon (PTH) fördert die Reifung und Aktivierung der Osteoklasten. Das sind knochenabbauende Zellen, die Calcium aus dem Knochengewebe herauslösen. Erhöhte Parathormonspiegel begünstigen daher Störungen der Knochenmineralisation, fördern die Entwicklung der Knochenkrankheiten Rachitis und Osteomalazie und wirken muskelkatabol. Vitamin D ist der natürliche Gegenspieler des Parathormons und wirkt den knochenabbauenden Prozessen entgegen. Aktuelle Studien zeigen, dass der ideale 25-OH-D-Status, um einen Anstieg des Parathormons zu verringern, bei mindestens 40 ng/ml liegen sollte (siehe Abb. 3.2). Allerdings konnte in einer kürzlich publizierten Analyse von mehr als 312 962 gepaarten Parathormon- und 25-OH-D-Spiegeln kein Schwellenwert des 25-OH-D-abhängigen Parathormon-Status beobachtet werden, bei dem eine Steigerung des 25-OH-D-Werts den PTH-Anstieg vermeidet, sogar bei 25-OH-D-Spiegeln >60 ng/ml. Bemerkenswert bei dieser Analyse war der hohe Anteil an Blutproben, die einen Vitamin-D-Mangel und sekundären Hyperparathyreoidismus anzeigten.

Bis zum Alter von 20 Jahren werden 90 % der maximalen Knochenmasse eines Menschen aufgebaut. In der 3. Lebensdekade wird der Knochenaufbau abgeschlossen und in der 4. Lebensdekade beginnt in aller Regel der Knochenabbau. Neben dem Säuglingsalter ist vor allem die Pubertät durch ein besonders rasches Knochenwachstum gekennzeichnet. Osteoporose ist eigentlich eine Kinderkrankheit, die man in der Kindheit gut vorbeugen kann, die aber im Erwachsenenalter schlecht zu therapieren ist. Eine der

INFO

Die ersten frühen Symptome eines Vitamin-D-Mangels (Rachitis) beim Kleinkind sind sehr unspezifisch und werden meistens zum Leid der betroffenen Kinder übersehen: Schreckhaftigkeit, Unruhe oder juckender Hautauschlag. Ein charakteristisches Vitamin-D-Mangel-Symptom beim Neugeborenen ist nächtliches Kopfschwitzen!

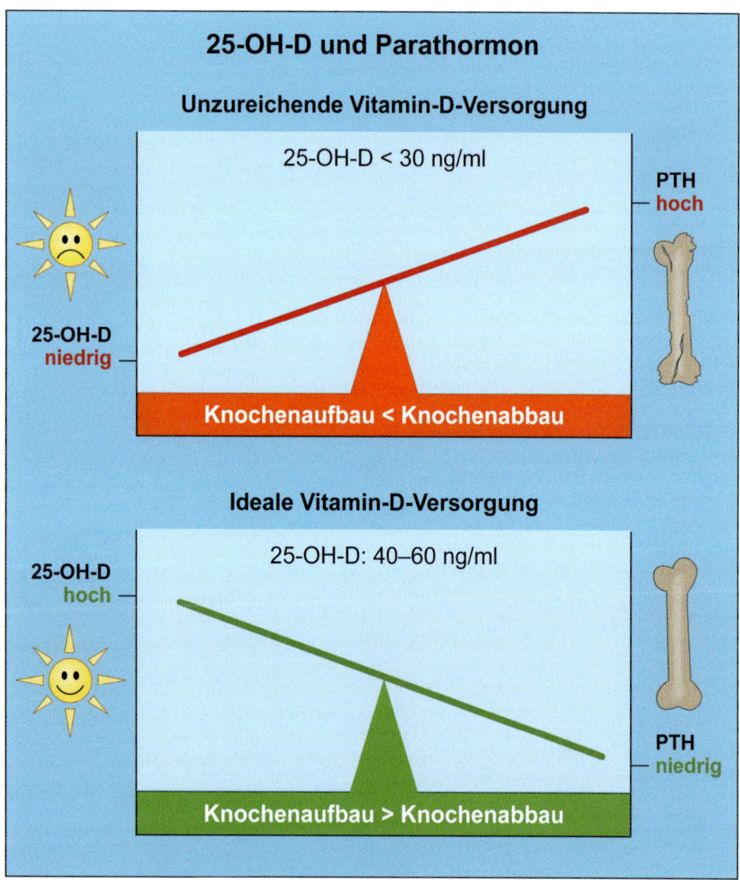

Abb. 3.2 Vitamin D und Knochengesundheit

wichtigsten vorbeugenden Maßnahmen ist die gute Versorgung mit Vitamin D und Calcium in der Kindheit und im jungen Erwachsenenalter. Intensive körperliche Aktivität im Freien – täglich mindestens eine Stunde – ist daher für Kinder unabdingbar für die Entwicklung gesunder Knochen. Über die Sonnenlichtexposition wird die natürliche Vitamin-D-Versorgung zum Einen verbessert und über die Bewegung zum Anderen der Aufbau der maximalen Knochenmasse gesteigert.

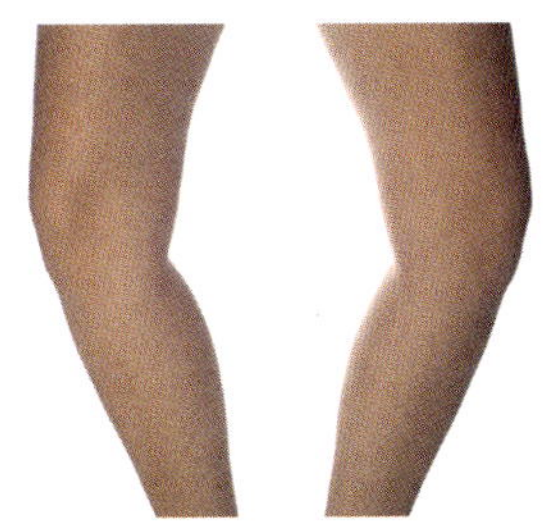

3.1.1 Vitamin-D-Mangel im Kindesalter

Im Säuglings- und Kindesalter verursacht ein Vitamin-D-Mangel infolge einer unzureichenden Bildung von Calcium-Phosphat-Produkten Störungen des Knochen- und Muskelstoffwechsels, die in ihrer schlimmsten Ausprägung als Rachitis bekannt sind. Aktuell kommen in Deutschland bei Säuglingen und Kleinkindern immer wieder Fälle dieser klassischen Vitamin-D-Mangelkrankheit vor. Sobald Kinder anfangen das Gehen zu lernen und die Schwerkraft auf die weichen Knochen einwirkt, bilden sich die für Rachitis typischen Verformungen, wie etwa stark ausgeprägte X- oder Säbelbeine aus. Als weitere Symptome können Fehlstellungen der Beinachsen, eine trichterförmige Einsenkung des Brustbeines, Muskelschwäche, besonders der unteren Extremitäten, Knochenschmerzen und eine erhöhte Infektanfälligkeit auftreten. Die schlaffe Muskulatur an der Bauchdecke führt zu einem Froschbauch. Insgesamt ist das gesamte Wachstum verlangsamt. Durch das Abflachen des Hinterkopfes und Auftreiben der Schädelnähte kann sich bei den betroffenen Kindern sogar ein Quadratschädel entwickeln.

Der starke Abfall der Calciumspiegel im Blut führt zu einer Übererregbarkeit der Nerven- und Muskelzellen bis hin zu schmerzhaften Krämpfen – in der Medizin bekannt als Tetanie. Im Extremfall können diese Muskelkrämpfe lebensbedrohliche, epilepsieähnliche Erscheinungsformen annehmen. Aktuell kommen in Deutschland bei Säuglingen und Kleinkindern immer wieder Fälle einer Rachitis vor.

Tipp

Stillende Mütter, die sicher gehen wollen, dass ihr gestilltes Kind über die Muttermilch ausreichend Vitamin D erhält sollten 4 000–6 000 I. E. Vitamin D am Tag ergänzen. In Pilotstudien konnte der Vitamin-D-Gehalt der Muttermilch von 82 I. E. Vitamin D pro Liter durch die mütterliche Supplementierung von 6 400 I. E. Vitamin D pro Tag auf 873 I. E. Vitamin D pro Liter angehoben werden.

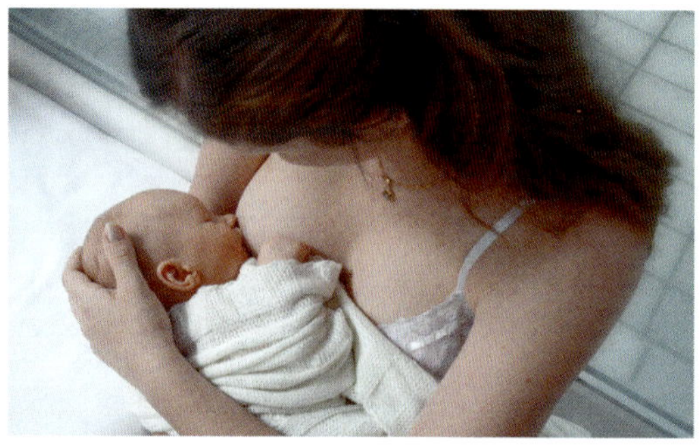

Um die Vitamin-D-Versorgung bereits im Mutterleib sicherzustellen, sollten Frauen in der Schwangerschaft täglich 1500–2000 I.E. Vitamin D einnehmen. Im Säuglingsalter reicht die Vitamin-D-Versorgung durch die Muttermilch zur Bedarfsdeckung nicht aus. Muttermilch enthält nur 12–60 I.E. Vitamin D pro Liter. Um die altersgerechte Mineralisation des im ersten Lebensjahr stark wachsenden Skelettsystems zu ermöglichen, ist daher die Deckung des Vitamin-D-Bedarfs durch die tägliche zusätzliche Gabe von Vitamin-D-Präparaten erforderlich. Säuglinge sollten im ersten Lebensjahr täglich 400–1000 I.E. Vitamin D einnehmen. Nimmt die stillende Mutter selber hochdosiert Vitamin D ein (z.B. 4000 I.E. Vitamin D pro Tag), um den Vitamin-D-Gehalt in der Muttermilch zu erhöhen, dann sollten die dem Säugling zusätzlich gegebenen Vitamin-D-Supplemente in der Dosierung entsprechend angepasst werden!

INFO

Ein einfacher Osteomalazie-Test ist eine starke Schmerzprovokation bei moderatem Druck auf das Brustbein oder die Schienbeinkante, der normalerweise nicht schmerzhaft ist.

Vom ersten bis zum 12. Lebensjahr empfehlen wir die regelmäßige Einnahme von 1000–2000 I.E. Vitamin D pro Tag, und ab einem Alter von 13 Jahren 1500–2000 Vitamin D täglich. Übergewichtige Kinder benötigen in Abhängigkeit des Körpergewichts und der Fettmasse 2–3-mal so viel Vitamin D wie Normalgewichtige zur Aufrechterhaltung eines normalen 25-OH-D-Status.

3.1.2 Vitamin-D-Mangel im Erwachsenenalter

Beim Erwachsenen führt ein Vitamin-D-Mangel zu einer schmerzhaften Knochenerweichung, der Osteomalazie. Bei der Osteomalazie geraten Knochenneubildung und Knochenabbau aus dem Gleichgewicht. Die niedrigen Calciumspiegel im Blut lassen bei

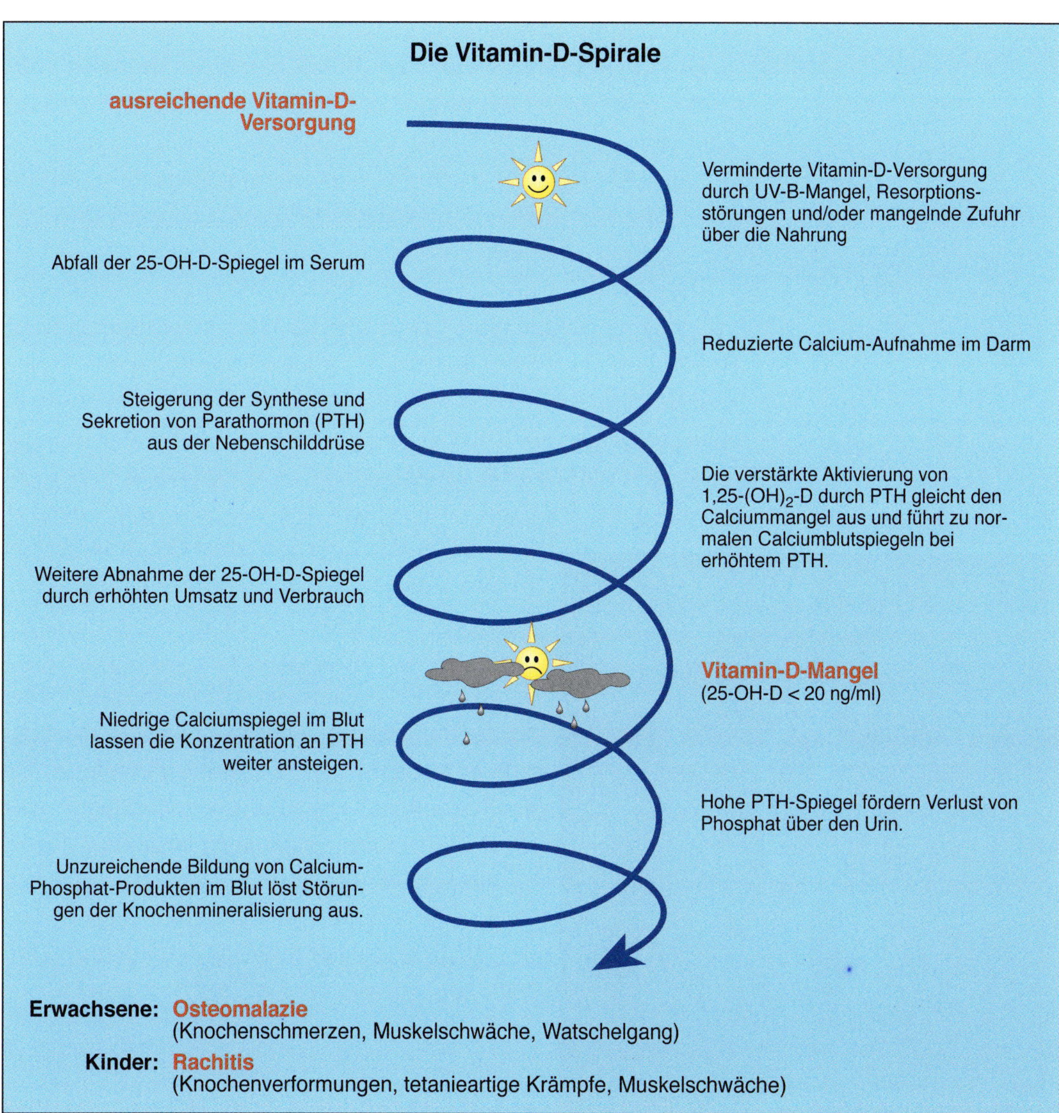

Abb. 3.3 Die Vitamin-D-Mangel-Spirale. PTH = Parathormon

einem Vitamin-D-Mangel (25-OH-D < 20 ng/ml) die Konzentrationen an Parathormon ansteigen. Die erhöhten Parathormon-Spiegel fördern den Verlust von Phosphat über den Urin. Die Folge ist eine unzureichende Bildung von Calcium-Phosphat-Produkten, die der Knochen für seine Mineralisierung benötigen würde. Durch die Störung der Knochenmineralisierung wird der Knochen nicht genügend gehärtet (siehe Abb. 3.3).

Die unzureichende Mineralisierung der Knochengrundsubstanz führt zusätzlich zu anhaltenden Knochenschmerzen in den Armen und Beinen, Brust, Becken oder Wirbelsäule. Im Vordergrund stehen generalisierter Knochenschmerz und aufgrund der muskelkatabolen Wirkung des Parathormons die Entwicklung einer Muskelschwäche. Als Ursache vermutet man eine Schmerzentstehung im Bereich der Knochenhaut, die gut innerviert ist. Der Vitamin-D-Mangel dürfte zu einer unzureichenden Mineralisierung der Gelatin-Matrix unter der Knochenhaut führen, sodass diese angehoben und dadurch schmerzempfindlicher wird. Die Betroffenen leiden aufgrund des Vitamin-D-Mangels häufig unter anhaltender Abgeschlagenheit, Erschöpfung, Müdigkeit und Muskelschwäche. Es können zusätzlich Gangstörungen (»Watschelgang«), Gelenkschmerzen, Rückenschmerzen und Muskelschwund auftreten. Dadurch ist das Risiko für Stürze und Hüftfrakturen erhöht.

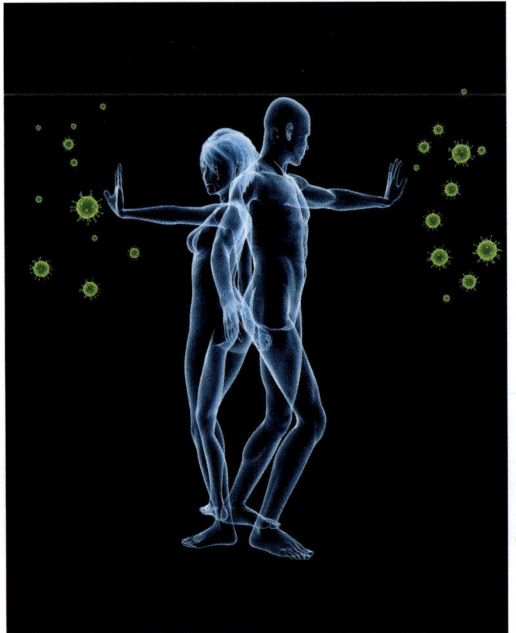

Aufgrund der allgemeinen Schmerzempfindlichkeit und der ähnliche Symptomatik sollte man bei Fibromyalgie, bekannt als Sehnen-Muskelschmerz, immer auch an eine Osteomalazie denken. In einer amerikanischen Studie wurde bei 93% der 150 untersuchten Patienten im Alter zwischen 10–65 Jahren, die sich wegen unspezifischer Muskel- und Knochenschmerzen vorstellten, ein Vitamin-D-Mangel festgestellt. In einer aktuellen placebokontrollierten Studie an Patienten mit Fibromyalgie über einen Zeitraum von 20 Wochen konnte durch Supplementierung von Vitamin D ein Anstieg des 25-OH-D-Spiegels über 32 ng/ml und in der Folge eine deutliche Abnahme der Schmerzempfindlichkeit beobachtet werden.

Im höheren Lebensalter führt eine unzureichende Versorgung mit Vitamin D zur Volkskrankheit Osteoporose, der krankhaften Entkalkung der Knochen. Personen in Alten- und Pflegeheimen sind aufgrund des zunehmenden Alters und der mangelhaften körperlichen Aktivität im Freien besonders durch diese Knochenkrankheit gefährdet. Generell sollte im Alter der 25-OH-D-Status kontrolliert und auf eine gute Versorgung mit 40–60 I.E. Vitamin D pro kg Körpergewicht pro Tag geachtet werden.

3.1.3 Knochenalterung und Vitamin D

Für eine normale Calciumaufnahme aus dem Darm ist ein 25-OH-D-Spiegel von ≥32 ng/ml (80 nmol/l) notwendig. Aktuelle Studien des Universitätsklinikums Hamburg-Eppendorf zeigen, dass ein 25-OH-D-Spiegel <30 ng/ml (75 nmol/l) bereits mit einer vorzeitigen Alterung des Knochens einhergeht. Eine unzureichende Versorgung mit Vitamin D hat langfristig nicht nur einen Einfluss auf die Knochendichte, sondern stört auch die gesunde Mineralisierung des Knochens erheblich und lässt den Knochen vorzeitig altern. Das trägt wesentlich zur erhöhten Anfälligkeit für Knochenbrüche und Stressfrakturen bei (z.B. im Alter oder bei hoher körperlicher Belastung).

Man unterscheidet drei Arten von Knochenzellen: die Osteoblasten, die Osteozyten und die Osteoklasten. Die ersten beiden sind für den Knochenaufbau, die Osteoklasten für den Knochenabbau zuständig. Osteoblasten, die ringsum von Matrixsubstanz umgeben sind, bezeichnet man analog zu den Knorpelzellen als Osteozyten. Osteozyten sind zur Erhaltung der Knochenmatrix unabdingbar. Entfernt man sie, wird der Knochen von Osteoklasten abgebaut. Dies verdeutlicht, dass unsere Knochen im Grunde keine starren Gebilde sind, sondern eigentlich nur in einem Gleichgewicht zwischen auf- und abgebauter Knochensubstanz bestehen. Im Alter können die Osteozyten nicht mehr soviel Matrix bilden, sodass die Knochen spröde werden und brechen. Der Osteoid ist die weiche, noch nicht mineralisierte Grundsubstanz (Matrix) des Knochengewebes, die von Osteoblasten gebildet wird. Der Osteoid macht etwa die Hälfte des Knochenvolumens und etwa ein Viertel des Knochengewichts aus. Bei einer gestörten Mineralisation oder gestörter Osteoblastenfunktion kommt es zu einer Vermehrung des Osteoids. Dieser Prozess wird bei Erwachsenen als Osteomalazie und bei Kindern Rachitis genannt.

Eine Untersuchung der Bruchmechanik der Knochen mit der sogenannten Mikro-Computertomographie konnte zeigen, dass ein Vitamin-D-Mangel (25-OH-D <30 ng/ml) sowohl die Entstehung als auch die Ausbreitung von Brüchen erhöht. Für einen Vitamin-D-Mangel ist ein Anstieg der mit weichem Knochengewebe (Osteoid) bedeckten Flächen charakteristisch. Dieser stört die Mineralisierung des restlichen Knochengewebes (siehe Abb. 3.4). Der Knochen wird sozusagen versiegelt und kann dadurch nicht mehr am natürlichen Remodelling durch Osteoklasten und Osteoblasten teilnehmen. Die Analyse der Knochenmineraldichte ergab zudem, dass das weiche Knochengewebe einen höheren Anteil an reifem Kollagen und mineralischen Bestandteilen (z. B. Calcium) aufwies, die charakteristisch für gealtertes Gewebe sind. Es kommt durch Überalterung zu Hypermineralisation und Calciumanreicherung. Der Knochen verliert dadurch seine mechanischen Eigenschaften (z. B. Bruchstabilität) und wird anfälliger für Brüche. Der Fachmann spricht auch von einem schlechteren »Crack-Bridging« (Rissüberbrückung). Bei jungen

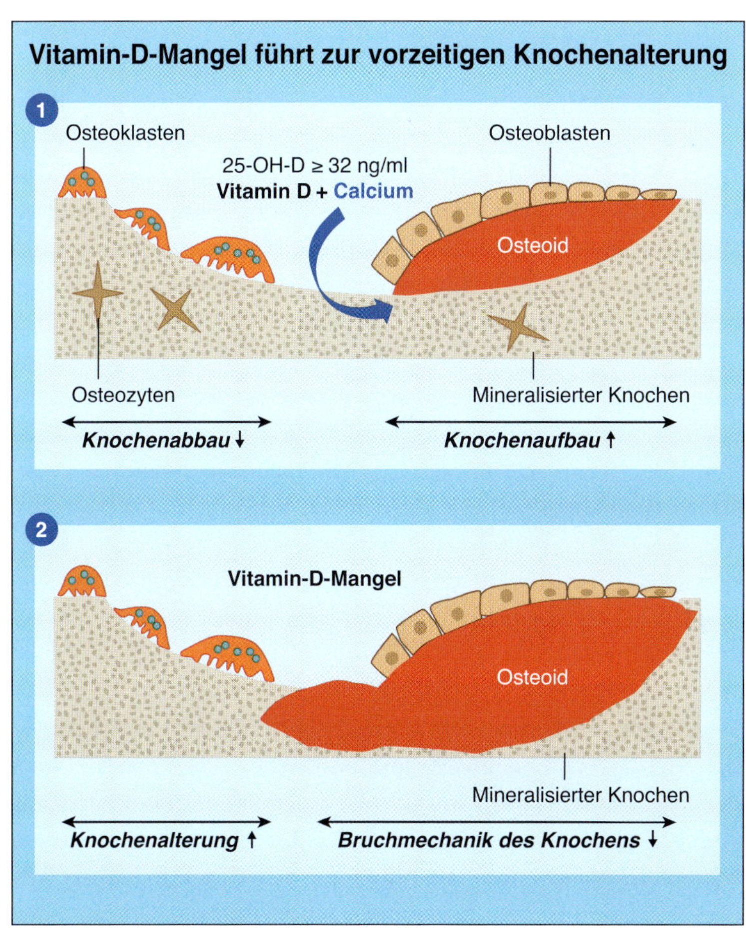

Abb. 3.4 Vitamin-D-Mangel und Knochenalterung

Sportlern konnte man nachweisen, dass die Anfälligkeit für Stressfrakturen bei einem 25-OH-D-Spiegel <30 ng/ml deutlich steigt.

3.2 Fokus: Immunsystem

3.2.1 Schlagkräftiges Immunsystem

Zellen des Immunsystems wie z. B. Makrophagen besitzen nicht nur Vitamin-D-Rezeptoren, sondern können auch über ihre lokale 1-alpha-Hydroxylase (1-OHase) in der eigenen Zelle aus 25-OH-D selber 1,25-$(OH)_2$-D bilden. Über Wechselwirkung mit Vitamin-D-Rezeptoren steigert 1,25-$(OH)_2$-D die Produktion von antimikrobiellen Substanzen, d. h. körpereigene Antibiotika (z. B. Cathelicidin).

Eine der bekanntesten antimikrobiell wirksamen Substanzen, die durch 1,25-$(OH)_2$-D gebildet werden ist das Cathelicidin. Durch Cathelicidin wird die Vermehrungsfähigkeit oder Infektiosität von Mikroorganismen, wie z. B. des Tuberkulosebakteriums reduziert. Aufgrund seiner bakteriziden Wirkung kann Cathelicidin Bakterien auch direkt abtöten. Dies hat sich in der Prävention und Therapie von Atemwegserkrankungen wie Lungentuberkulose bewährt (siehe Abb. 2.14).

Neben seinem Einfluss auf die angeborene Immunabwehr moduliert 1,25-$(OH)_2$-D auch die Immuntoleranz und beugt hierüber der Entwicklung einer Autoimmunität vor. Eine unzureichende Versorgung mit Vitamin D ist deshalb ein wichtiger Faktor, der das Erkrankungsrisiko für entzündliche Autoimmunerkrankungen wie Multiple Sklerose oder rheumatoide Arthritis erhöht. Dies wird durch eine zunehmende Anzahl von Studien untermauert.

Immunbalance und Autoimmunität

Im Laufe der Evolution hat unser Körper ein schlagkräftiges und lernfähiges Immunsystem entwickelt. Bevor Krankheitserreger jedoch unschädlich gemacht werden können, müssen sie erst einmal entdeckt werden. Hier spielen die sogenannten dendritischen Zellen eine wichtige Rolle. Dendritische Zellen sind die Wächter der Immunabwehr. Rund um die Uhr patrouillieren sie in den verschiedenen Körperregionen, immer auf der Suche nach körperfremden Eindringlingen. Das können Bakterien, Viren, aber auch krankhaft veränderte Zellen wie Krebszellen sein.

Haben die dendritischen Zellen etwas Verdächtiges entdeckt, wird dieses sozusagen verschluckt und anschließend auf der eigenen Zelloberfläche präsentiert. Dabei spielt es keine Rolle, ob es sich um kleine Eiweiße oder ganze Mikroorganismen handelt. Nach dem Kontakt mit einem Fremdkörper verlassen die dendritischen Zellen das von ihnen überwachte Gewebe und wandern in den nächsten Lymphknoten. Hier schlagen sie Alarm und zeigen ihren Fund den Soldaten des Immunsystems, den T-Lymphozyten oder kurz T-Zellen. Diese blasen daraufhin zum Angriff und die Immunantwort des Körpers läuft an. Je nachdem welches Signal die dendritischen Zellen dabei aussenden, werden T-Helferzellen vom Typ-1 (Th1) oder Typ-2 (Th2) aktiviert und senden dabei Immunbotenstoffe aus, die sogenannten Zytokine. Zytokine der Th2-Zellen wirken entzündungshemmend, schwächen die Immunreaktion ab und verhindern eine überschießende Reaktion des Immunsystems. Zytokine der Th1-Zellen aktivieren hingegen das Abwehrsystem und wirken entzündungsfördernd. Sie entscheiden darüber, ob das Immunsystem fremde Strukturen toleriert oder sie mit einer Entzündungsreaktion abwehrt.

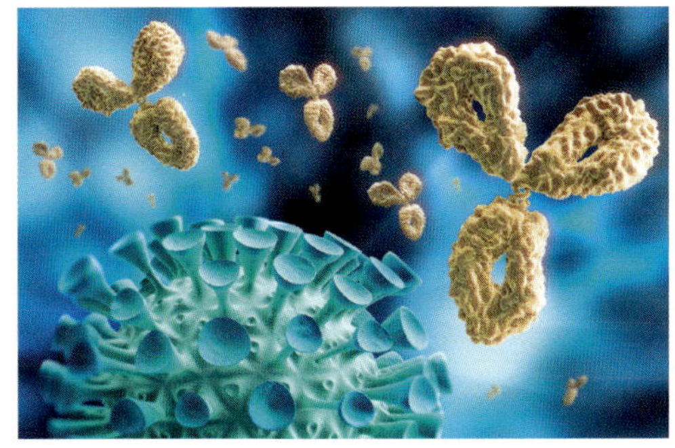

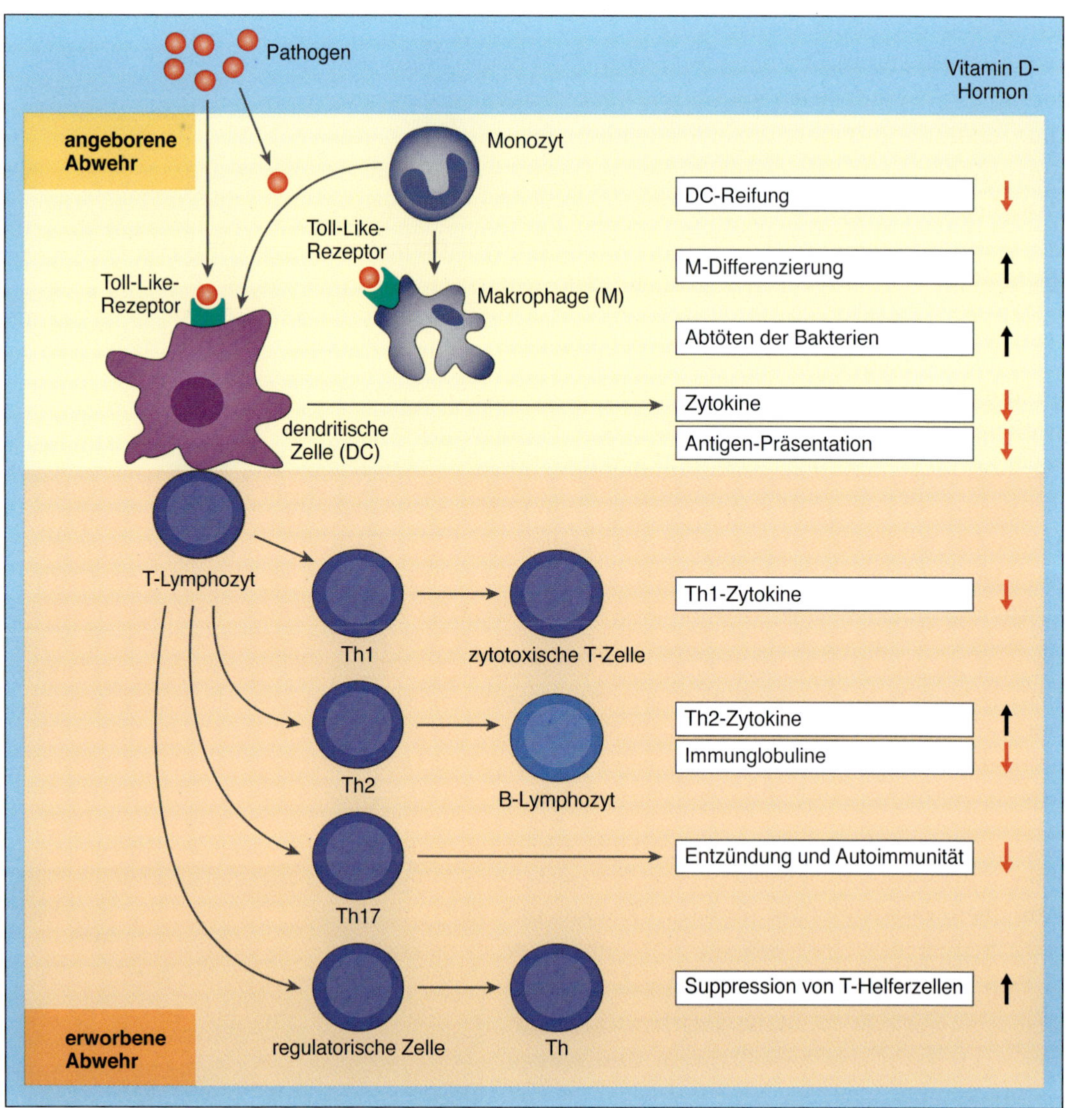

Abb. 3.5 Immunregulierende Funktion von Vitamin-D-Hormon

Bei gesunden Menschen besteht eine Balance zwischen den Th1- und Th2-Zellen. Bei Patienten mit Autoimmunerkrankungen wie Multipler Sklerose überwiegen dagegen die Th1-Zellen. Eine Immunreaktion gegen körpereigene Zellen ist die Folge. Bei der Multiplen Sklerose wird das zentrale Nervensystem angegriffen und es entstehen die typischen neurologischen Ausfallserscheinungen wie Sehstörungen oder Lähmungen. Bei der Psoriasis richtet sich das Immunsystem gegen die eigene Haut und bei der rheumatoiden Arthritis gegen die eigenen Gelenkknorpel.

1,25-$(OH)_2$-D sorgt für ein gesundes Gleichgewicht zwischen Th1- und Th2-Zellen.

Vitamin D ist ein Steuermann der Autoimmuntoleranz. In seiner stoffwechselaktiven Form 1,25-$(OH)_2$-D ist das Sonnenvitamin in der Lage unser Immunsystem auf raffinierte Weise gegen die Entwicklung von Autoimmunerkrankungen stark zu machen. 1,25-$(OH)_2$-D sorgt für ein gesundes Gleichgewicht zwischen Th1- und Th2-Zellen (siehe Abb. 3.5). Bemerkenswert ist, dass ein Vitamin-D-Mangel der Mutter in der Schwangerschaft bereits das Risiko des Kindes, später Autoimmunerkrankungen zu entwickeln, erhöht. Ist genügend Vitamin D vorhanden, kommt es zu einer ausgeglichen Verteilung von entzündungshemmenden Th2-Zellen und entzündungsfördernden Th1-Zellen. Fehlt Vitamin D kommt es zur vermehrten Bildung von entzündungsfördernden Th1- und Th17-Zellen und damit zu einer Störung der Autoimmuntoleranz. Vitamin-D-Mangel ist ein eigenständiger Risikofaktor für Autoimmunerkrankungen wie Multiple Sklerose, Psoriasis, Rheuma oder Typ-1-Diabetes. Bei Multipler Sklerose oder Psoriasis kann Vitamin D aufgrund seiner antientzündlichen Wirkung dazu beitragen, die Schwere des Krankheitsbilds zu reduzieren.

Da Vitamin D über seine Rezeptoren an der Zellmembran auch die Reifung und Differenzierung der Zellen steuert, ist das Sonnenvitamin vor allem für die Gesundheit der Haut und Schleimhäute wichtig. In seiner hormonaktiven Form 1,25-$(OH)_2$-D hemmt es die unkontrollierte Proliferation und fördert die Differenzierung der Zellen. Dies wird seit Jahren erfolgreich in der Therapie der **Psoriasis** eingesetzt. Silbrig schimmernde, stark schuppende Beläge auf der Haut, die jucken und spannen, kennzeichnen diese Autoimmunerkrankung. Allein in Deutschland leiden zwei Millionen Menschen an Psoriasis, die bei entsprechender genetischer Veranlagung durch eine überschießende Entzündungsreaktion auf der Haut ausgelöst wird. In der Therapie der Psoriasis haben sich die Bestrahlung mit UV-B-Licht und die von Professor Holick entwickelte topische Anwendung von Salben, die aktiviertes Vitamin D enthalten (z. B. 3 µg Calcitriol/g Salbe), bewährt. Beide Maßnahmen wirken hemmend auf die fehlgeleiteten Immunvorgänge in der Haut und bremsen das ungesunde Hautzellwachstum.

3.3 Fokus: Bauchspeicheldrüse

Der Vitamin-D-Rezeptor findet sich auch in den insulinproduzierenden Zellen des Pankreas. Die natürliche Bildung und Verwertung des Insulins in unserem Körper wird wesentlich durch die stoffwechselaktive Form 1,25-$(OH)_2$-D reguliert. 1,25-$(OH)_2$-D regt nicht nur die Insulinproduktion an, sondern verbessert auch die Insulinempfindlichkeit der Körperzellen. Ein Vitamin-D-Mangel in der Schwangerschaft und frühen Kindheit scheint auch hier das Risiko für das Kind zu erhöhen, später an einer Autoimmunerkrankung der Bauspeicheldrüse, dem Typ-1-Diabetes, zu erkranken. Dem Typ-1-Diabetes liegt eine autoimmunvermittelte Zerstörung der insulinproduzierenden Beta-Zellen der Bauspeicheldrüse zugrunde.

Beim Typ-2-Diabetes liegt meist eine Insulinresistenz vor, das heißt die Körperzellen sprechen auf das in der Bauchspeicheldrüse gebildete Insulin zunehmend schlechter an, sodass dort immer größere Mengen an Insulin produziert werden müssen. Irgendwann brennt die Bauchspeicheldrüse dabei buchstäblich aus – die Insulinproduktion versiegt! Die Folge sind zu hohe Blutzuckerspiegel (Hyperglykämie). Ein Mangel an Vitamin D macht unsere Körperzellen nicht nur unempfindlicher gegenüber Insulin und erhöht damit die Insulinresistenz. Die Störungen im Insulinstoffwechsel steigern das Risiko für erhöhte Blutfette (z. B. Triglyceride), für Gefäßschäden und Übergewicht. Erhöhte Blutdruck- und Blutfettwerte (z. B. Triglyceride, Cholesterin) werden durch Vitamin D moderat gesenkt und die Glucosetoleranz bei Typ-2-Diabetikern verbessert.

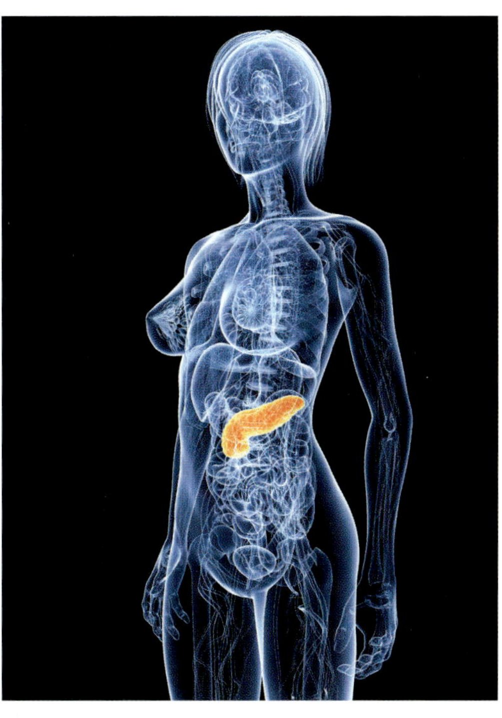

3.4 Fokus: Blutdruck und Blutgefäße

Vitamin D greift über die Wechselwirkung mit Vitamin-D-Rezeptoren in der Gefäßwand in die Blutdruckregulation ein. Eine erhöhte Calciumaktivität in der Gefäßzelle spielt bei der Entwicklung des Bluthochdrucks eine wichtige Rolle. In tierexperimentellen Studien konnte gezeigt werden, dass 1,25-$(OH)_2$-D die übermäßige Calciumaktivität in der Gefäßzelle senkt und hierüber die Elastizität der Gefäßwand fördert. Darüber hinaus verringert 1,25-$(OH)_2$-D die Synthese des gefäßverengenden und blutdruckerhöhenden Hormons Renin. Das Blutdruckhormon Renin wird

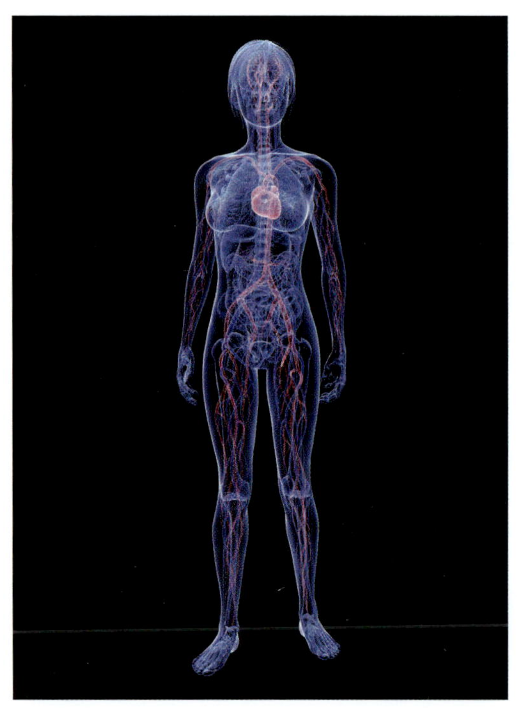

in den Nieren gebildet und ist der Steuermann eines sehr effizienten Systems zur Blutdrucksteigerung, des Renin-Aldosteron-Angiotensin-Systems. 1,25-$(OH)_2$-D kann erhöhte Blutdruckwerte senken, in dem es die Aktivierung des Renin-Aldosteron-Angiotensin-System ausbremst.

Parathormon kann auf vielfältige Weise das Herz-Kreislauf-System schädigen. Erhöhte Parathormon-Spiegel begünstigen z. B. die Verkalkung der Arterienwände und erhöhen den Blutdruck. Als natürlicher Gegenspieler hält Vitamin D das Parathormon in Schach.

3.5 Fokus: Gehirn

Neben vielen anderen Wirkungsbereichen hat Vitamin D auch eine ausgesprochene Schutzfunktion für die Nervenzellen des Gehirns. Daher befinden sich besonders in den Schlüsselbereichen des Gehirns wie im Hippocampus Vitamin-D-Rezeptoren, die zu dessen Gesunderhaltung beitragen. Im Hippocampus fließen Informationen verschiedener sensorischer Systeme zusammen, die verarbeitet und von dort zum Cortex zurückgesandt werden. Damit ist der Hippocampus enorm wichtig für die Gedächtniskonsolidierung, also die Überführung von Gedächtnisinhalten aus dem Kurzzeitgedächtnis in das Langzeitgedächtnis. Das Sonnenvitamin sorgt für eine gesunde Entwicklung des Gehirns und Nervensystems. Vitamin-D-Mangel beeinträchtigt nicht nur die intellektuelle Leistung, sondern erhöht auch das Risiko für Demenz, Depressionen, Parkinson und

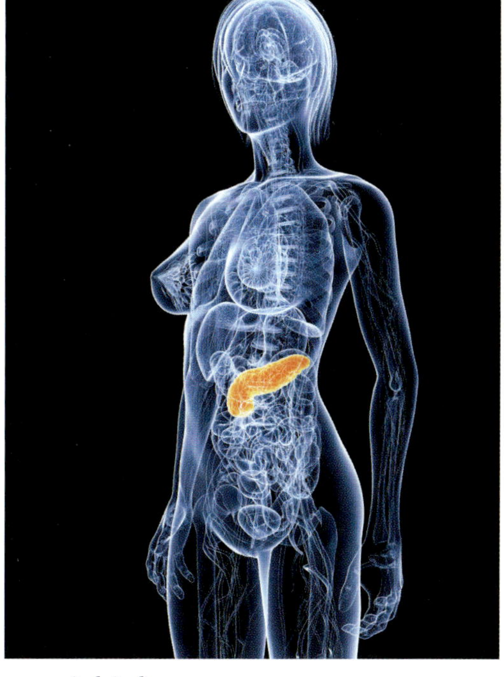

Schizophrenie. Vitamin D beeinflusst auch die Stimmungslage und den Schlaf-Wach-Rhythmus.

Dunkelheit schlägt mit der Zeit aufs Gemüt. An kurzen trüben Wintertagen, wenn die Stimmung immer tiefer sinkt, fühlen wir uns oft antriebslos, müde und betrübt. Jeder vierte Deutsche kennt ein solches Wintertief und bei manchen wächst es sich sogar zur behandlungsbedürftigen Depression aus. In der Medizin spricht man in solchen Fällen von einer saisonal abhängigen Depression.

In Hirnregionen, die mithilfe eines Netzwerks von Nervenbotenstoffen die Stimmung beeinflussen, sind Vitamin-D-Rezeptoren nachgewiesen worden. Vitamin D kann die Verfügbarkeit des Glücksbotenstoffs Serotonin im Gehirn steigern. Hierüber sorgt das Sonnenvitamin für eine sonnige Stimmungslage. Mit der aufgehenden Sonne wird jeden Tag das Pendel unserer inneren Lebensuhr durch das Sonnenvitamin neu angestoßen.

4 Prävention beginnt mit der Vitamin-D-Gesundheit im Mutterleib

Uwe Gröber

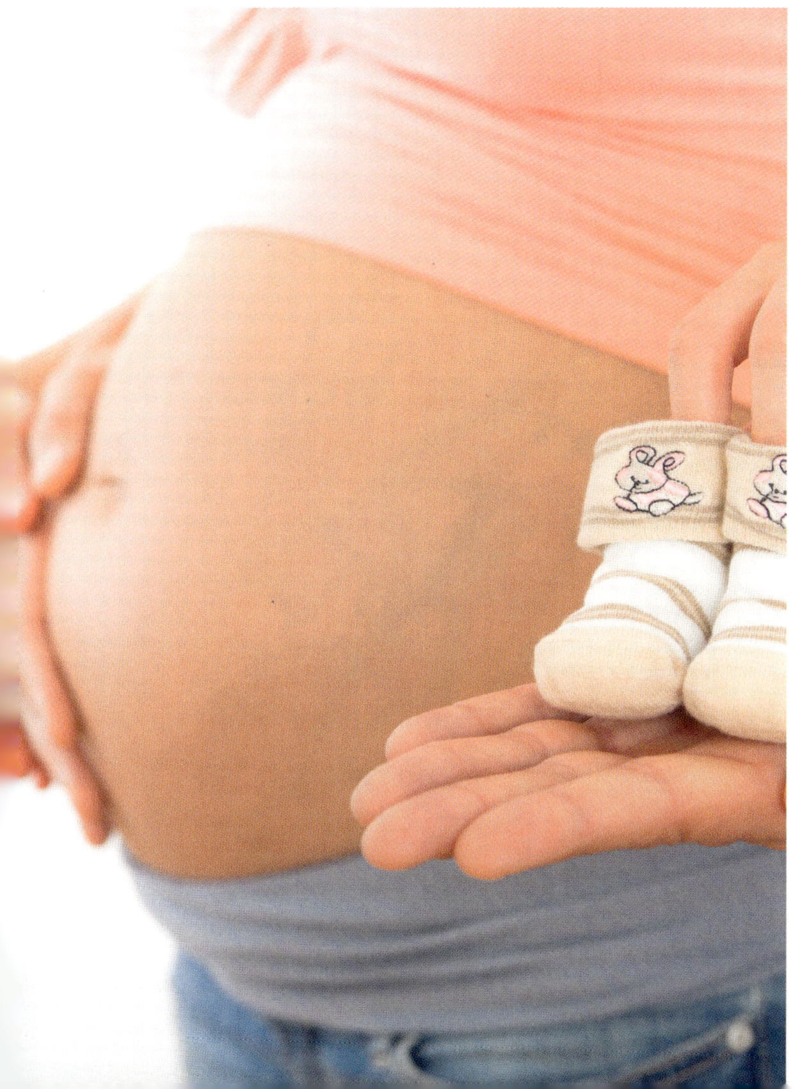

4.1 Besondere Risikogruppen für einen Vitamin-D-Mangel

Aktuelle nationale und internationale Studien beschreiben eine mangelhafte Vitamin-D-Versorgung in allen Altersklassen. Unabhängig von der Tatsache, dass die gesamte deutsche Bevölkerung unter einem Vitamin-D-Mangel in epidemieartigem Ausmaß leidet, sind einige Personengruppen besonders gefährdet. Dazu zählen vor allem:

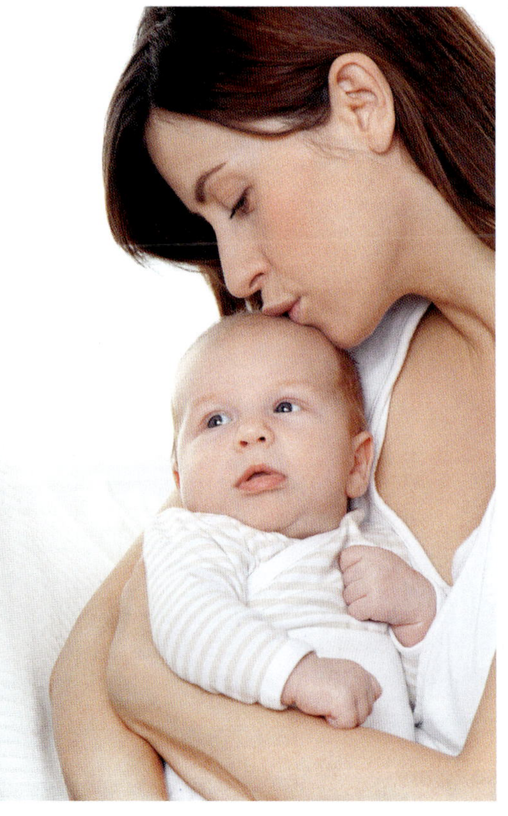

- Schwangere und Stillende,
- Säuglinge, Kinder und Jugendliche,
- ältere Menschen und Heimbewohner,
- übergewichtige und fettleibige Menschen,
- Personen mit Fettmalabsorption (gestörter Fettverwertung),
- Personen mit Migrationshintergrund und dunkler Haut,
- Personen, die aus religiösen Gründen durch das Tragen traditioneller Kleidung (z. B. Verschleierung) nur eine sehr geringe Sonnenlichtexposition haben.

4.2 Fokus: Schwangere, Stillende und Kinder

Neben einer gesunden Lebensführung, ist ein guter Vitamin-D-Status (25-OH-D: 40–60 ng/ml) bei Frau und Mann eine wichtige Voraussetzung, um glücklich schwanger zu werden. Bei der Frau unterstützt das Sonnenvitamin die Fruchtbarkeit, einen störungsfreien Schwangerschaftsverlauf, eine komplikationsarme Geburt sowie eine gesunde embryonale und fetale Entwicklung des Kindes im Mutterleib.

Beim Mann kann Vitamin D die Fertilität unterstützen. Die Spermienqualität und Spermienbeweglichkeit des Mannes wird durch Vitamin D verbessert. In einer Untersuchung an 300 Männern wurde eine direkte Abhängigkeit der Spermienbeweglichkeit vom Vitamin-D-Status 25-OH-D-Spiegel beobachtet. 44 % der Männer hatten einen Vitamin-D-Mangel (25-OH-D: < 20 ng/ml). Im Vergleich zu Männern mit einer guten Vitamin-D-Versorgung (25-OH-D: > 30 ng/ml) hatten Männer mit einem ausgeprägten Vitamin-D-Mangel (25-OH-D: < 10 ng/ml) eine signifikant schlechtere Spermienbeweglichkeit. Auch die Spermienqualität dieser Männer war schlechter. Bei Mäusen lässt sich eine durch Vitamin-D-Mangel bedingte Infertilität durch die Gabe der stoffwechselaktiven Form des Sonnenvitamins 1,25-$(OH)_2$-D beseitigen. Mittlerweile konnten im gesamten männlichen Reproduktionstrakt (z. B. Hodengewebe, Samenleiter) Vitamin-D-Rezeptoren nachgewiesen werden. Der Vitamin-D-Status des Mannes trägt damit entscheidend zu einer erfolgreichen Schwangerschaft bei.

INFO

Da der Vitamin-D-Status der Mutter nicht nur Konsequenzen für ihre eigene Gesundheit hat, sondern auch ganz entscheidend die spätere Gesundheit und Entwicklung ihres Kindes beeinflusst, sollte bereits im Rahmen der Schwangerschaftsplanung der 25-OH-D-Status bei Frau und Mann kontrolliert und entsprechend kompensiert werden.

4.2.1 Vorgeburtliche Prägung und Vitamin-D-Mangel

Bereits im Mutterleib werden die Grundlagen für Erkrankungen im Alter wie Adipositas, Diabetes mellitus oder kardiovaskuläre Krankheiten gelegt. Dabei spielen die Ernährung, der Vitamin-D- und der Hormonhaushalt der Mutter eine wichtige Rolle. Aus der Natur ist schon lange bekannt, dass Umwelteinflüsse die Entwicklung von Tieren wesentlich beeinflussen können. So zeigen Studien an Bienenvölkern, dass nur die Bienenlarven, die von den Arbeiterinnen mit Gelee Royal gefüttert werden, sich zur Königin entwickeln. Auch beim Menschen gilt mittlerweile als wissenschaftlich belegt, dass die vorgeburtliche Prägung dauerhafte Folgen für die betroffenen Kinder bis ins hohe Lebensalter haben kann, z. B. erhöhte Krankheitsrisiken für Autoimmunerkrankungen, Diabetes mellitus Typ 1 und 2, kardiovaskuläre Erkrankungen oder Krebs. So können z. B. falsch programmierte Immunzellen des Kindes im Mutterleib jahrelang nach der Geburt überleben. Kommen diese defekten Immunzellen später mit harmlosen Pollen in Kontakt, läuft das Immunsystem schnell aus dem Ruder und es entwickelt sich eine Allergie.

Die sogenannte perinatale Programmierung bezeichnet einen Prozess, bei dem während besonders kritischer Entwicklungsphasen im Mutterleib durch Einwirkung von Faktoren wie Nahrungsinhaltsstoffen oder Hormonen die künftige Funktionsweise von Organen dauerhaft geprägt wird, sodass im Fall einer Störung aus dieser Fehlprogrammierung im späteren Leben chronische Erkrankungen (z. B. Diabetes mellitus, Krebs) entstehen können. Man geht sogar davon aus, dass die Einflüsse aus dem Mutterleib das kindliche Erbgut epigenetisch prägen und entsprechend an die nachfolgenden Generationen weitergereicht werden.

Die Bedeutung des maternalen Vitamin-D-Status auf die spätere Entstehung von Typ-1-Diabetes beim Neugeborenen beschreibt z. B. eine aktuelle norwegische Kohorten-Studie an 20 072 Frauen. Dabei war ein niedriger mütterlicher 25-OH-D-Status (≤ 21,6 ng/ml) in der Schwangerschaft gegenüber einem guten 25-OH-D-Status (> 35,6 ng/ml) mit einem mehr als 2-fach erhöhten Risiko verbunden, dass die Kinder im späteren Lebensalter Typ-1-Diabetes entwickeln. Ein Vitamin-D-Mangel in der Schwangerschaft hat folglich nicht nur einen negativen Einfluss auf den mütterlichen und fetalen Knochenstoffwechsel, sondern vor allem durch die

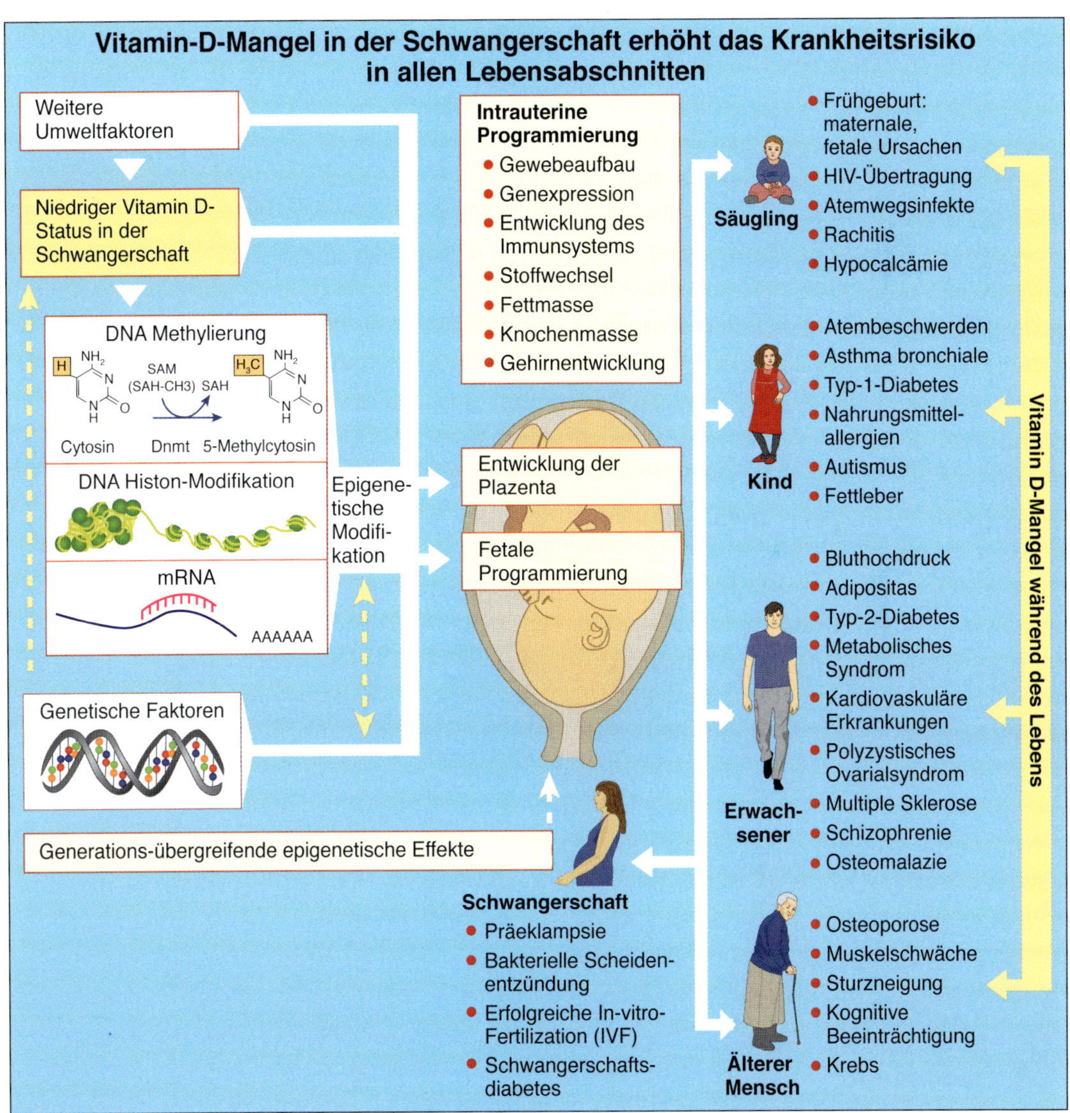

Abb. 4.1 Vitamin-D-Mangel in der Schwangerschaft erhöht das Krankheitsrisiko in allen Lebensabschnitten.

vorgeburtliche Prägung auf das Erkrankungsrisiko im gesamten weiteren Lebensverlauf (siehe Abb. 4.1). Deshalb sollte grundsätzlich bereits vor Schwangerschaftsbeginn und in der gesamten Schwangerschaft auf einen gesunden 25-OH-D-Status von 30–60 ng/ml geachtet werden.

4.2.2 Folgen des Vitamin-D-Mangels für die Mutter

Wie erwähnt unterstützt Vitamin D auch die Fruchtbarkeit der Frau. Das polyzystische Ovarialsyndrom (PCOS) ist eine der häufigsten Stoffwechselstörungen geschlechtsreifer Frauen und gleichzeitig die häufigste Ursache für eine **Unfruchtbarkeit** aufgrund von Zyklusstörungen. **Übergewichtige** Frauen scheinen deutlich häufiger vom PCOS betroffen zu sein.

Das PCOS ist eine komplexe hormonelle Störung bei Frauen, die durch die Bildung von zahlreichen sackförmigen, mit Flüssigkeit gefüllten Blasen, sogenannten Zysten, in den Eierstöcken gekennzeichnet ist. Begleitet wird die zystische Veränderung der Eierstöcke von einer erhöhten Konzentration von männlichen Geschlechtshormonen im Blut, welche von den Zellen der Zystenwand produziert werden. Je ausgeprägter diese Krankheit ist, desto mehr männliche Geschlechtshormone werden deshalb produziert. In der Folge treten Zyklusstörungen und unregelmäßige Regelblutungen auf, die ganz versiegen können.

Bei Frauen mit PCOS findet sich in Studien häufig ein ausgeprägter Vitamin-D-Mangel.

Bei Frauen mit PCOS findet sich in Studien häufig ein ausgeprägter Vitamin-D-Mangel (25-OH-D < 10 ng/ml). Der Vitamin-D-Mangel ist bei Frauen mit PCOS mit multiplen Stoffwechselstörungen verbunden (z. B. Insulinresistenz). Vitamin D und Calcium können dazu beitragen, die Zyklusstörungen zu normalisieren und die Fruchtbarkeit der Betroffenen zu verbessern. Darüber hinaus kann ein mütterlicher Vitamin-D-Mangel zu einer Störung der Immunbalance zwischen Th1- und Th2-Zellen führen, und damit das Risiko einer Abstoßungsreaktion in Form eines Abortes erhöhen.

Vitamin-D-Mangel steigert deutlich das Risiko für Schwangerschaftskomplikationen, wie Präeklampsie. Die Präeklampsie ist eine nur in der Schwangerschaft auftretende Erkrankung, die durch erhöhten Blutdruck, vermehrte Eiweißausscheidung im Urin und Wassereinlagerungen im Gewebe gekennzeichnet ist (siehe Abb: 4.2). Als Ursache wird ebenfalls eine Verschiebung der Immunbalance zwischen den Th1- und Th2-Zellen zugunsten der Th1-Zellen diskutiert. Eine Präeklampsie zeigt sich erst in der zweiten Schwangerschaftshälfte, nur selten kommt die Erkrankung vor der 20. Schwangerschaftswoche vor. In einer Untersuchung an

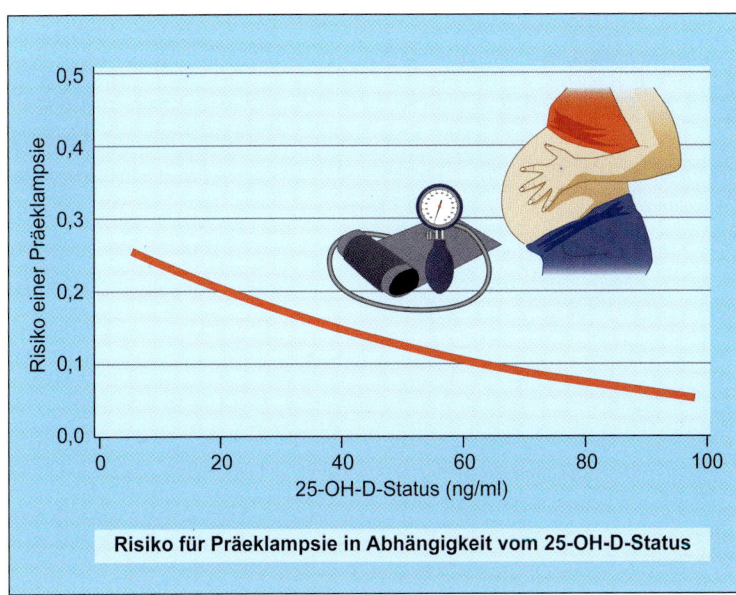

Abb. 4.2 Vitamin-D-Status und Präeklampsie

274 Schwangeren war ein ausgeprägter Vitamin-D-Mangel (< 15 ng/ml) mit einem fünffach erhöhten Risiko für eine Präeklampsie verbunden. Eine gute Versorgung mit Vitamin D kann das Risiko für eine Präeklampsie deutlich senken, das belegt auch eine größere klinische Studie mit 494 Schwangeren. Dabei führte die Ergänzung von 4 000 I. E. Vitamin D täglich in der zweiten Schwangerschaftshälfte zu einer Reduktion des Risikos einer Präeklampsie um 30 %. Die Vitamin-D-Tagesdosis von 4 000 I. E. wurde ausgezeichnet vertragen und war die effektivste Dosierung, um bei den schwangeren Frauen einen normalen 25-OH-D-Status zu erreichen.

Bis Anfang des 20. Jahrhunderts war ein Vitamin-D-Mangel unter anderem daran beteiligt, dass viele Frauen die Geburt ihres Kindes nicht überlebten. Vitamin-D-Mangel in utero führt zu infantiler Rachitis, die ein flaches und deformiertes Becken neben anderen Skelettfehlbildungen verursacht. Für Frauen im gebärfähigen Alter hatte das verheerende Konsequenzen, weil ihr flaches Becken mit einem kleinen Beckenausgang die Geburt erschwerte, wenn nicht sogar unmöglich machte. Die durch Vitamin-D-Mangel bedingten Störungen des Knochenstoffwechsels können auch dazu führen, dass der Beckenknochen unter der hohen Belastung der Geburt bricht. Eine unzureichende Versorgung mit Vitamin D löst zudem eine Muskelschwäche der Gebärmutter- und der Rumpfmuskulatur aus. Zur Rumpfmuskulatur werden Rücken-, Brust-, Bauch-, Beckenbodenmuskulatur sowie Zwerchfell gezählt.

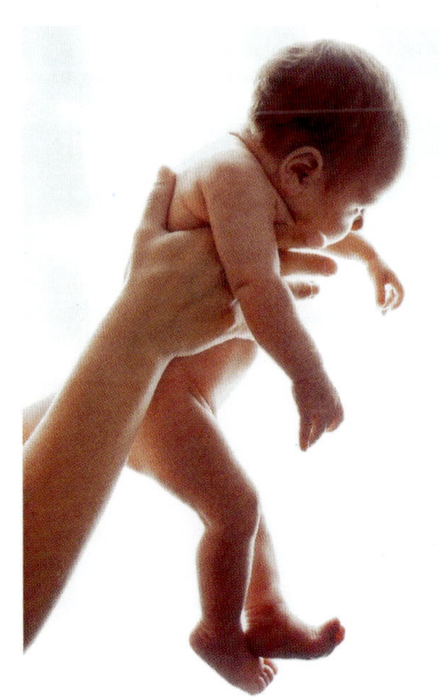

Die beschriebenen Faktoren lassen eine natürliche Geburt über den Geburtskanal nicht mehr zu. Eine Geburt mittels Kaiserschnitt (cäsarischer Schnitt), wird notwendig. Laut dem römischen Schriftsteller Plinius leitet sich der Name Cäsar daraus ab, dass der erste Träger dieses Namens aus dem Mutterleib geschnitten wurde. In einer zweijährigen Studie an 243 Schwangeren hatten die Frauen zum Zeitpunkt der Geburt mit einem ausgeprägten Vitamin-D-Mangel (25-OH-D: < 15 ng/ml) gegenüber denjenigen mit einem normalen Vitamin-D-Status ein fast vierfach erhöhtes Risiko für eine Geburt durch Kaiserschnitt (siehe Abb. 4.3).

Darüber hinaus kann eine gute Versorgung mit Vitamin D das Risiko für Beckenbodenbeschwerden (z. B. Inkontinenz) verringern. Schätzungen zufolge tritt bei bis zu 80 % der Mütter nach der Geburt ein Babyblues, eine sogenannte Wochenbettdepression auf. Verursacht wird dieses Stimmungstief vor allem durch die extreme hormonelle Umstellung des Körpers. Frauen, die eine Wochenbettdepression haben, sind ständig erschöpft, leicht reizbar und haben häufig das Gefühl, ihrer Aufgabe nicht gewachsen zu sein. Auch werden sie von Selbstvorwürfen geplagt. Möglicherweise

Vitamin D für eine gesunde Schwangerschaft:
Neben der Versorgung mit Folsäure, Eisen, Calcium, Magnesium und Jod sollten Frauen, die schwanger werden wollen und solche die es bereits sind, unbedingt auf eine optimale Versorgung mit Vitamin D achten. Bei einem normalen Körpergewicht empfehlen wir täglich 1 500–2 000 I. E. Vitamin D einzunehmen. Übergewichtige Frauen benötigen in Abhängigkeit des Körpergewichts und der Fettmasse 2–3-mal so viel Vitamin D wie Normalgewichtige zur Aufrechterhaltung eines normalen 25-OH-D-Status (25-OH-D: > 30 ng/ml).

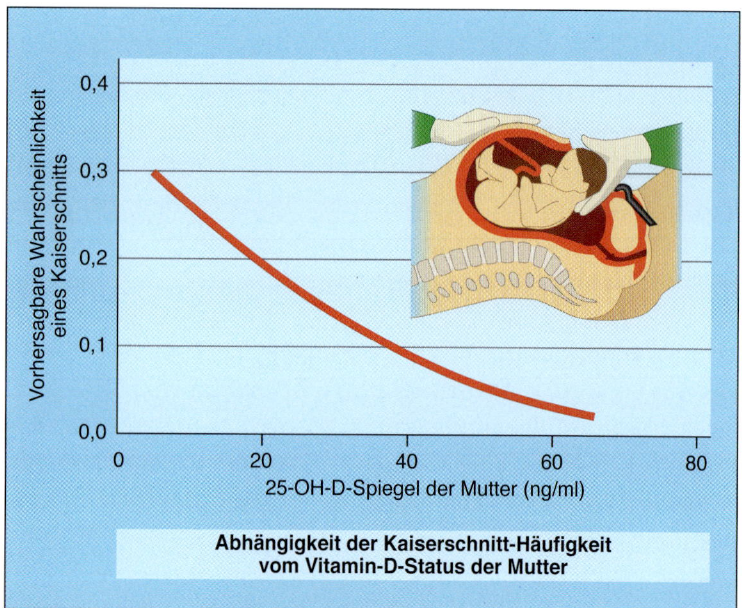

Abb. 4.3 Vitamin-D-Status und Kaiserschnitt

kann Vitamin D neben langkettigen essenziellen Omega-3-Fettsäuren das Auftreten dieser depressiven Phasen verringern.

4.2.3 Folgen des Vitamin-D-Mangels für das Kind

Ein Vitamin-D-Mangel während der Schwangerschaft ist mit verschiedenen kurz- und langfristigen Gesundheitsrisiken für den Säugling und das Kind verbunden. Diese gehen weit über Mineralisations- und Wachstumsstörungen des Knochens, den typischen Symptomen der Vitamin-D-Mangel-Krankheit Rachitis, hinaus.

Frühgeborene, besonders diejenigen mit einem Geburtsgewicht unter 1 500 g, haben ein hohes Risiko für eine unzureichende

Mineralisierung des Knochens. Die ESPGHAN (»European Society of Paediatric Gastroenterology, Hepatology and Nutrition«) empfiehlt für Frühgeborene eine tägliche Zufuhr von 800 bis 1 000 I. E. Vitamin D, um 25-OH-D-Spiegel von mindesten 30 ng/ml zu erreichen und dadurch die Calciumaufnahme und -verwertung zu verbessern.

Nach der Geburt kommt es beim Neugeborenen zu einem Abfall des Calciumspiegels im Blut, da es von der mütterlichen Calciumversorgung abgeschnitten wurde. Niedrige Calciumblutspiegel begünstigen das Auftreten von Neugeborenenkrämpfen, die ein lebensbedrohliches Ausmaß annehmen können. Der von der Mutter übernommene Vitamin-D-Mangel und die niedrigen Calciumblutspiegel können auch die Herzmuskelleistung des Neugeborenen schwächen, bis hin zum Herzstillstand.

Da der mütterliche Vitamin-D-Status einen großen Einfluss auf das Immunsystem des Kindes hat, dürfte ein Vitamin-D-Mangel in der Schwangerschaft das Risiko beim Kind für Autoimmunerkrankungen wie Typ-1-Diabetes, Multiple Sklerose oder rheumatoide Arthritis erhöhen. Kinder mit Vitamin-D-Mangel hatten in Studien ein vierfach erhöhtes Risiko für Typ-1-Diabetes. In einer Studie an 12 058 Kindern aus Finnland, wo weltweit der Typ-1-Diabetes am häufigsten ist, hatten diejenigen Kindern, die im ersten Lebensjahr täglich 2000 I. E. Vitamin D bekamen, nach 30 Jahren gegenüber denjenigen, die kein Vitamin D bekamen, ein bis zu 80 % verringertes Risiko für Typ-1-Diabetes.

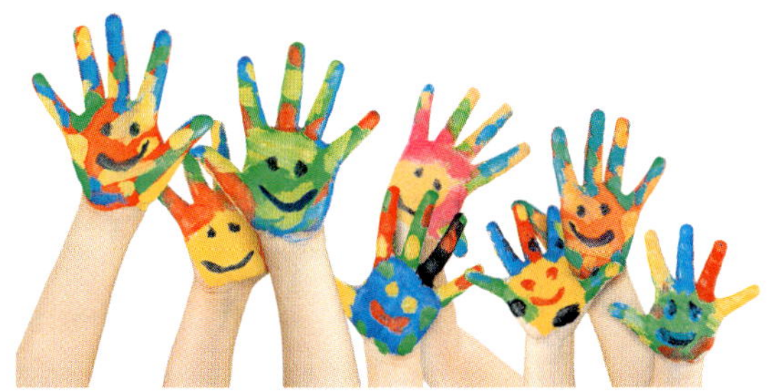

Vitamin D hat eine besondere Bedeutung bei der gesunden Reifung des Gehirns und des Nervensystems. Es verwundert daher nicht, dass ein Vitamin-D-Mangel der Mutter mit einem erhöhten Auftreten von psychischen Störungen beim Kind und Erwachsenen wie Autismus und Schizophrenie in Verbindung gebracht wird.

Auch die gesunde Entwicklung der Atemwege beim Kind wird durch Vitamin D unterstützt und nach einigen Studien scheint eine gute Versorgung mit Vitamin D in der Schwangerschaft und im ersten Lebensjahr aufgrund der immunmodulierenden Wirkungen des Sonnenvitamins sogar das Risiko für Atemwegserkrankungen wie Asthma bronchiale und allergische Rhinitis (Heuschnupfen) im späteren Lebensalter zu verringern.

Stillende Mütter, die sicher gehen wollen, dass ihr gestilltes Kind über die Muttermilch ausreichend Vitamin D erhält sollten 4 000–6 000 I. E. Vitamin D am Tag ergänzen.

INFO

Skandal: In Deutschland werden derzeit von den gesetzlichen Krankenkassen die Kosten für eine präventive Vitamin-D-Supplementierung jenseits des 12. bis 18. Lebensmonats nicht übernommen. Man fragt sich warum, denn die Tageskosten für die Vitamin-D-Tablette dürften hierbei pro Kind etwa 2–3 Cent ausmachen!

4.3 Fokus: Vitamin-D-Gesundheit bei Kindern in Deutschland

Nach den Ergebnissen großer deutscher Studien ist die Vitamin-D-Versorgung bei den meisten Kindern und Jugendlichen mehr als mangelhaft. In einer repräsentativen Stichprobe des Kinder- und Jugendgesundheitssurveys (KIGGS) hatten unter den Kleinkindern im Alter von 0–2 Jahren die Mädchen durchschnittlich einen 25-OH-D-Spiegel von 23 ng/ml und die Jungs von 24,5 ng/ml. Alarmierend ist, dass der Vitamin-D-Spiegel mit zunehmendem Alter unter den Kindern und Jugendlichen sogar abnimmt. Jungen im Alter von 14–17 Jahren und Mädchen im Alter von 11–13 Jah-

Vitamin-D-Gesundheit im Kindes- und Jugendalter

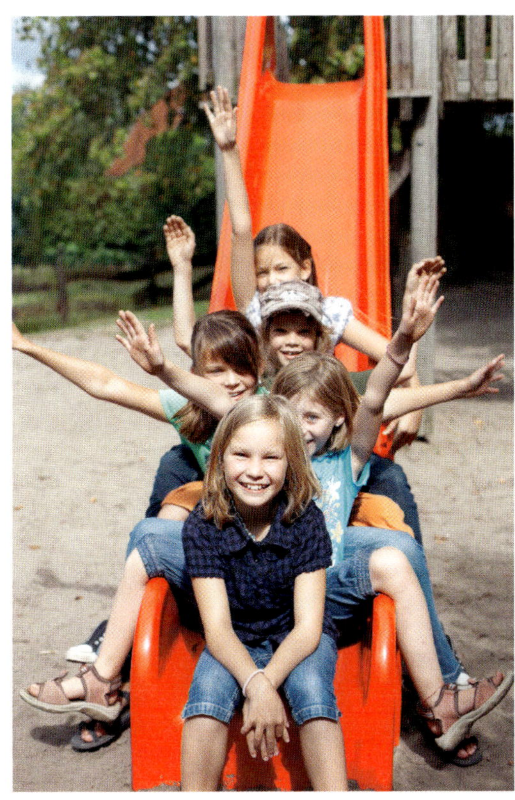

1. Kinder- und Jugendärzte sollten Eltern darauf hinweisen, wie bedeutsam die tägliche intensive Bewegung (mindestens eine Stunde) ihrer Kinder im Freien ist. Über die Sonnenlichtexposition wird die Vitamin-D-Versorgung verbessert und über die Bewegung der Aufbau der Knochenmasse gesteigert.

2. Eine Sonnenlichtexposition in den Monaten April bis September von 5–15 Minuten, zweimal pro Woche zwischen 10 und 15 Uhr ohne Lichtschutzfaktor mit freien Armen und Beinen ist zur adäquaten Vitamin-D-Produktion im Kindes- und Jugendalter (Hauttyp 2 und 3) ausreichend. Ein Sonnenbrand sollte natürlich vermieden werden.

3. Frühgeborene (Geburtsgewicht < 1 500 g) sollten mindestens 800–1 000 I. E. Vitamin D täglich in Form von Tropfen oder Tabletten erhalten.

4. Säuglinge, die ausschließlich gestillt werden und keine Vitamin-D-Präparate erhalten: Die stillenden Mütter dieser Säuglinge sollten täglich 4 000–6 000 I. E. Vitamin D ergänzen, damit ihr Kind ausreichend mit Vitamin D über die Muttermilch versorgt wird.

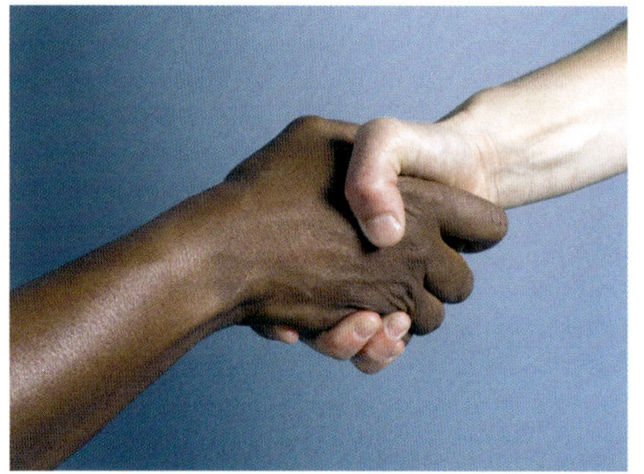

5. Strikt vegan oder makrobiotisch ernährte Kinder (besonders Säuglinge und Kleinkinder), die keine ausreichenden Calcium-, Vitamin-D- und Fettzusätze erhalten: Diese Kinder sollten täglich 400–1 000 I. E. Vitamin D in Form von Tropfen oder Tabletten einnehmen.

6. Kinder mit geringer Eigensynthese über die Haut aufgrund zu geringer Sonnenlichtexposition sollten täglich 400–1 000 I. E. Vitamin D in Form von Tropfen oder Tabletten supplementieren.

7. Kinder und Jugendliche aus Einwandererfamilien mit dunkler Hautpigmentierung, wie sie regelmäßig bei türkischem, arabischem, asiatischem oder afrikanischem ethnischem Hintergrund vorliegt oder mit besonderen Lebensgewohnheiten. Durch das dunkle Hautpigment ist nur eine begrenzte körpereigene Vitamin-D-Synthese in der Haut mithilfe der Sonne möglich.

8. Heranwachsende Mädchen, die sich aus religiösen bzw. kulturellen Gründen durch das Tragen traditioneller Kleidung (z. B. Burka) oder durch die Meidung außerhäuslicher Aufenthalte nur wenig der Sonne aussetzen, sollten täglich 1 500–2 000 I. E. Vitamin D supplementieren.

ren weisen mit 14,2 ng/ml bzw. 13,7 ng/ml die niedrigsten Vitamin-D-Spiegel auf. Auch wurden deutliche saisonale Unterschiede der 25-OH-D-Spiegel beobachtet mit den niedrigsten Durchschnittswerten im Februar (10,56 ng/ml) und dem höchsten im August (24,16 ng/ml).

Bei Kindern mit Migrationshintergrund liegt der Durchschnittswert mit 13,4 ng/ml deutlich unter dem der Kinder ohne Migrationshintergrund (16,7 ng/ml). Legt man einen Grenzwert des 25-OH-D-Spiegels von 20 ng/ml zugrunde, so liegt bei 62 % der 3- bis17-Jährigen Nicht-Migranten und bei 76 % der Migranten ein Vitamin-D-Mangel vor. Des Weiteren zeigten sich, wie zu erwarten war, bei adipösen und übergewichtigen Kindern und Jugendlichen deutlich niedrigere 25-OH-D-Spiegel als bei Normalgewichtigen.

In Anbetracht dieser Ergebnisse und in Kenntnis der Tatsache, dass wir im Rahmen der kindlichen Entwicklung die effektivste Prävention betreiben können, um im höheren Lebensalter Gesundheitskosten einzusparen, müssten diese Ergebnisse bei Kinderärzten und bei den jeweiligen Fachgesellschaften wie ein Blitz einschlagen und eine sofortige Reaktion auslösen.

WICHTIG

In einigen Fällen kann bei Patienten mit granulomatösen Erkrankungen wie Tuberkulose oder Sarkoidose eine Hypercalcämie (zu hohe Blutcalciumspiegel) auftreten, wenn der 25-OH-D-Status über 30 ng/ml liegt. Patienten mit Sarkoidose haben durch die Granulome eine gestörte 1,25-$(OH)_2$-D-Produktion. Daher sollte bei diesen Patienten der Blutcalciumspiegel unter einer Therapie mit Vitamin D überwacht werden und der 25-OH-D-Zielwert zwischen 20 bis 30 ng/ml liegen!

4.4 Fokus: Hautpigmentierung

Personen, mit dunkler Hautfarbe haben ein natürliches Problem Vitamin D mithilfe des Sonnenlichts zu bilden. Melanin ist ein natürlicher Sonnenschutz, der effizient UV-B- und UV-A-Stahlen absorbiert, wodurch UV-sensitive Moleküle vor ihrer Zerstörung durch exzessive Sonnenexposition geschützt werden. Das Hautpigment ist in der Absorption von UV-B-Strahlung so effizient, dass Afrikaner und afrikanische Nachkommen mit Hauttyp 5 und 6 (nie Sonnenbrand, immer Bräunung) eine um bis zu 95 % verminderte Kapazität für die Bildung von Vitamin D in ihrer Haut haben gegenüber weißen Personen mit Hauttyp 2. Das entspricht bei einem Weißen der Verwendung von Sonnenschutzcremes mit einem Lichtschutzfaktor 30. Dadurch wird die Kapazität der Haut zur Bildung von Vitamin D um über 95 % gehemmt.

4.5 Fokus: Personen mit gestörter Fettverwertung

Bei Personen mit Mukoviszidose, chronisch entzündliche Darmerkrankungen (z. B. Morbus Crohn), Magen-Bypass oder Erkrankungen der Gallenwege ist die Resorption von Vitamin D aus dem Fettanteil der Nahrung stark beeinträchtigt. Der Vitamin-D-Bedarf von Patienten mit gestörter Fettverwertung zum Erzielen eines normalen Vitamin-D-Status ist deshalb deutlich erhöht. Da bei diesen Patienten die Kapazität der Haut zur Produktion von Vitamin D durch die gestörte Fettverwertung im Magen-Darm-Trakt jedoch nicht eingeschränkt ist, kann zur Vorbeugung und Behandlung eines Vitamin-D-Mangels eine UV-B-Lichtquelle verwendet werden. So konnte in einer kleinen Studie an Patienten mit Mukoviszidose der Nachweis geführt werden, dass sich nach Behandlung von etwa 9 % der Körperoberfläche mit einer UV-B-Lampe der Vitamin-D-Status verbesserte.

4.6 Fokus: Übergewichtige und Fettleibigkeit

Trotz kostenintensiver Ernährungskampagnen in den vergangenen Jahren leiden immer mehr Menschen in unserem Land an Übergewicht und an den Folgeerkrankungen, wie z. B. dem Metabolischen Syndrom. Der deutschen Gesundheitspolitik ist es offensichtlich nicht gelungen, die Häufigkeit von Übergewicht in der Bevölkerung zu verringern, im Gegenteil, die Folgeerkrankungen wie Insulinresistenz, Fettleber oder Typ-2-Diabetes nehmen weiter extrem zu, ebenso die kardiovaskulären und orthopädischen Folgeerkrankungen.

In unserer Konsumgesellschaft klafft zwischen einer gesunden, kalorienrestriktiven und mikronährstoffreichen Ernährung in der Theorie und dem tatsächlichen Ernährungsverhalten eine sehr große

Wie lange sollte eine Person zur Deckung ihres Vitamin-D-Bedarfs dem Sonnenlicht exponiert werden?
Das hängt von der Tageszeit, den Wetterbedingungen, der Jahreszeit, dem geografischen Breitengrad und von der Hautpigmentierung, d.h. vom Melanin-Gehalt in der Haut ab. In Stuttgart, das auf dem 48. nördlichen Breitengrad liegt, wird an einem klaren Tag im Juni für eine weiße Person mit Hauttyp 2 die Exposition von Armen und Beinen für etwa 5–10 Minuten in der Zeit von 11 Uhr vormittags und 15 Uhr nachmittags empfohlen. Das führt zur Produktion von ungefähr 3 000–5 000 I. E. Vitamin D. Im Gesicht sollten stets Sonnenschutzcremes aufgetragen werden, da das Gesicht nur 9 % der Körperoberfläche ausmacht, jedoch am meisten der Sonne ausgesetzt ist und durch zusätzliche Sonnenexposition geschädigt wird. Nach einem ausreichenden Sonnenbad, das jedoch nie zum Sonnenbrand führen darf, wird empfohlen eine Sonnencreme mit LSF 30 aufzutragen oder Kleidung, die UV-B- und UV-A-Strahlung wirksam absorbiert zu tragen, um sich vor der schädigenden Wirkung exzessiver Sonnenexposition und einem Sonnenbrand zu schützen.

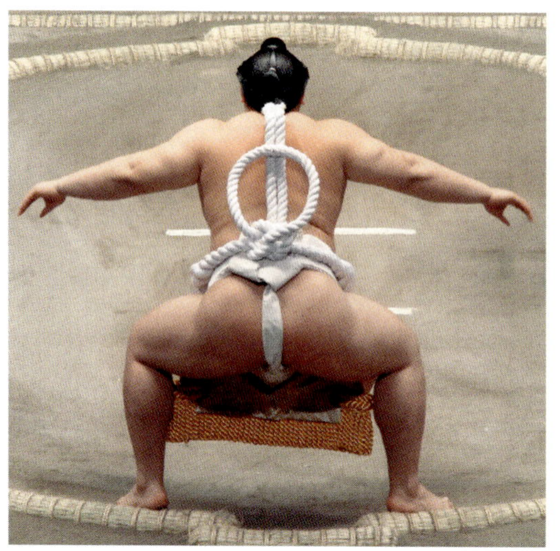

Lücke. Das wird durch die aktuellen Ergebnisse der Nationalen Verzehrsstudie II (NVS II) aus dem Jahre 2008 unterstrichen, einer bundesweiten Befragung zur Ernährung von 15 371 Jugendlichen und Erwachsenen, die im Auftrag des Bundesministeriums für Ernährung, Landwirtschaft und Verbraucherschutz durchgeführt wurde:

- In Deutschland, so das Ergebnis der NVS II, sind mittlerweile 66 % der Männer und 51 % der Frauen übergewichtig oder adipös.
- Mit zunehmendem Alter nimmt dabei der Anteil an übergewichtigen und adipösen Personen bei Männern und Frauen deutlich zu. Während von den jungen Erwachsenen noch etwa 25 % übergewichtig oder adipös sind, steigt der Anteil im Alter von 70–80 Jahren auf 84,2 % bei den Männern und 74,1 % bei den Frauen.

Übergewicht

Von Übergewicht spricht man, wenn das Verhältnis von Körpergröße zu Körpergewicht (Body-Mass-Index, BMI) zwischen 25–29,9 kg/m² liegt. Der BMI errechnet sich mit folgender Formel: Körpergewicht (in kg) geteilt durch die Körpergröße (in m) zum Quadrat (m²).

Beispiel: Ein Mann der 87 kg schwer und 1,76 m groß ist hat einen BMI von 28 kg/m² und somit Übergewicht. Normalgewicht liegt bei Frauen bei einem BMI zwischen 18,5 bis 24 kg/m² und bei Männern bei einem BMI zwischen 19 bis 24,9 kg/m² vor. Von Fettleibigkeit bzw. Adipositas spricht man, wenn der BMI bei über 30 kg/m² liegt

Fokus: Übergewichtige und Fettleibigkeit

Sie werden sich zu Recht fragen, was das mit Vitamin D zu tun hat! Da Vitamin D direkten Einfluss auf den Insulin- und Fettstoffwechsel hat, trägt eine gesunde Vitamin-D-Versorgung zu einem normalen Körpergewicht bei. Vitamin-D-Mangel ist ein Risikofaktor für Übergewicht. Ist der Anteil an Körperfett zu hoch verschwindet das Sonnenvitamin im Körperfett und wird dort vermehrt abgebaut. Es steht somit dem Organismus nur noch eingeschränkt zur Verfügung. Übergewichtige haben deshalb einen 2–3-mal so hohen Vitamin-D-Bedarf wie Normalgewichtige. Wie viel ein Übergewichtiger wirklich braucht, lässt sich nur durch Kontrolle des 25-OH-D-Status unter der Supplementierung von Vitamin D herausfinden.

Da es bei Personen mit Veränderungen im Körpergewicht (Über- und Untergewicht) schwierig ist, Standardempfehlungen für Vitamin D zu machen, die dem Bedarf gerecht werden, sollte man die Vitamin-D-Zufuhrempfehlungen auf das Körpergewicht beziehen: 40–60 I.E. Vitamin D pro Kilogramm Körpergewicht pro Tag.

Nach den Ergebnissen einer aktuellen Studie haben adipöse Personen mit einem 25-OH-D-Spiegel <11,6 ng/ml gegenüber solchen mit einem 25-OH-D-Spiegel über 21,4 ng/ml ein mehr als 4-fach erhöhtes Risiko am Metabolischen Syndrom zu erkranken. Vitamin-D-Mangel ist somit ein wichtiger unabhängiger und treibender Risikofaktor für das Metabolische Syndrom.

Es verwundert daher nicht, dass ein Mangel an Vitamin D auch das Risiko für die Entwicklung einer nichtalkoholischen Fettleber deutlich erhöht. Nach aktuellen Schätzungen leiden in Deutsch-

In Deutschland leiden bereits über 30 % der Erwachsenen an einer nichtalkoholischen Fettleber!

land bereits über 30 % der Erwachsenen an dieser modernen Volkskrankheit. Insbesondere bei Adipösen ist das Risiko für eine Fettleber hoch – nicht nur bei Erwachsenen, sondern auch bei Jugendlichen. Von den Übergewichtigen mit einem BMI >30 haben etwa 70 % eine Fettleber, bei den Typ-2-Diabetikern sind es sogar 90 %. Bei bis zu 40 % aller adipösen Kinder ist die Leber bereits gefährlich verfettet. Die Leber leidet dabei meist stumm und ihr schlechter Zustand wird häufig erst im fortgeschrittenen Stadium erkannt. Denn die Symptome der nichtalkoholischen Fettleber sind unspezifisch, wie Abgeschlagenheit, Müdigkeit und Schmerzen im rechten Oberbauch. Dafür sind die Folgeerkrankungen der Fettleber dafür umso gravierender: Typ-2-Diabetes, Herzinfarkt, Schlaganfall, Leberkrebs und Leberzirrhose.

Die nichtalkoholische Fettleber und der Typ-2-Diabetes sind beide über die Insulinresistenz eng mit dem Metabolischen Syndrom verbunden. Das Metabolische Syndrom wird auch als tödliches Quartett aus Insulinresistenz, Bluthochdruck, einer gestörten Zusammensetzung der Blutfette und vor allem bauchbetontem Übergewicht bezeichnet. Übergewichtige entwickeln häufig eine Insulinresistenz, dadurch sprechen die Körperzellen auf das in der Bauchspeicheldrüse gebildete Insulin zunehmend schlechter an, sodass dort immer größere Mengen an Insulin produziert werden müssen. Nach dem Verzehr von einfachen Kohlenhydraten (z. B. Fruchtzucker) wird folglich deutlich mehr Insulin ins Blut abgegeben als bei schlanken Personen, deren Körperzellen empfindlich auf Insulin reagieren. Die großen Insulinmengen fördern in der Leber die Umwandlung von Kohlenhydraten zu Fett. Die Insulinresistenz wird damit zu einem treibenden Faktor für die Entwicklung einer nichtalkolholischen Fettleber.

Während früher Alkohol die Hauptursache für die Entwicklung einer Fettleber war, gehören heute fette und süße Nahrung (z. B. mit Fruchtzucker gesüßte Softdrinks) sowie Bewegungsmangel zu den wichtigsten Auslösern dieser Volkskrankheit. Personen mit nichtalkoholischer Fettleber sollten daher vor allem auf gesüßte Getränke und Lebensmittel, die entweder von Natur aus viel Fruchtzucker enthalten oder damit gesüßt sind, verzichten. Dazu zählen Honig, Konfitüren, Obstsäfte, Obstsaftschorlen, aber auch getrocknete Früchte. So stecken bereits in 100 g getrockneten Datteln 25 g Fruchtzucker. Auch Honig besteht zu rund 38 % aus Fruchtzucker, ein großes Glas Apfelsaft enthält 30 g und ein Pfund Weintrauben 35 g Fruchtzucker.

4.7 Fokus: Alte Menschen, Erkrankungen und Medikamente

Im Vergleich zu einem 20-Jährigen nimmt bei einem 70-Jährigen die Fähigkeit der Haut, Vitamin D zu produzieren, bis zu 75 % ab. Viele Krankheiten wie Diabetes, Bluthochdruck, Krebs, Rheuma, Morbus Crohn, Osteoporose und andere sind mit einem deutlich erhöhten Bedarf an Vitamin D verbunden. Die in der Therapie dieser Erkrankungen eingesetzten Medikamente können zusätzlich den Vitamin-D-Bedarf erhöhen. Wenn Sie zu einer dieser Risikogruppen gehören, sollten Sie umgehend Ihren 25-OH-D-Status beim Arzt kontrollieren lassen.

Prävention beginnt mit der Vitamin-D-Gesundheit im Mutterleib

Checkliste zur Vitamin-D-Gesundheit

Dieser Fragebogen soll Ihnen helfen, Ihr persönliches Risiko für einen Vitamin-D-Mangel einzuschätzen.

Die zutreffenden Aussagen kreuzen Sie bitte an:	
Ich lebe oberhalb des 35. Breitengrads auf der Nordhalbkugel. (Deutschland liegt auf dem 47. bis 55. Breitengrad).	☐
Ich nehme nicht täglich ein Multivitaminpräparat mit Vitamin D.	☐
Ich halte mich tagsüber selten im Freien auf.	☐
Ich esse weniger als 2–3-mal pro Woche wildgefangenen fetten Seefisch (z. B. Makrele, Lachs).	☐
Ich esse selten oder nie Pilze (z. B. Shitake-Pilze).	☐
Ich nehme nicht täglich zusätzlich ein Vitamin-D-Präparat ein.	☐
Ich habe rissige Haut seitlich der Fingernägel.	☐
Ich habe häufig rissige Hornhaut an den Fersen.	☐
Ich bin übergewichtig.	☐
Ich nehme Medikamente gegen Bluthochdruck.	☐
Ich nehme Medikamente gegen Osteoporose.	☐
Ich nehme Medikamente gegen Epilepsie oder AIDS.	☐
Ich nehme regelmäßig Cortison.	☐
Ich werde aufgrund einer Krebserkrankung mit Chemotherapie behandelt.	☐
Ich bin von einer chronischen Erkrankung des Magen-Darm-Trakts betroffen (z. B. Zöliakie, Sprue, Morbus Crohn).	☐
Ich bin älter als 60.	☐
Ich bin jünger als 20.	☐
Ich habe von Natur aus eine dunkle Hautfarbe.	☐
Der feste Druck auf mein Brustbein verursacht Schmerzen.	☐
Wenn ich in die Sonne gehe, benutze ich immer Sonnenschutzcremes mit Lichtschutzfaktor.	☐
Ich trage in der Regel Kleidung, die meine Arme und Beine abdeckt.	☐

Auswertung

Sollten Sie nur eines der Kästchen angekreuzt haben, ist die Wahrscheinlichkeit sehr hoch, dass Sie von einem Vitamin-D-Mangel (25-OH-D: < 20 ng/ml bzw. 50 nmol/l) betroffen sind. Bei zwei oder mehreren Kästchen empfehlen wir in jedem Fall Ihren 25-OH-D-Status beim Arzt kontrollieren zu lassen. Ein gesunder und idealer 25-OH-D-Status liegt zwischen 40–60 ng/ml (= 100–150 nmol/l).

5 Vitamin D und Arzneimittel

Uwe Gröber, Michael F. Holick

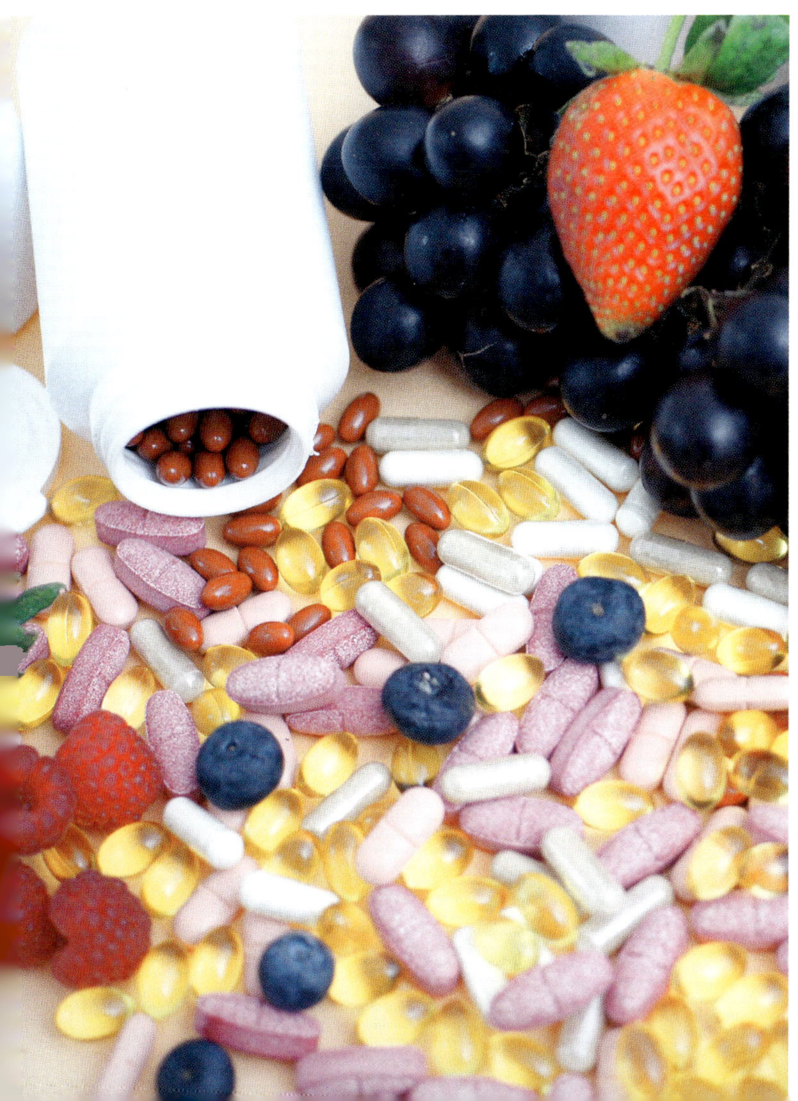

Vitamin D und Arzneimittel

Gehören auch Sie zu den vielen Menschen, die krankheitsbedingt regelmäßig Medikamente einnehmen müssen? Mit dem Alter steigt dabei nicht nur die Anzahl der Betroffenen, sondern auch die Anzahl der einzunehmenden Medikamente. Typ-2-Diabetiker nehmen z. B. neben dem Antidiabetikum Metformin gleichzeitig Medikamente ein gegen Bluthochdruck, gegen zu viel Magensäure, gegen erhöhte Blutfette und gegen erhöhte Harnsäurewerte. Bei vielen Patienten mit multiplen Beschwerden kommt so schnell ein halbes Dutzend verschiedener Medikamente zusammen. Unabhängig von den vielfältigen Wechselwirkungen der Medikamente untereinander, die mit der Zahl der eingenommenen Arzneimittel auch immer komplexer wird, können sich unerwünschte Arzneimittelwirkungen auch auf dem Rücken eines Vitamin-D-Mangels entwickeln.

Nun werden Sie zu Recht fragen, was das denn mit Vitamin D zu tun hat? Unter den am häufigsten ärztlich verordneten Medikamenten ist eine ganze Reihe, die den Stoffwechsel des Sonnenvitamins stört. Dabei kann sowohl die Synthese als auch der Abbau von Vitamin D medikationsbedingt verändert werden. Die regulierende Funktion des aktiven Vitamin-D-Hormons (1,25-$(OH)_2$-D), wird folglich beeinträchtigt, z. B. im Knochen- und Muskelstoffwechsel. Ein durch Medikamente ausgelöster Vitamin-D-Mangel kann sich durch Störungen der Knochenmineralisation bis hin zur medikationsbedingten Osteoporose äußern – und das sogar bei Kindern. Auch muskuläre Beschwerden, wie Muskelschwäche, Muskelschmerzen und Gangstörungen (Watschelgang) können sich hinter einem arzneimittelbedingten Vitamin-D-Mangel verstecken.

Wenn Sie mit einem Medikament aus der folgenden Arzneimittelgruppe behandelt werden, sind Sie besonders gefährdet, einen

Arzneimittel, die den Vitamin-D-Bedarf erhöhen können (Auswahl)

- Arzneimittel gegen Epilepsie (Antiepileptika, z. B. Carbamazepin, Phenytoin),
- Blutdrucksenker (z. B. Nifedipin, Spironolacton),
- Cortison-Präparate (Glucocorticoide, z. B. Prednison, Dexamethason),
- HIV-Medikamente (antiretrovirale Virustatika, z. B. Saquinavir, Ritonavir, Efavirenz, Zidovudin),
- medikamentöse Krebstherapie (Chemotherapie, z. B. Paclitaxel, Epirubicin),
- Anti-Hormone (z. B. Cyproteronacetat, Tamoxifen),
- pflanzliche Arzneimittel (z. B. Johanniskraut, Inhaltsstoff: Hyperforin).

medikationsbedingten Vitamin-D-Mangel und entsprechende Folgebeschwerden zu entwickeln.

Die gute Nachricht: ein medikationsbedingter Vitamin-D-Mangel ist ganz einfach mit der Messung des 25-OH-D-Spiegels festzustellen und auch einfach zu behandeln. In der Regel ist die wöchentliche Einnahme von 50 000 I. E. Vitamin D für einen Zeitraum von acht Wochen, gefolgt von 2 × 50 000 I. E. pro Monat ausreichend, um den Vitamin-D-Mangel durch Arzneimittel auszugleichen.

Sie können alternativ in Abhängigkeit vom Körpergewicht (KG) auch 40–60 I. E. Vitamin D pro kg KG täglich einnehmen, um langfristig die negativen Auswirkungen auf den Vitamin-D-Haushalt von Arzneimitteln, die Sie einnehmen müssen, auszugleichen. Der 25-OH-D-Spiegel sollte zwischen 30–60 ng/ml liegen, idealerweise zwischen 40–60 ng/ml (100–150 nmol/l).

Achtung

Lassen Sie sich bitte nicht abschrecken von den Namen der hier aufgeführten Arzneimittel. Fragen Sie einfach Ihren Arzt, ob Sie mit einem dieser Medikamente behandelt werden.
Da Ärzten die Wechselwirkungen der Medikamente mit Vitamin D oft nicht in der Ausbildung vermittelt wurden, nehmen Sie am besten dieses Buch bei Ihrem nächsten Arzttermin mit!

5.1 Medikamente als Vitamin-D-Räuber

Noch einmal zur Erinnerung: Vitamin D wird in der Leber mithilfe der 25-Hydroxylase (25-OHase) in die wichtigste Speicher- und Transportform 25-OH-D umgewandelt. 25-OH-D ist das Barometer zur medizinischen Beurteilung einer mangelhaften Versorgung mit Vitamin D (25-OH-D < 30 ng/ml).

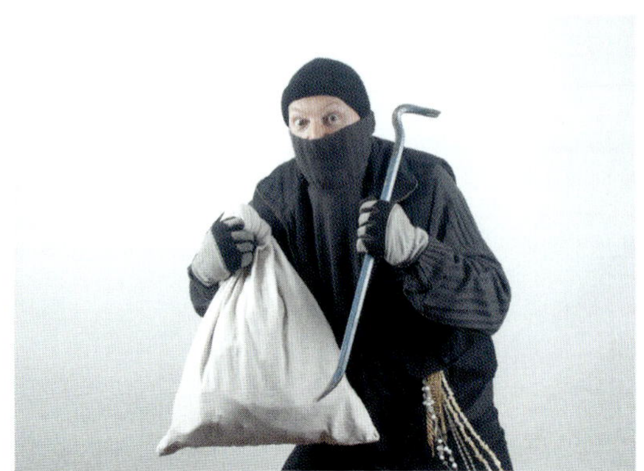

25-OH-D wird in den Nieren über das Enzym 1-alpha-Hydroxylase (1-OHase) in das stoffwechselaktive Vitamin-D-Hormon ($1{,}25\text{-}(OH)_2\text{-}D$) umgewandelt. Man bezeichnet dieses Enzym auch als renale 1-OHase – da es in der Niere vorkommt.

$1{,}25\text{-}(OH)_2\text{-}D$, ist die eigentliche Wirkform des Sonnenvitamins in unserem Körper und verantwortlich für die vielen positiven Gesundheitswirkungen auf die Zellen, Gewebe, Organe und das Immunsystem. Bemerkenswert ist, dass neben den Nieren die meisten anderen Zell- und Organsysteme eine lokale 1-OHase besitzen. Diese Zellen können in Abhängigkeit von der 25-OH-D-Verfügbarkeit und dem Bedarf das biologisch aktive Vitamin-D-Hormon mithilfe ihrer lokalen 1-OHase selber bilden (siehe Abb. 1.3).

Arzneimittel, wie das Antiepileptikum Phenytoin oder das Corticoid Dexamethason, können den Pregnan-X-Rezeptor stimulieren und hierüber die 24-Hydroxylase (24-OHase) aktivieren (siehe Abb. 5.1). Die 24-OHase baut 25-OH-D und $1{,}25\text{-}(OH)_2\text{-}D$ in nicht mehr stoffwechselaktive Vitamin-D-Metaboliten ab. Vitamin D wird dadurch inaktiviert und verliert seine Stoffwechselfunktion.

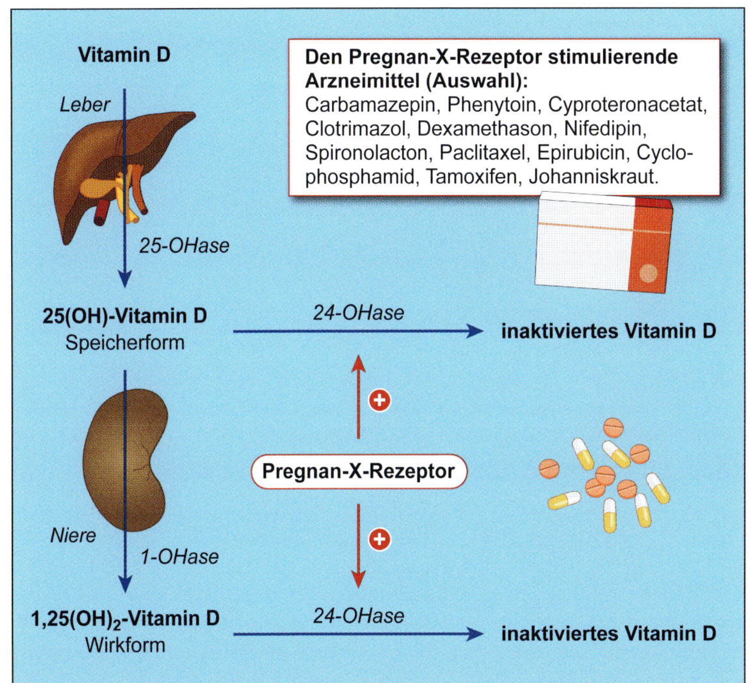

Abb. 5.1 Vitamin-D-abbauende Medikamente

Das bedeutet: Arzneimittel, die den Pregnan-X-Rezeptor stimulieren, können potenziell alle negativen Folgen auslösen, die mit einem Vitamin-D-Mangel einhergehen. Ein arzneimittelbedingter Vitamin-D-Mangel äußert sich vor allem auf der Ebene des Knochen- und Muskelstoffwechsels.

5.1.1 Antiepileptika

Bei Kindern, die mit Arzneimitteln gegen epileptische Anfälle, wie z. B. Phenytoin oder Carbamazepin behandelt werden, können schwere Störungen im Knochenwachstum auftreten. Diese gravierende Nebenwirkung wurde bereits vor 50 Jahren wissenschaftlich dokumentiert. Im schwersten Fall kann sich dabei eine »Osteopathia antiepileptica« entwickeln, das bedeutet eine medikationsbedingte Osteoporose beim heranwachsenden Kind (siehe Fallbeispiel). Unter einer Therapie mit Antiepileptika ist in Abhängigkeit von Körpergröße und Körpergewicht eine tägliche Einnahme von 2 000 bis 6 000 I. E. Vitamin D notwendig, um normale Blutspiegel an 25-OH-D > 30 ng/ml zu erreichen und einem medikationsbedingten Vitamin-D-Mangel vorzubeugen.

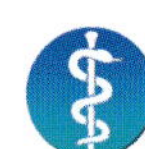

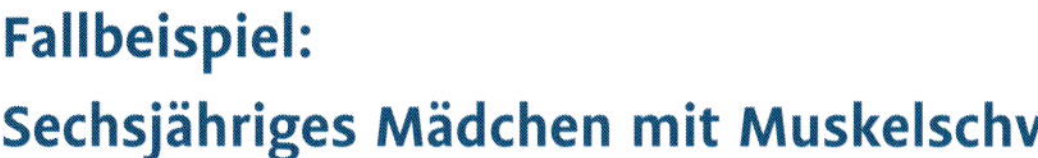

Fallbeispiel: Sechsjähriges Mädchen mit Muskelschwäche

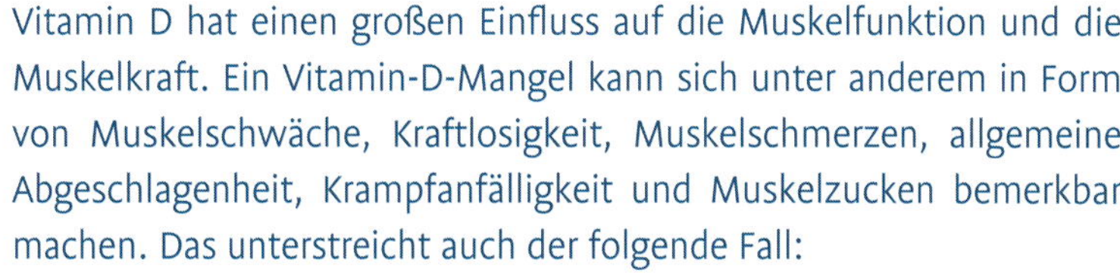

Vitamin D hat einen großen Einfluss auf die Muskelfunktion und die Muskelkraft. Ein Vitamin-D-Mangel kann sich unter anderem in Form von Muskelschwäche, Kraftlosigkeit, Muskelschmerzen, allgemeine Abgeschlagenheit, Krampfanfälligkeit und Muskelzucken bemerkbar machen. Das unterstreicht auch der folgende Fall:

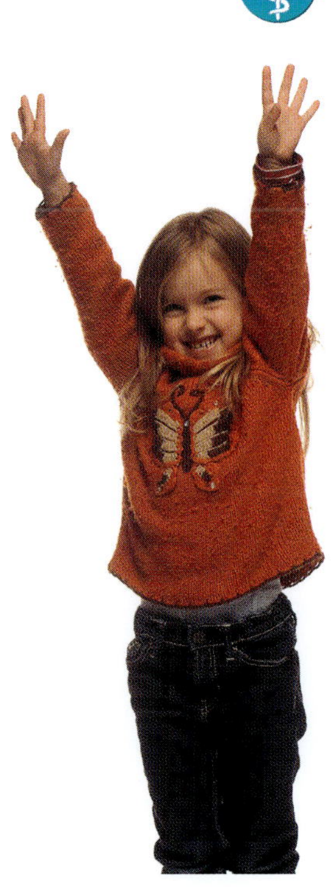

Eine Mutter sucht mit ihrer sechsjährigen Tochter den Arzt auf, da die Kleine seit einiger Zeit Schwierigkeiten beim Gehen und Treppensteigen hat. Das Mädchen hat einen unsicheren, watschelnden und schlurfenden Gang. Offensichtlich leidet sie an einer Muskelschwäche in den Oberschenkeln und unteren Extremitäten. Das Mädchen ist aufgrund einer Epilepsie in den vergangenen zwei Jahren mit dem Antiepileptikum Phenytoin (Tagesdosierung: 5 mg pro kg Körpergewicht) behandelt worden.

Bei der körperlichen Untersuchung des Mädchens stellt der Arzt einen normalen Muskeltonus und beidseits eine normale Muskelmasse fest. Auch äußerlich findet er keine Anzeichen eines Vitamin-D-Mangels. Bei der Knochendichtemessung (X-ray) finden sich keine Anzeichen einer Rachitis oder Osteoporose. Die neurologische Untersuchung deutet auf eine Rumpfmuskelschwäche hin. Im Rahmen der Muskelfunktionsprüfung stellt der Arzt schließlich eine deutlich verminderte Muskelkraft in der Oberschenkel- und der Hüftmuskulatur fest.

Dem Arzt ist bekannt, dass das Antiepileptikum Phenytoin zu einem schweren Vitamin-D-Mangel führen kann. Phenytoin steigert den enzymatischen Abbau von 25-OH-D und kann hierüber Funktionsstörungen der Muskulatur und des Knochens verursachen. Seit über 50 Jahren ist in der Schulmedizin bereits bekannt, dass Medikamente gegen Epilepsie bei Kindern und Erwachsenen Störungen im Vitamin-D-Haushalt bis hin zur Rachitis oder Osteomalazie auslösen können.

Der Arzt lässt aus diesem Grund noch den Vitamin-D-Status des Mädchens in einem Labor kontrollieren. Die Messung ergibt einen ausgeprägten Vitamin-D-Mangel (25-OH-D: 5 ng/ml) mit deutlich erhöhten Parathormonspiegel (sekundärer Hyperparathyreoidismus, siehe Tab. 5.1). Erhöhte Parathormonspiegel begünstigen einen Mangel an Phosphat in der Muskulatur und haben zudem im Tierexperiment eine muskelkatabole Wirkung.

Tab. 5.1 Laborwerte des sechsjährigen Mädchens

Laborparameter	1. Messung	2. Messung (nach 4 Wo.)	Normalbereich
25-OH-D (ng/ml)	5	39,11	30–60
Parathormon (ng/l)	488	25,5	12–65
Calcium (mg/dl)	8,1	9	8,8–10,8
Alkalische Phosphatase (U/l)	1622	809	223–635

INFO

Vitamin-D-Mangel mit niedrigen Calciumblutspiegeln (Hypocalcämie) kann eine Übererregbarkeit der Muskulatur mit erhöhter Krampfanfälligkeit verursachen. Sollten Sie mit Medikamenten gegen Epilepsie behandelt werden, lassen Sie in jedem Fall Ihren Vitamin-D-Status kontrollieren, um Störungen der Muskulatur und des Knochenstoffwechsels zu vermeiden. Generell sollten Sie bei allen unspezifischen Symptomen wie Muskelschwäche oder Muskelschmerzen, aber auch bei Erkrankungen wie Fibromyalgie oder chronischem Erschöpfungs- bzw. Müdigkeitssyndrom auf eine ausreichende Vitamin-D-Versorgung achten!

Nach der ersten Messung wird das Mädchen aufgrund des ausgeprägten Vitamin-D-Mangels mit 60 000 I. E. Vitamin D täglich für einen Zeitraum von insgesamt zehn Tagen behandelt (Gesamtdosis: 600 000 I. E. Vitamin D_3 für zehn Tage). Das Antiepileptikum Phenytoin wurde langsam vom Arzt ausgeschlichen und schließlich abgesetzt.

Nach einer Woche war das Mädchen wieder in der Lage normal zu gehen und Treppen zu steigen. Nach drei Wochen ging die Muskelschwäche erheblich zurück und es verbesserte sich auch ihr Gangbild. Eine Kontrolle des Vitamin-D-Status und anderer Laborparameter (zweite Messung) erfolgte nach vier Wochen. Bemerkenswert ist, dass das Mädchen auch ein Jahr später nach Absetzen des Phenytoins in guter Verfassung ist.

5.1.2 Glucocorticoide

Cortisonhaltige Arzneimittel, die sogenannten Glucocorticoide, werden aufgrund ihrer entzündungshemmenden Eigenschaften bei vielen Erkrankungen, die entzündlich geprägt sind, eingesetzt. Das Anwendungsspektrum der Glucocorticoide reicht von entzündlichen Darmerkrankungen, Gelenkserkrankungen, Hauterkrankungen bis hin zu Atemwegserkrankungen (z. B. Asthma) und Allergien. Glucocorticoide wie Prednison und Dexamethason können ebenfalls den Pregnan-X-Rezeptor stimulieren und in der Folge Vitamin D über die 24-OHase in nicht mehr stoffwechselaktive Metaboliten abbauen. Die regelmäßige Einnahme von Vitamin D (z. B. 4 000 I. E. pro Tag) wirkt den cortisonbedingten Nebenwirkungen auf den Vitamin-D- und Knochenstoffwechsel entgegen.

Bei Atemwegserkrankungen, wie Asthma bronchiale ist eine mangelhafte Vitamin-D-Versorgung (25-OH-D < 30 ng/ml) besonders häufig. Auch hier wirkt die Einnahme von Vitamin D den cortisonbedingten Störungen des Knochenstoffwechsels entgegen. Zusätzlich kann Vitamin D die Häufigkeit von Atemwegsinfekten bei den betroffenen Patienten verringern und die antientzündliche Wirksamkeit der Medikamente unterstützen.

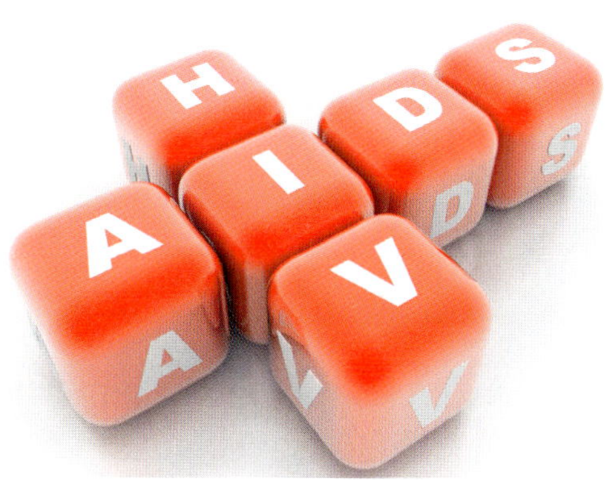

5.1.3 AIDS- und HIV-Medikamente

Die in der Therapie von HIV und AIDS eingesetzten Medikamente wirken der Vermehrung des Virus im Körper entgegen. Dabei setzen sie an verschiedenen Stellen an. Einige dieser Medikamente lassen gar nicht erst zu, dass das Virus in die Zelle eindringt. Andere verhindern, dass HIV sein Erbgut in die Zelle einbaut und das Kommando in der Zelle übernimmt. Und wieder andere verhindern, dass HIV-infizierte Körperzellen neue Viren herstellen können. Bei einer HIV-Therapie werden immer mehrere verschiedene Arzneimittel eingesetzt. Sie unterbinden die Vermehrung von HIV im Körper sozusagen mit vereinten Kräften. Deswegen spricht man bei HIV-Therapien auch von Kombinationstherapien.

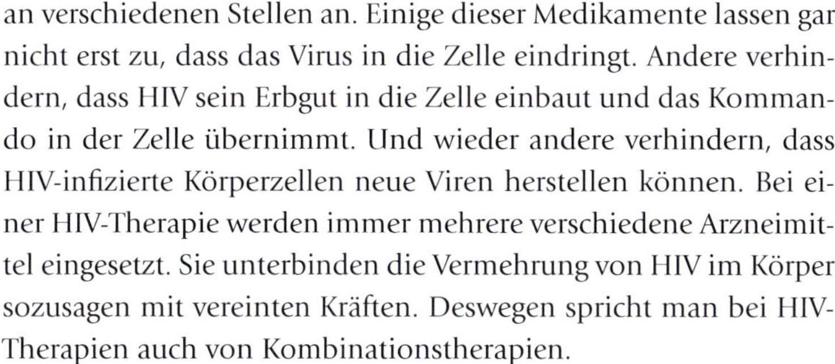

Die Kombinationstherapie ist mit einem besonders hohen Risiko für Nebenwirkungen verbunden. Störungen der Knochenmineralisation treten dabei häufig auf. In der medikamentösen Anti-HIV-Therapie werden Arzneimittel wie Ritonavir, Saquinavir und Efavirenz eingesetzt, die den Pregnan-X-Rezeptor stimulieren können und dadurch in der Folge den Abbau von Vitamin D über die 24-OHase steigern. Die Infektion mit dem HIV-Virus steigert zusätzlich den Vitamin-D-Bedarf.

Bei HIV-Infizierten ist eine mangelhafte Vitamin-D-Versorgung (25-OH-D < 30 ng/ml) besonders häufig. Da ein Vitamin-D-Man-

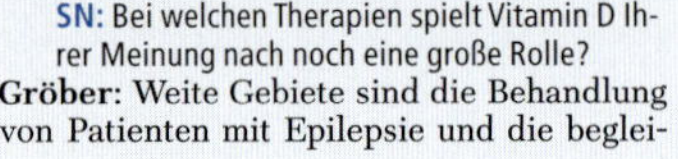

DONNERSTAG, 12. JÄNNER 2012 Salzburger Nachrichten WISSEN / GESUNDHEIT 19

Interview

Vitamin D gegen Nebenwirkungen von Arzneimitteln

Uwe Gröber, Leiter der Akademie für Mikronährstoffmedizin in Essen, befasst sich mit Störungen des Vitamin-D_3-Haushalts durch Arzneimittel. Entgegen der Gesellschaft für Ernährung setzt Gröber den idealen Vitamin-D-Status (25-OH-D im Serum) nicht bei 50, sondern bei 75 bis 160 Nanomol pro Liter an.

SN: Herr Gröber, hat der gesunde Mensch hierzulande im Winter einen Vitamin-D-Mangel?

Gröber: Ja, das gilt für die Wintermonate definitiv, in Granit gemeißelt.

SN: Welche Folgen kann ein Mangel haben?

Gröber: Ein unzureichender Vitamin-D-Status dürfte ein wichtiger Faktor bei der Entstehung chronischer Erkrankungen sein wie Multiple Sklerose, Typ-1-Diabetes, entzündliche Darmerkrankung, Infektionen, Bluthochdruck, Herzinsuffizienz, Krebs.

Beispiel Bluthochdruck: Epidemiologische und klinische Studien zeigen einen Zusammenhang zwischen zu wenig Sonne, Vitamin-D-Mangel und Hypertonie. Personen mit Vitamin-D-Mangel haben ein 3,2-fach erhöhtes Risiko für Bluthochdruck. Umgekehrt wird bei Älteren das Risiko für Atemwegsinfekte durch Vitamin D signifikant geringer.

SN: Würde die Zufuhr von Vitamin D demnach helfen, einen hohen Bluthochdruck zu senken?

Gröber: Bei vielen Stoffwechselprozessen – etwa Insulinstoffwechsel – ergänzen sich Vitamin D und Magnesium. Dass Magnesium den Blutdruck senkt, ist vielfach belegt. Das heißt nicht, dass ein Bluthochdruck mit Schweregrad II oder III allein durch Vitamin D und Magnesium normalisiert werden kann. Aber eine kontrollierte Gabe von Vitamin D und Magnesium kann helfen, die Dosierung der Medikamente wie Diuretika oder ACE-Hemmer zu senken. Das würde die Nebenwirkungen der medikamentösen Hochdrucktherapie – etwa Störungen der Glucosetoleranz – verringern. Übrigens zeigen Studien bei Typ-2-Diabetikern, dass die Gabe von Vitamin D_3 die Glucosetoleranz verbessert und die Insulinresistenz verringert. Auch Cholesterinsenker wie Statine wirken besser, wenn der Vitamin-D-Status normal ist. Vitamin D kann zudem die Nebenwirkungen auf die Muskulatur deutlich verringern.

„Bessere Wirkung bei normalem Vitamin-D-Status."

Uwe Gröber, Nährstoffexperte

Bild: SN/PRIVAT

SN: Bei welchen Therapien spielt Vitamin D Ihrer Meinung nach noch eine große Rolle?

Gröber: Weite Gebiete sind die Behandlung von Patienten mit Epilepsie und die begleitende Unterstützung von Krebstherapien, um deren Nebenwirkungen zu verringern.

Bis zu 50 Prozent der Patienten, die langfristig mit Antiepileptika behandelt werden, bekommen Osteoporose. Das Risiko für Knochenfrakturen ist bei diesen Patienten zwei bis sechs Mal höher als in der Normalbevölkerung. Dabei spielen Wechselwirkungen mit dem Vitamin-D_3-Haushalt eine zentrale Rolle. Bei einer Therapie mit Antiepileptika sollte der Vitamin-D_3-Status ein bis zwei Mal jährlich kontrolliert werden. Wenn nötig sollte man den Vitamin-D_3-Status durch eine gezielte Supplementierung – zum Beispiel 4000 IE (Internationale Einheiten) pro Tag – ausgleichen.

Was Krebspatienten betrifft, haben bis zu 80 Prozent eine Unterversorgung mit Vitamin D. Viele Krebspatienten bekommen aber Medikamente, die auf die Knochen wirken. Wenn der Vitamin-D-Status normal ist, sind die Nebenwirkungen geringer. **JOB**

Siehe dazu auch: Uwe Gröber: „Vitamin D – die Heilkraft des Sonnenvitamins".

Abb. 5.2 *Interview aus den Salzburger Nachrichten*

gel den Krankheitsverlauf nachteilig beeinflusst, sollte bei HIV-Patienten immer der 25-OH-D-Status kontrolliert und begleitend Vitamin D supplementiert werden. In der Regel ist die wöchentliche Einnahme von 50 000 I. E. Vitamin D für einen Zeitraum von acht Wochen, gefolgt von 2 × 50 000 I. E. pro Monat ausreichend, um den Vitamin-D-Mangel durch HIV-Medikamente auszugleichen. Alternativ empfehlen wir die tägliche Einnahme von 3 000–6 000 I. E. Vitamin D.

5.1.4 Krebsmedikamente

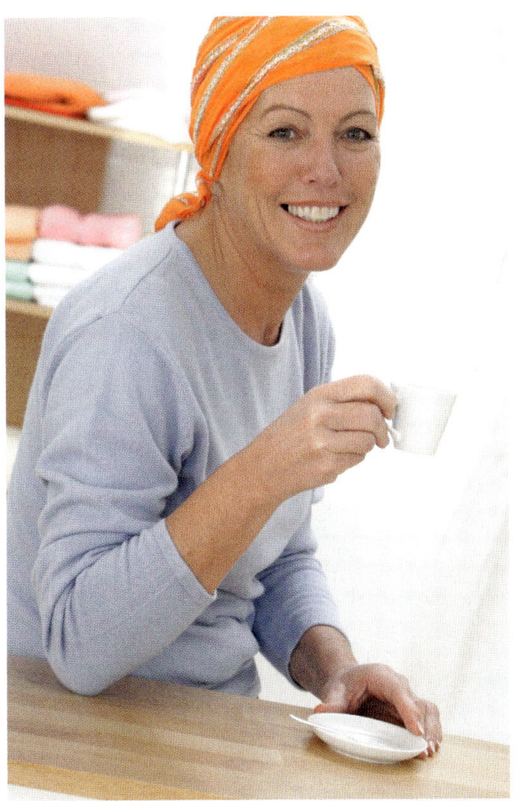

Eine mangelhafte Versorgung mit Vitamin D (25-OH-D < 30 ng/ml) findet sich besonders häufig bei Krebspatienten. Ein Vitamin-D-Mangel kann den Verlauf einer Krebserkrankung (z. B. Brustkrebs) nachteilig beeinflussen und führt bei den Betroffenen zu einer Beeinträchtigung der Lebensqualität.

Chemotherapie
Ein Reihe der in der medikamentösen Krebstherapie eingesetzten Arzneimittel (z. B. Anthrazykline: Epirubicin, Doxorubicin, Taxane: Docetaxel) kann zusätzlich den Vitamin-D-Abbau fördern und damit sogar das Risiko für eine Knochenschädigung erhöhen. In den Therapiebüchern sind die entsprechen Medikamente aufgelistet in Form von Abkürzungen.

Beispiel: Brustkrebs: 3 × FEC, 3 × Doc. Das bedeutet: Die Patientin mit Brustkrebs erhält drei Therapiezyklen mit einer Kombination aus 5-(F)lurouracil, (E)pirubicin und (C)yclophosphamid. Epirubicin und Cyclophosphamid können den Pregnan-X-Rezeptor stimulieren und dadurch in der Folge den Abbau von Vitamin D über die 24-OHase steigern. Nach den drei Zyklen mit FEC erhält die Patientin drei weitere Zyklen mit Docetaxel (Doc). Auch die Therapie mit Docetaxel kann zu einer weiteren Verschlechterung des Vitamin-D-Status beitragen.

Bei Krebspatienten sollte grundsätzlich der Vitamin-D-Status kontrolliert und entsprechend kompensiert werden. In der Regel ist die wöchentliche Einnahme von 50000 I.E. Vitamin D für einen Zeitraum von 8–16 Wochen, gefolgt von 2 × 50000 I.E. pro Monat ausreichend, um den Vitamin-D-Mangel durch Krebsmedikamente auszugleichen. Alternativ empfehlen wir die tägliche Einnahme von 3000–6000 I.E. Vitamin D.

Vitamin D verbessert die krebszerstörende Wirkung von Rituximab

Rituximab ist ein monoklonaler Antikörper gegen das Oberflächenantigen CD20. Dieses Oberflächenantigen wird hauptsächlich von B-Lymphozyten exprimiert. Rituximab wird in der Krebstherapie zusätzlich zum CHOP-Schema zur Behandlung von Non-Hodgkin-Lymphomen (z.B. diffus-großzelliges B-Zell-Lymphom) eingesetzt. Dabei bindet Rituximab an CD20 und mobilisiert so die körpereigene Immunantwort. Zusätzlich besitzt der Antikörper eine abtötende Wirkung auf die CD20-positive Zelle. Ein Vitamin-D-Mangel kann die Antikörpertherapie bei Lymphompatienten unwirksam machen und die Überlebensrate senken, wie aktuelle Studien an älteren Patienten mit diffus-großzelligem B-Zell-Lymphom (DLBCL) zeigen. Ältere Krebspatienten mit diffus-großzelligem B-Zell-Lymphom, die eine Therapie mit dem monoklonalen Antikörper Rituximab erhalten und einen Vitamin-D-Mangel haben, weisen ein schlechteres ereignisfreies 3-Jahres-Überleben und Gesamtüberleben als Patienten mit normalem Vitamin-D-Spiegel auf. Eine Supplementierung von Vitamin D normalisierte bei Kontrollpersonen die verminderte rituximabvermittelte zelluläre Zytotoxizität.

Aromatasehemmer und Tamoxifen

Aromatasehemmer und Tamoxifen sind Medikamente, die zur Therapie von hormon-empfindlichem Brustkrebs bei Frauen nach den Wechseljahren eingesetzt werden. Diese Arzneimittel gehören zu den sogenannten Antihormonen, da sie die Wirkung des weiblichen Sexualhormons Estrogen hemmen. Zu den Aromatasehemmer zählen die Arzneistoffe Anastrozol, Letrozol und Exemestan. Diese werden im frühen und im fortgeschrittenen Stadium einer Brustkrebserkrankung eingesetzt.

Bei bis zu 50 % der behandelten Patientinnen treten unter einer Therapie mit Aromatasehemmern Knochen- und Gelenkschmerzen, sogenannte Arthralgien auf. Darüber hinaus kann es zu einer Abnahme der Knochendichte und zu einem erhöhten Risiko für Knochenfrakturen kommen. Studien belegen, dass die Supplementierung von Vitamin D (z. B. 5 000 I. E. Vitamin D pro Tag), mit dem Ziel einen 25-OH-D-Spiegel ≥ 40 ng/ml zu erreichen das Auftreten von Gelenkschmerzen deutlich reduzieren kann. Auch die therapeutische Wirkung von Tamoxifen wird durch Vitamin D unterstützt.

5.1.5 Johanniskraut

Dieses populäre pflanzliche Antidepressivum (siehe Abb. 5.3) enthält den stimmungsaufhellenden Wirkstoff Hyperforin. Auch Hyperforin kann den Pregnan-X-Rezeptor stimulieren und in der Folge Vitamin D über die 24-OHase in nicht mehr stoffwechselaktive Metaboliten abbauen. Auch pflanzliche Heilmittel können Nebenwirkung haben. Wenn Sie regelmäßig Johanniskraut-Präparate einnehmen, empfehlen wir Ihnen mindestens 2 000 I. E. Vitamin D täglich zu supplementieren und am besten Ihren 25-OH-D-Spiegel kontrollieren zu lassen. Übrigens: Vitamin D sorgt auch für ein sonniges Gemüt.

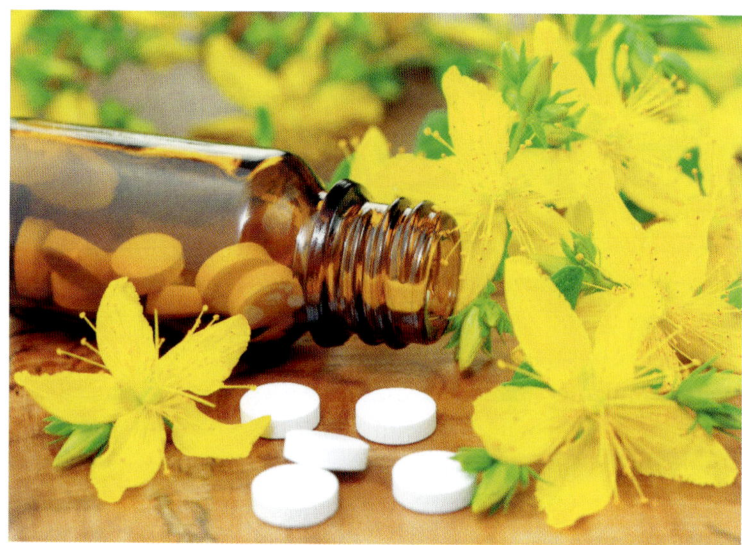

Abb. 5.3 *Johanniskraut*

5.2 Bessere Wirkung, weniger Nebenwirkungen mit Vitamin D

Vitamin D kann nicht nur die Nebenwirkungen einiger Arzneimittel auf die Knochen und Muskulatur verringern, sondern auch das therapeutische Wirkprofil verschiedener Medikamente verbessern.

5.2.1 Cholesterinsenker vom Statin-Typ

Cholesterinsenker vom Statin-Typ (Statine) werden seit Jahren erfolgreich zur Senkung erhöhter Cholesterinspiegel eingesetzt, um einer Gefäßverkalkung vorzubeugen, die langfristig zu Herzinfarkt oder Schlaganfall führen kann. Eine gute Versorgung mit Vitamin D senkt nicht nur die allgemeine, sondern auch die kardiovaskuläre Mortalität. Bemerkenswert ist, dass Vitamin D auch einen günstigen Einfluss auf die Blutfette hat. Erhöhte Triglyceridspiegel werden durch Vitamin D gesenkt und zu niedrige HDL-Cholesterinspiegel angehoben.

In einer aktuellen Studie an Patienten, die mit dem Cholesterinsenker Atorvastatin behandelt wurden, konnte gezeigt werden, dass die cholesterinsenkende Wirkung dieses Medikaments bei einem normalen 25-OH-D-Status viel effektiver ist als bei einem Vitamin-D-Mangel. Die therapeutische Wirkung der Statine wird durch Vitamin D unterstützt.

Eine unzureichende Versorgung mit Vitamin D (25-OH-D < 30 ng/ml) scheint nach aktuellen Studien auch Muskelschmerzen und andere muskuläre Störungen, die häufig unter einer Therapie mit Cholesterinsenkern von Statin-Typ auftreten, zu begünstigen. Die Supplementierung von 50 000 I. E. Vitamin D pro Woche, über einen Zeitraum von zwölf Wochen, führte in einer aktuellen Studie an Patienten, die unter statinbedingten Muskelschmerzen litten, nicht nur zu einer Verbesserung des 25-OH-D-Status von 20,4 auf 48,2 ng/ml, sondern zusätzlich bei 92 % der Patienten zu einem vollständigen Abklinken der muskulären Symptome.

In einer weiteren aktuellen Interventionsstudie an 150 Patienten mit Hypercholesterinämie (Alter: ± 60 Jahre) und mit einem unzureichenden 25-OH-D-Status (< 32 ng/ml), die aufgrund von statinbedingten Muskelschmerzen nicht mit einem Statin behandelt werden konnten, wurde zunächst der 25-OH-D-Status durch die Supplementierung von 2 × 50 000 I. E. Vitamin D pro Woche für drei Wochen und danach 1 × 50 000 I. E. Vitamin D pro Woche ausgeglichen. Nach 3 Wochen wurden die Statine erneut zur Therapie der Hypercholesterinämie eingesetzt. Unter der begleitenden Supplementierung von Vitamin D waren nach 8,1 Monaten 131 von 150 Patienten (= 87 %) frei von Muskelschmerzen und die Statine wurden gut vertragen. Der 25-OH-D-Spiegel stieg von durchschnittlich 21 auf 40 ng/ml und normalisierte sich bei 117 (78 %) von anfangs 150 Patienten mit Vitamin-D-Mangel und Statinunverträglichkeit. Das LDL-Cholesterin wurde im Durchschnitt von 146 mg/dl auf 95 mg/dl deutlich gesenkt.

5.2.2 Knochenwirksame Arzneimittel: Bisphosphonate

Bisphosphonate gehören zu einer Arzneimittelgruppe, die vor allem in der Therapie von Knochen- und Calciumstoffwechselerkrankungen eingesetzt werden. In der Osteoporosetherapie zählen Bisphosphonate derzeit zu den am häufigsten verordneten Arzneimitteln. Darüber hinaus werden Bisphosphonate auch in der Therapie von Krebserkrankungen (z. B. Knochenmetastasen) eingesetzt. In Deutschland sind folgende Bisphosphonate zugelassen: Etidronat, Clodronat, Alendronat, Ibandronat, Risedronat und Zoledronat. Bisphosphonate haben eine hohe Affinität zur Knochenoberfläche und reichern sich in der Zwischenzellsubstanz des Knochens an. Hier hemmen sie den Knochenabbau durch die knochenabbauenden Zellen, die sogenannten Osteoklasten. Bisphosphonate wirken damit effektiv dem fortschreitenden Knochenabbau bei Osteoporose entgegen.

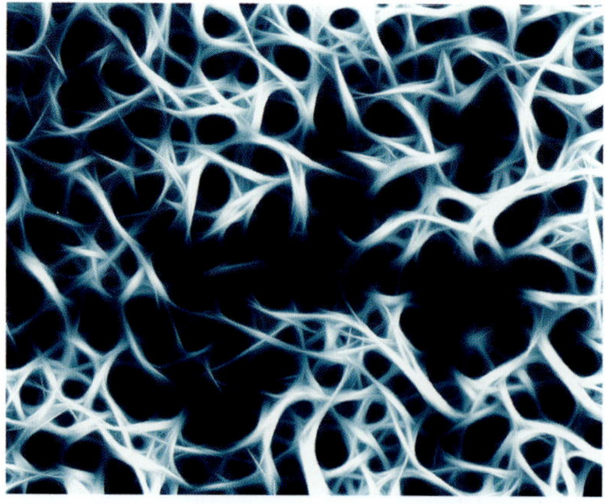

Vitamin D kann die Wirksamkeit der Bisphosphonate auf die Knochen verbessern und gleichzeitig Nebenwirkungen verringern. Das

Parathormon und Knochenabbau
Parathormon (PTH) ist ein Hormon aus den Nebenschilddrüsen. Seine Hauptfunktion ist die Erhöhung der Calciumspiegel im Blut. Dazu steigert es die Aktivität der Osteoklasten, welche Calcium aus dem Knochen lösen. Erhöhte Parathormonspiegel begünstigen somit knochenabbauende Prozesse und die Entwicklung einer Osteoporose. Vitamin D hält die Parathormon-Bildung in Schach und wirkt dadurch den parathormonbedingten Störungen des Knochen- und Muskelstoffwechsels entgegen. (siehe Abb. 3.2).

Sonnenvitamin steigert die Calciumaufnahme aus dem Darm und fördert den Einbau des Knochenminerals in die Knochen. Ein Vitamin-D-Mangel beeinträchtigt daher die Knochenwirkung der Bisphosphonate und kann zusätzlich zu einem Anstieg des Parathormon-Spiegels im Blut führen. In einer aktuellen Studie an 210 postmenopausalen Frauen, die mit einem Bisphosphonat behandelt wurden, war die Ansprechrate und die Knochenwirksamkeit der medikamentösen Therapie bei einem 25-OH-D-Spiegel ≥ 33 ng/ml (= 82,5 nmol/l) am besten. Ein Abfall der 25-OH-D-Spiegel um 1 ng/ml war mit einer um 5 % geringeren Ansprechrate auf die Bisphosphonat-Therapie verbunden.

Nach aktuellen Studien wird ein Anstieg des Parathormon-Spiegels erst ab einem 25-OH-D-Spiegel ≥ 40 ng/ml (25-OH-D: 40–60 ng/ml) effizient verhindert. Vitamin D hält das Parathormon in Schach und beugt erhöhten Parathormon-Spiegeln vor. Einige Studien belegen, dass erhöhte Parathormon-Spiegel die knochenschützende Wirkung der Bisphosphonate verringern und zusätzlich das Nebenwirkungsrisiko der Bisphosphonate erhöhen (z. B. Nekrosen des Kieferknochens). Bei Krebspatienten haben erhöhte

INFO

Wenn Sie mit einem Bisphosphonat behandelt werden, sollten Sie in jedem Fall darauf achten, dass Ihr 25-OH-D-Spiegel zwischen 40 bis 60 ng/ml liegt. Bevor Sie mit einem derartigen Medikament therapiert werden, sollte der Arzt deshalb Ihren Vitamin-D-Status kontrollieren und entsprechend durch Vitamin-D-Präparate ausgleichen.

Parathormon-Spiegel zusätzlich einen negativen Einfluss auf den Krankheitsverlauf.

Die Kiefernekrose ist eine gesicherte Nebenwirkung der Bisphosphonate (z. B. Pamidronat, Zoledronat), die in der Krebstherapie eingesetzt werden. Eine Therapie mit Bisphosphonaten ist bei einem Vitamin-D-Mangel kontraindiziert, d. h. vor dem Einsatz von Bisphosphonaten muss der Arzt den 25-OH-D-Haushalt in jedem Fall auf einen normalen Status von 40–60 ng/ml durch Supplementierung einstellen. Das belegen die neusten Arbeiten aus der wichtigsten medizinischen Fachzeitschrift der Krebstherapie, dem Oncologist. Die Osteomalazie, der Vitamin-D-Mangel beim Erwachsenen, ist ein wichtiger Risikofaktor für die Entwicklung einer Nekrose des Kieferknochens. Der erste Schritt bei der Entwicklung der Kiefernekrose ist meistens die fehlende Heilung des Mundepithels, welche mit einer gestörten Funktion der Keratinozyten im Mund einhergeht. Letztere brauchen zu ihrer Reifung und Differenzierung Vitamin D, welches gleichzeitig ihre überschießende Proliferation hemmt. Vitamin D stimuliert zudem in den Keratinozyten die Produktion antimikrobieller Substanzen wie Cathelicidin und unterstützt damit eine gesunde Mundflora.

5.2.3 Arzneimittel gegen Bluthochdruck

Eine unzureichende Versorgung mit Vitamin D ist ein unabhängiger Risikofaktor für Bluthochdruck. Dies wird zusätzlich durch die Tatsache unterstrichen, dass die Blutdruckwerte im Sommer durchschnittlich niedriger sind als im Winter. Personen mit einem Vitamin-D-Mangel haben Studien zufolge ein 3,2-fach erhöhtes Risiko, Bluthochdruck zu entwickeln, gegenüber Personen mit gutem Vitamin-D-Status. In einigen Studien wurde der diastolische und systolische Blutdruck durch die Supplementierung von

Vitamin D gesenkt. Parathormon ist ein eigenständiger Risikofaktor für kardiovaskuläre Erkrankungen wie Bluthochdruck oder Herzinsuffizienz. Dieses Hormon aus den Nebenschilddrüsen kann auf verschiedenen Ebenen direkt oder indirekt das Herz-Kreislauf-System schädigen. Erhöhte Parathormon-Spiegel können die intrazelluläre Calciumaktivität steigern und damit die Entwicklung eines Bluthochdrucks begünstigen. Vitamin-D-Mangel fördert die Parathormon-Bildung.

Vitamin D und Magnesium ergänzen sich bei vielen Stoffwechselprozessen (z. B. Insulinstoffwechsel) sowie in ihrer Wirkung auf die Gefäßfunktion und die Gefäßreaktivität. Auch wenn durch alleinige Gaben von Vitamin D und Magnesium eine Blutdrucknormalisierung bei Bluthochdruck Schweregrad II oder III nach WHO Kriterien nicht zu erwarten ist, so könnte doch durch die labordiagnostisch kontrollierte Supplementierung von Vitamin D und Magnesium eine Verminderung der Dosierung anderer blutdrucksenkender Medikamente (z. B. Diuretika, ACE-Hemmer, Calciumantagonisten) angestrebt werden. Hierdurch ließen sich sicherlich zahlreiche, durch die Hochdrucktherapie bedingte Nebenwirkungen (z. B. Störungen der Glucosetoleranz) vermindern.

5.2.4 Tuberkulosemittel

Bis in das 20. Jahrhundert hinein hat man häufig Lebertran in der Therapie der Tuberkulose eingesetzt. 1849 beschrieb der britische Arzt Williams im London Journal of Medicine die erfolgreiche Verwendung von Lebertran in der Therapie der Tuberkulose. Er berichtete, dass von seinen 234 Patienten mit Tuberkulose 206 eine merkliche und eindeutige Verbesserung nach der Einnahme von Lebertran hatten.

Tipp

Bis heute sind eine Reihe von Arzneimitteln beschrieben worden, die den Pregnan-X-Rezeptor stimulieren und hierüber den Vitamin-D-Abbau fördern können. Allerdings sind noch nicht alle dieser Medikamente entdeckt worden. Deshalb empfehlen wir Ihnen, wenn Sie regelmäßig Arzneimittel einnehmen müssen, bei Ihrem Hausarzt den 25-OH-D-Status kontrollieren zu lassen, um langfristig Störungen im Vitamin-D-Haushalt zu vermeiden. Die gezielte Einnahme von Vitamin D kann nicht nur medikationsbedingte Nebenwirkungen auf die Knochen und Muskulatur verringern, sondern auch bei vielen Medikamenten das therapeutische Wirkprofil und damit die Arzneimitteltherapie verbessern.

Zur Therapie der Tuberkulose stehen verschiedene speziell gegen die Erreger wirksame Antibiotika zur Verfügung, die unter dem Begriff Antituberkulotika zusammengefasst werden. Eine aktuelle Studie aus England wirft nun ein neues Licht auf die Rolle des Sonnenvitamins in der Therapie der Tuberkulose: Demnach ist die Wirkung von Antibiotika auf den Tuberkulose-Erreger wesentlich stärker ausgeprägt, wenn die Patienten gleichzeitig Vitamin D einnehmen.

In dieser Studie erhielten 146 Patienten mit offener Lungentuberkulose zusätzlich zur Standardtherapie mit verschiedenen Tuber-

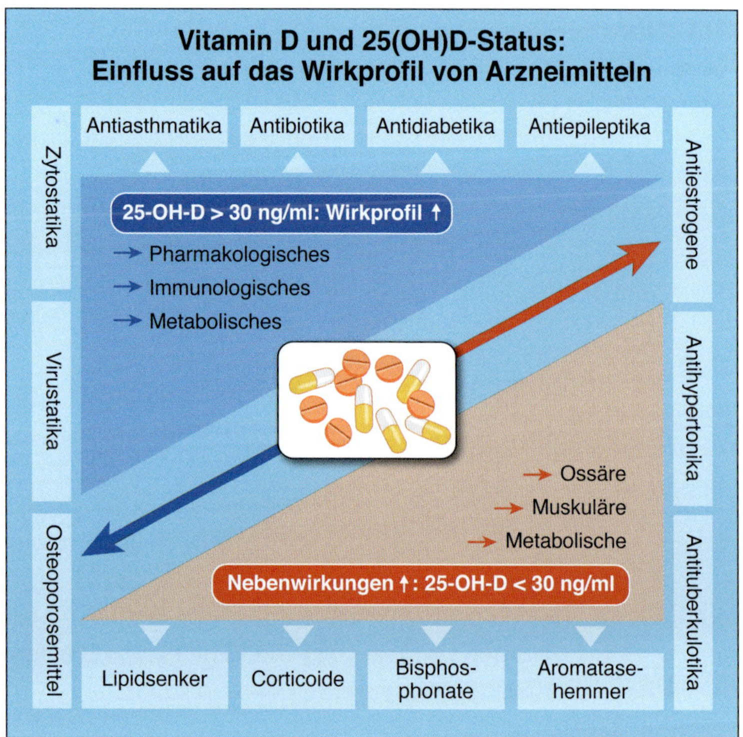

Abb. 5.4 Einfluss von Vitamin D auf das Wirkprofil von Arzneimitteln

kulosemitteln (Isoniazid, Rifampicin, Pyrazinamid, Ethambutol) viermal (am Tag 7, 14, 28 und 42) entweder 100 000 I. E. Vitamin D oder viermal ein Placebo. Der durchschnittliche 25-OH-D-Spiegel lag nach 56 Tagen in der Vitamin-D-Gruppe bei 40,56 ng/ml und in der Placebogruppe bei 9,12 ng/ml. Bemerkenswert war, dass 97 % der Testpersonen zu Studienbeginn einen Vitamin-D-Mangel hatten.

Bei allen Patienten war die Krankheit nach durchschnittlich sechs Wochen (43,5 Tagen) ausgeheilt, bei denjenigen, die zusätzliches Vitamin D erhielten, allerdings schon nach fünf Wochen (36 Tagen). Eine besondere Rolle spielt dabei offenbar ein spezieller Vitamin-D-Rezeptor, der nicht bei allen Menschen identisch ist. Patienten mit diesem speziellen Rezeptor sprachen erheblich stärker auf die begleitende Therapie mit 4 × 100 000 I. E. Vitamin D an.

6 Die Heilkraft des Sonnenvitamins

Uwe Gröber, Michael F. Holick

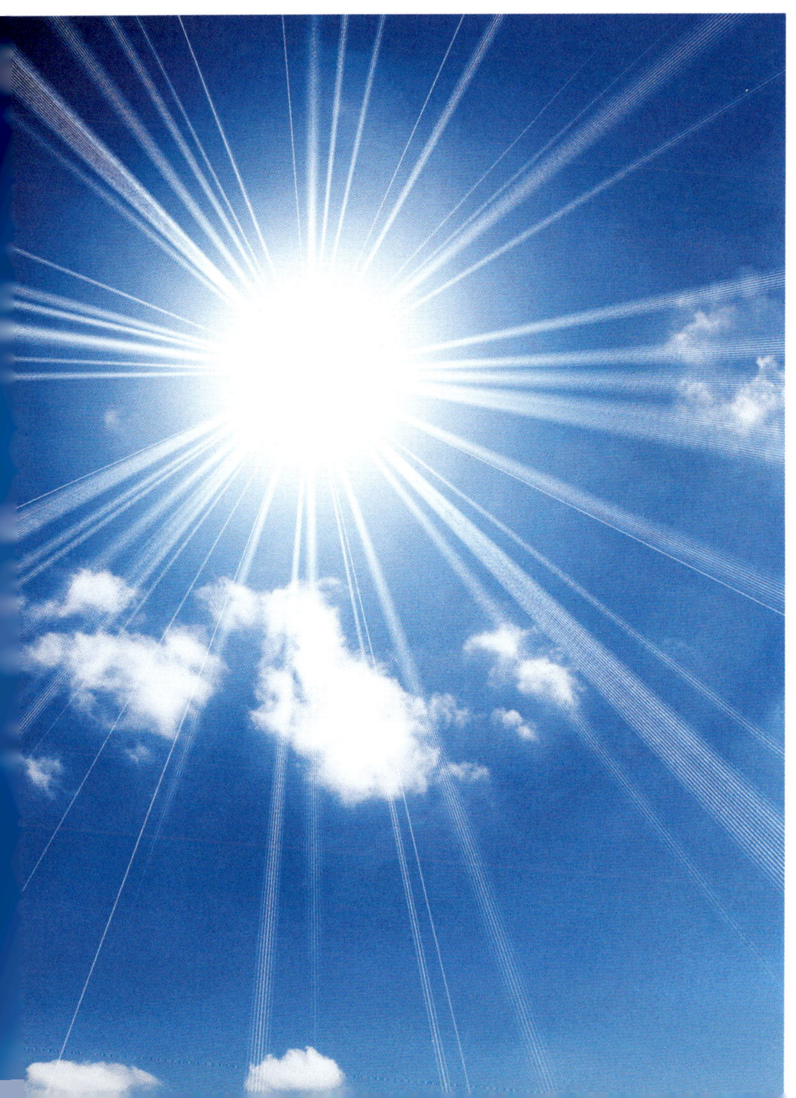

6.1 Vitamin D für mehr Gesundheit: Vitamin D in der Vorbeugung und Therapie von Erkrankungen

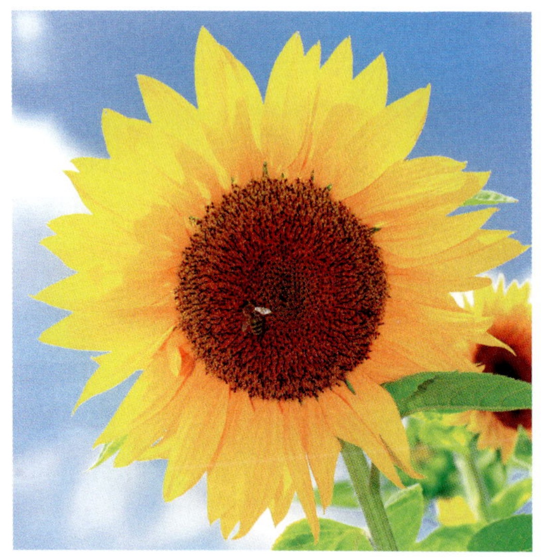

Können Sie sich vorstellen, was passieren würde, wenn eines der Pharmaunternehmen ein neues Medikament herausbringen würde, mit dem man mit einer einzigen Pille das Risiko für Krebs, Herzinfarkt, Schlaganfall, Osteoporose, prämenstruelles Syndrom, saisonal bedingte Depressionen und verschiedene Autoimmunerkrankungen senken könnte? Die Medien würden sich mit Sensationsmeldungen überschlagen wie noch nie zuvor bei einem medizinischen Durchbruch! Selbst die seriösesten Zeitungen würden mit Überschriften aufwarten wie »Wundermittel rettet Millionen von Menschenleben« oder »Wundermittel läutet neues Zeitalter der Medizin ein«. Die Seifenopern im Fernsehprogramm am Nachmittag würden ausfallen, damit die Sender lückenlos über die große Entdeckung berichten könnten und Nachrichtenkorrespondenten würden in die ganze Welt ausgesandt werden, um atemberaubende Reportagen zu liefern. Sie werden es nicht glauben: So ein Heilmittel gibt es bereits – wenn auch nicht in Tablettenform. Sie brauchen tagsüber nur aus dem Fenster zu schauen, dann sehen Sie es am Himmel. Das Heilmittel, um das es geht, ist natürlich die Sonne, mit deren Hilfe Vitamin D, das Sonnenvitamin gebildet wird.

Viele Jahrtausende lang hatte die Menschheit ein instinktives Gespür dafür, dass Sonnenschein und Gesundheit eng miteinander

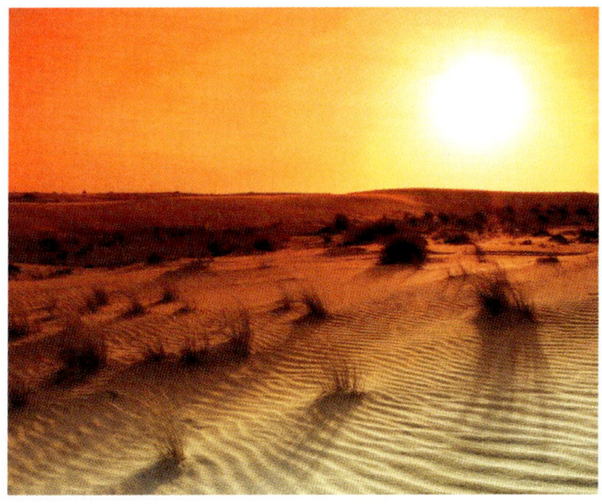

verknüpft sind. In den ersten Jahrzehnten des 20. Jahrhunderts erlebten Fotobiologie und Heliotherapie eine wahre Blütezeit. Fotobiologen und Heliotherapeuten hatten wirksame Therapien gegen Rachitis, Tuberkulose und Psoriasis entwickelt. Krankenhäuser in ganz Europa und Nordamerika richteten Solarien ein, damit ihre Patienten in angenehmer Umgebung in den Genuss der heilenden Strahlen gelangen konnten. Für den Nachweis der gesundheitsfördernden Wirkung des Sonnenlichts wurde der Fotobiologe Dr. Niels Ryberg Finsen im Jahr 1903 mit dem Nobelpreis für Medizin ausgezeichnet. Mit der Erkenntnis, dass die Sonne auch die Entstehung von Hautkrebs und vorzeitiger Hautalterung begünstigte, kippte die Stimmung allerdings. Finanzielle Interessen großen Ausmaßes mischten sich ein und versuchten, uns davon zu überzeugen, dass die Sonne komplett gesundheitsschädlich sei, damit die Leute stets Sonnenschutzmittel verwenden und regelmäßig einen Hautarzt aufsuchen sollten. Das Trommelfeuer an Informationen, das weiterhin auf uns niederprasselt, hat uns schließlich dazu gebracht, an diese »Tatsache« zu glauben.

Momentan scheint sich das Blatt wieder zu wenden – nicht so extrem, dass wir uns dick mit Babyöl einschmieren und den ganzen Tag mit Sonnenreflektoren in der Sommerhitze herumlaufen sollen. Nein, es geht vielmehr um einen maßvollen und vernünftigen Umgang mit der Sonne, um die positiven gesundheitlichen Auswirkungen auf unser Wohlbefinden zu nutzen. Diese ausgewogenere Sichtweise stützt sich auf unser wachsendes Verständnis vom gesundheitsfördernden Effekt der sonnenabhängigen Vitamin-D-Synthese. Die Medien haben zwar keinen Tusch geblasen

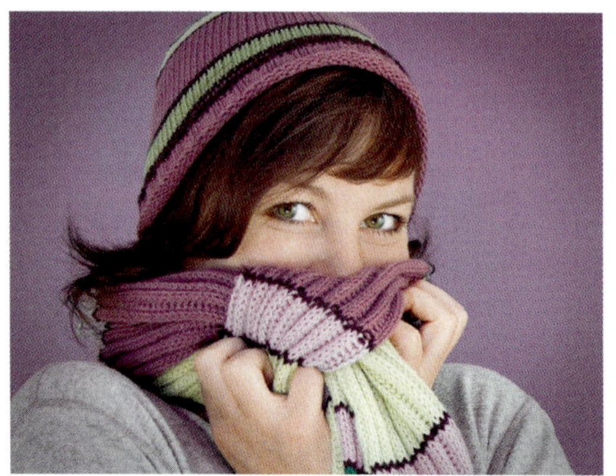

und jubiliert, als die Ergebnisse einiger wichtiger Studien veröffentlicht wurden, die den positiven Einfluss des Sonnenlichts und des Sonnenvitamins auf die menschliche Gesundheit bewiesen, aber die Fakten dringen trotzdem allmählich an die Öffentlichkeit – trotz aller entgegen gesetzten Bemühungen der Anti-Sonnen-Lobby. Endlich erfährt die Öffentlichkeit, dass Sonnenlicht und das beim Aufenthalt in der Sonne gebildete Vitamin D von entscheidender Bedeutung für unsere Gesundheit sind.

6.2 Vitamin D: Schutzschild vor chronischen Erkrankungen

Die Forschungsergebnisse der letzten Jahre haben gezeigt, dass die Wirkungen des Sonnenvitamins weit über die klassischen Effekte auf den Calcium- und Knochenstoffwechsel hinausgehen. Vor relativ kurzer Zeit gelang es Wissenschaftlern, einen Zusammenhang zwischen Sonneneinstrahlung, Vitamin-D-Mangel und dem Risiko für eine Reihe von Erkrankungen auf Zell- und Organebene herzustellen, darunter Erkrankungen des Immunsystems, Stoffwechselerkrankungen, Herzerkrankungen, und Tumore der inneren Organe, vor allem Brust-, Darm- und Prostatakrebs. Epidemiologen stoßen immer häufiger auf Hinweise, dass Menschen in sonnigen klimatischen Regionen oder mit ausreichendem Vitamin-D-Spiegel (25-OH-D > 30 ng/ml) seltener diese gefährlichen Erkrankungen entwickeln als vom Vitamin-D-Mangel bedrohte Einwohner in Regionen mit limitierter Sonnenlichtexposition (Epidemiologen sind Ärzte, die die Ursachen und Übertragungswege von Krankheiten in Bevölkerungsgruppen untersuchen).

Vitamin D als Risiko- und Prognosefaktor

Wissenschaftler des Deutschen Krebsforschungszentrums (DKFZ) und des Epidemiologischen Krebsregisters des Saarlandes untersuchten in der aktuellen ESTHER-Studie mit etwa 10 000 Teilnehmern aus dem Saarland (Frauen und Männern im Alter von 50–74 Jahren) den Zusammenhang zwischen einem Mangel an Vitamin D und der Sterblichkeitsrate. Das Ergebnis: Studienteilnehmer mit niedrigem Vitamin-D-Spiegel starben deutlich häufiger an Atemwegserkrankungen, Herz-Kreislauf-Erkrankungen und an Krebs, auch ihre Gesamtsterblichkeit war signifikant erhöht. Der 25-OH-D-Status und die allgemeine Sterblichkeit war dabei umgekehrt nichtlinear verknüpft und zeigte einen Anstieg des Sterblichkeitsrisikos ab 25-OH-D-Spiegeln <75 nmol/l bzw. <30 ng/ml.

Die Sterblichkeit bei Teilnehmern der ESTHER-Studie mit sehr niedrigen und niedrigen Vitamin-D-Spiegeln war dabei statistisch signifikant höher als bei Teilnehmern, die höhere Vitamin-D-Konzentrationen im Blut aufwiesen. Nach Berücksichtigung aller Störfaktoren war die Sterblichkeitsrate innerhalb der 8-jährigen Beobachtungszeit bei Teilnehmern mit sehr niedrigen Vitamin-D-Werten 1,7-fach, und bei Teilnehmern mit niedrigen Vitamin-D-Werten 1,2-fach erhöht.

Studienteilnehmer mit sehr niedrigen Vitamin-D-Werten hatten ein 2,5-fach erhöhtes Risiko, an einer Erkrankung der Atemwege sowie ein 1,4-fach erhöhtes Risiko an einer Herz-Kreislauf- oder Krebserkrankungen zu versterben. Diese Daten unterstreichen erneut die Bedeutung eines gesunden Vitamin-D-Haushalts für die Prävention und Therapie zahlreicher Erkrankungen.

Vitamin-D-Gesundheit im Überblick

Vitamin D

- senkt die allgemeine und kardiovaskuläre Sterblichkeit,
- senkt den Blutdruck, verbessert die Herzmuskelfunktion und den Fettstoffwechsel,
- stärkt das Immunsystem und verringert das Risiko für Atemwegsinfekte (z. B. grippaler Infekt),
- verringert das Krebsrisiko (z. B. Brust-, Dickdarmkrebs),
- senkt das Risiko für Typ-1-Diabetes und verbessert den Stoffwechsel bei Typ-2-Diabetes,
- hält Entzündungsherde im Körper in Schach,
- schützt die Nervenzellen (z. B. Multiple Sklerose, Demenz),
- kräftigt die Knochen und Muskulatur, senkt das Risiko für Oberschenkelhalsbrüche und,
- verzögert die Pflegebedürftigkeit im Alter.

6.3 Vitamin D und Atemwegserkrankungen

6.3.1 Erkältung, grippaler Infekt und Influenza A

Infektionen der oberen Atemwege (z. B. grippaler Infekt) zählen zu den häufigsten Erkrankungen überhaupt und verursachen hohe Kosten aufgrund von Arbeitsausfällen. Erwachsene sind durchschnittlich 3–4-mal pro Jahr, Kleinkinder sogar bis zu 13-mal betroffen. Lange hat man in der Wissenschaft gerätselt, warum Grippe- und Erkältungswellen immer in der sonnenarmen Jahreszeit über unser Land schwappen. Aktuelle Studien liefern nun neue Erklärungsansätze: immunschwächender Vitamin-D-Mangel. Eine unzurei-

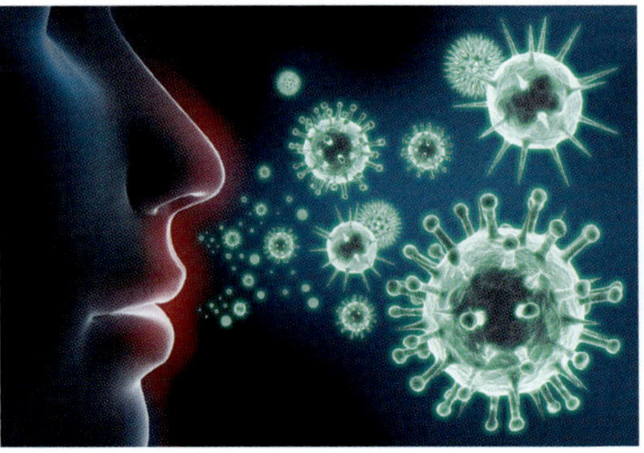

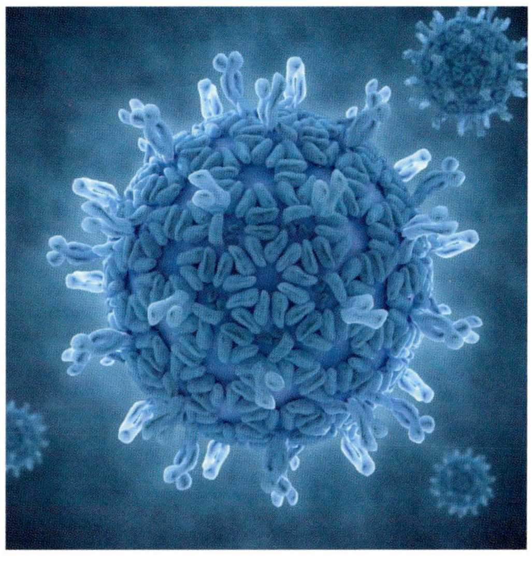

chende Versorgung mit Vitamin D (25-OH-D: < 30 ng/ml) erhöht im Herbst und Winter bei Jung und Alt erheblich die Anfälligkeit für Infektionen der oberen Atemwege.

In der nördlichen Hemisphäre oberhalb des 35. Breitengrads (z. B. Deutschland, Nordamerika) reicht von Oktober bis Ende März die Strahlungsintensität der Sonne nicht aus (UV-Index < 3) um den Vitamin-D-Bedarf über die UV-B-abhängige Vitamin-Produktion in der Haut sicher zu stellen. In seiner stoffwechselaktiven Form 1,25-$(OH)_2$-D senkt das Sonnenvitamin die Infektiosität von Erkältungsviren, indem es die Produktion von körpereigenen Antibiotika (z. B. Cathelicidin) steigert. Auch Entzündungsprozesse werden durch 1,25-$(OH)_2$-D gedämpft und unser Immunsystem auf breiter Ebene gestärkt.

In einer aktuellen US-amerikanischen Studie an 18 883 Personen über 12 Jahre (Third National Health and Nutrition Examination Survey) wurde der Zusammenhang zwischen dem 25-OH-D-Spiegel und der Anfälligkeit für Infekte der oberen Atemwege untersucht. Der durchschnittliche 25-OH-D-Spiegel der Studienteilnehmer lag bei 29 ng/ml (72,5 nmol/l). Die Anfälligkeit für Atemwegsinfekte stand in einem klaren umgekehrten Verhältnis zum 25-OH-D-Status:

Die Studienteilnehmer mit einer schlechten Vitamin-D-Versorgung litten um ein Drittel häufiger an Atemwegsinfekten. Im Vergleich zu den höchsten 25-OH-D-Spiegeln (> 30 ng/ml) hatten diejenigen mit 25-OH-D-Spiegeln < 10 ng/ml ein 1,4-fach und diejenigen mit

Tipp

Personen mit Allergien, Asthma bronchiale oder chronisch obstruktiver Lungenerkrankung (COPD) sollten auf eine gute Versorgung mit Vitamin D achten, da bei ihnen ein Vitamin-D-Mangel das Risiko für Atemwegsinfekte deutlich erhöht. Der Nutzen einer Supplementierung von Vitamin D im Hinblick auf die Stärkung der Immunkompetenz wird maßgeblich vom 25-OH-D-Ausgangswert beeinflusst. Je schlechter die Versorgung desto größer dürfte der Nutzen einer Supplementierung von Vitamin D sein. Nach den aktuellen Erkenntnissen liegt der ideale 25-OH-D-Spiegel bei 40–60 ng/ml bzw. 100–150 nmol/l. Dabei gelten für Kinder die gleichen Referenzwerte wie für Erwachsene.

25-OH-D-Spiegeln von 10–30 ng/ml ein 1,2-fach erhöhtes Risiko für Infekte der oberen Atemwege. Bei Personen mit Asthma bronchiale oder chronisch obstruktiver Lungenerkrankung und Lungenemphysem (COPD) war das Risiko für Atemwegsinfekte bei einem Vitamin-D-Mangel sogar 5,6- bzw. 2,3-fach erhöht.

Patienten mit COPD leiden häufig unter Muskelschwäche und haben ein erhöhtes Risiko für Osteoporose. Vitamin D unterstützt die Muskelkraft und beugt Störungen des Knochenstoffwechsels vor. Patienten, die wegen Asthma bronchiale mit Cortison-Präparaten behandelt werden, könnten einen weiteren Nutzen von Vitamin D haben. In seiner stoffwechselaktiven Form 1,25-$(OH)_2$-D unterstützt Vitamin D die Bildung von antientzündlichen und antiallergischen Botenstoffen des Immunsystems (z. B. Interleukin 10). Untersuchungen an Kindern mit Asthma bronchiale deuten ferner darauf hin, dass die Lungenfunktionswerte und die Ansprechrate der antiasthmatischen Medikation durch Vitamin D verbessert werden. Vitamin D kann auch die Symptome bei anderen allergischen Erkrankungen, wie die Neurodermitis, lindern.

Unterstrichen wird der schützende Effekt des Sonnenvitamins gegen Infektionskrankheiten der Atemwege durch zwei klinische Studien. Die erste Studie wurde an postmenopausalen Afroamerikanerinnen (n = 208) durchgeführt. Dabei erhielten die Studienteilnehmerinnen im Studienzeitraum von 36 Monaten entweder ein Vitamin-D-Präparat mit 800 I. E. pro Tag während der ersten zwei Jahre, danach 2000 I. E. pro Tag bis zum Ende der Studie oder ein Placebo. Unter der Einnahme von Vitamin-D-Präparaten traten erheblich weniger jahreszeitlich bedingte grippalen Infekte auf (siehe Abb. 6.1). Im Vergleich zu den Studienteilnehmerinnen der Placebogruppe wiesen Frauen, die täglich 800 I. E. Vitamin D supplementierten, ein um 60 % reduziertes Erkältungsrisiko auf.

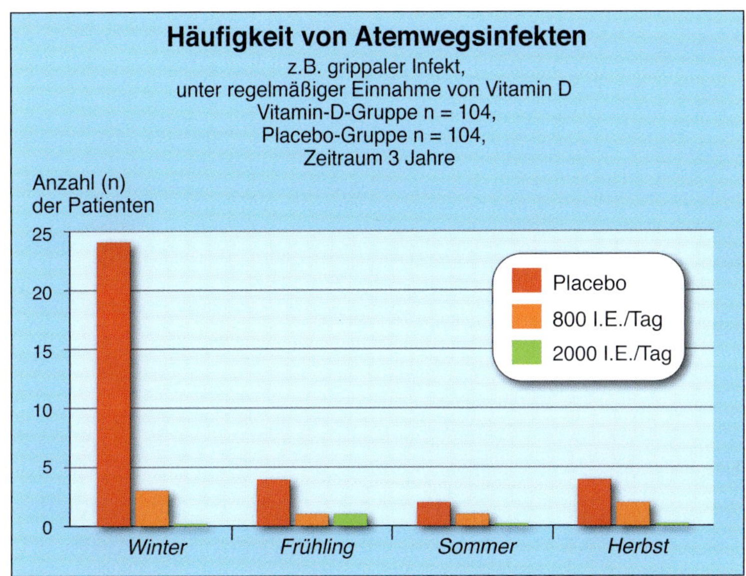

Abb. 6.1 *Vitamin D senkt die Häufigkeit von Atemwegsinfekten*

Frauen, die täglich 2 000 I. E. Vitamin D einnahmen hatten sogar ein um 90 % verringertes Risiko für Atemwegsinfekte.

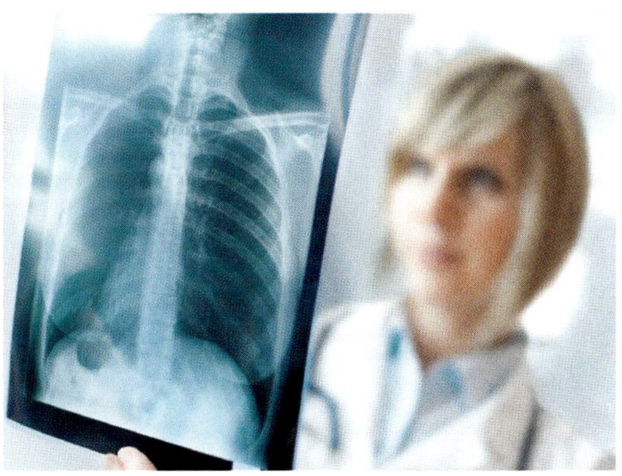

Die zweite klinische Studie wurde an 334 japanischen Schulkindern durchgeführt. Die Kinder erhielten während des Studienzeitraums von Dezember 2008 bis März 2009 täglich ein Placebo oder 1 200 I. E. Vitamin D. Das Risiko an Influenza A zu erkranken, wurde durch die Supplementierung von Vitamin D, gegenüber Placebo um 62 % verringert. Bemerkenswert ist auch, dass bei Kindern mit Asthma bronchiale die Supplementierung von Vitamin D zu einer um 83 % geringeren Rate an Asthmaanfällen führte.

6.3.2 Tuberkulose

Die Tuberkulose ist eine weltweit verbreitete bakterielle Infektionskrankheit, die durch verschiedene Arten von Mykobakterien verursacht wird und beim Menschen am häufigsten die Lungen befällt. Sie führt die weltweite Statistik der tödlichen Infektionskrankheiten an. 2008 starben nach der Schätzung der Weltgesundheitsorganisation (WHO) über 1,8 Millionen Menschen an Tuberkulose. Der Tuberkulose-Erreger befällt bevorzugt Personen mit einem geschwächten Immunsystem, vor allem ältere Menschen und Patienten mit HIV-Infektion. Aber auch Migranten sind häufig von einer Tuberkulose-Infektion betroffen.

Die Tuberkulose ist seit dem Altertum bekannt. Man nannte die ägyptischen Sklaven, die wegen Überanstrengung und Staubbildung beim Pyramidenbau von Lungenleiden geplagt wurden, z. B. die Huster. In alten Papyrusschriftrollen wird berichtet, dass die ausgezehrten Kranken Schmerzen in der Brust hatten und vom Tode gekennzeichnet waren. In den Mietskasernen des alten Roms breitete sich die Tuberkulose durch das enge Zusammenleben vieler Menschen unter schlechten hygienischen Bedingungen rasant aus. Im Mittelalter sorgte die Unsitte des Ausspuckens in der Öffentlichkeit dafür, dass die auch als Schwindsucht bezeichnete Erkrankung in Europa eine immer größere Rolle spielte. Franz von Assisi und die Heilige Elisabeth von Thüringen wurden Opfer der Tuberkulose. In der frühen Neuzeit widmete der italienische Arzt Girolamo Fracastoro in seiner Schrift »De contagionibus et contagiosis morbis« zwei Kapitel der Phthisis und wies erstmalig auf die Übertragbarkeit der Ansteckungskeime hin. Während der industriellen Revolution breitete sich die Tuberkulose vor

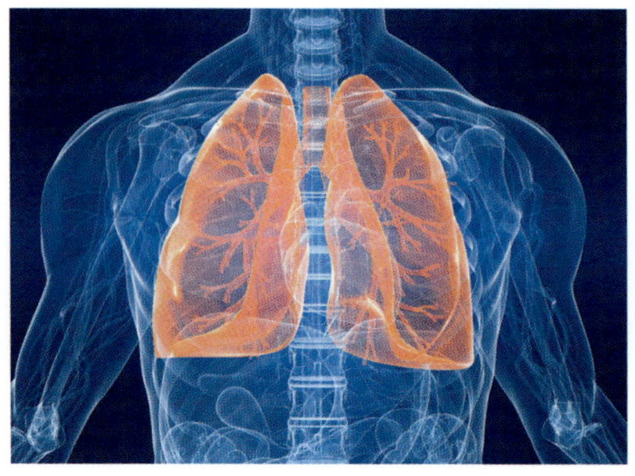

allem in den Arbeiterquatieren der größeren Städte aus. Ungesunde Wohnverhältnisse, schlechte Ernährung und desolate Arbeitsbedingungen öffneten der Erkrankung Tür und Tor. Ende des 19. Jahrhunderts gelang es Robert Koch den Tuberkelbazillus, das Mycobacterium tuberculosis, zweifelsfrei als Auslöser der Tuberkulose zu identifizieren. 1905 erhielt er dafür den Nobelpreis für Medizin. Eine effektive Behandlungsmöglichkeit war damit jedoch noch nicht gefunden. In Lungenheilanstalten, nach dem Konzept des Arztes Hermann Brehmer wurden Patienten nach hygienisch-diätetischen Methoden behandelt. Eine gute Ernährung, ständiger Aufenthalt im Freien, und die von ihm propagierte Freiluft-Liegekur sollten den Heilungsprozess fördern. Im Jahre 1900 gab es in Deutschland bereits 32 Privatsanatorien und über 100 sogenannte Volksheilstätten.

Die Sanatoriumsbehandlung galt bis Mitte des 20. Jahrhunderts als Mittel der Wahl zur Behandlung der Tuberkulose. 1924 beschreibt Thomas Mann die heilsame Wirkung des Sonnenlichts bei Tuberkulose in seinem Roman »Der Zauberberg«. Inspiriert wurde er zu diesem Werk, als seine Frau Katia 1912 in einem Davoser Lungensanatorium weilte. Kuraufenthalte in Sanatorien der Hochalpen zählten damals zur Standardtherapie wohlhabender Tuberkulose-Patienten, sowohl wegen der reinen Luft als auch wegen der intensiven Sonnenstrahlung (Heliotherapie, UV-B: 290–315 nm).

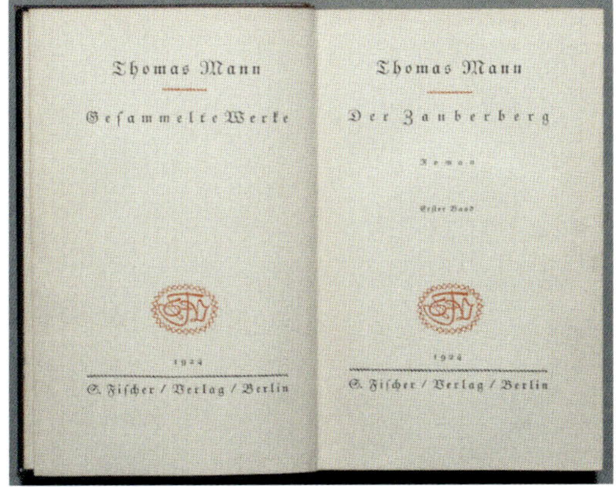
Thomas Mann
Gesammelte Werke
1924
S. Fischer / Verlag / Berlin

Thomas Mann
Der Zauberberg
1924
S. Fischer / Verlag / Berlin

Sonnenlicht regt im Körper die Produktion von 25-OH-D an, der Vorstufe des aktiven Vitamin-D-Hormons 1,25-$(OH)_2$-D. Wenn bei einer Tuberkulose-Infektion Bestandteile des Erregers von Immunzellen mithilfe ihres TLR2/1-Rezep-

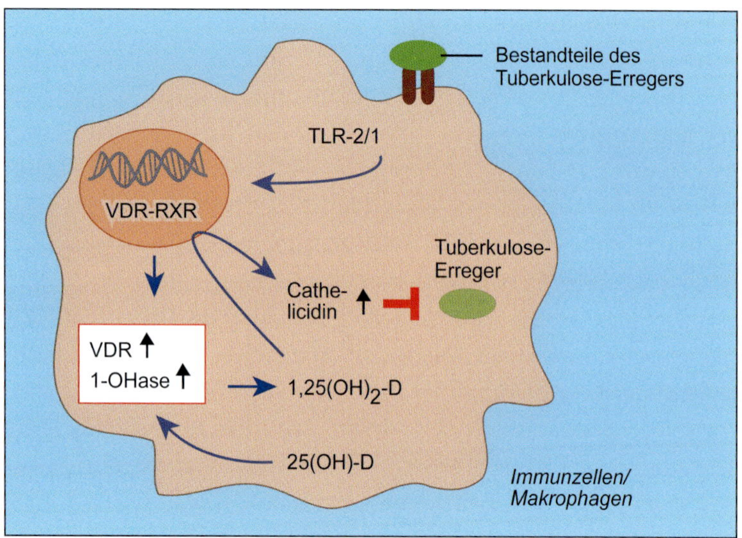

Abb. 6.2 *Effekte von Vitamin D auf den Tuberkulose-Erreger*

tors im Körper aufgespürt werden (siehe Abb. 6.2), wird ein effizienter Abwehrmechanismus ausgelöst. Zellen des Immunsystems, sogenannte Makrophagen sind in der Lage über ihre lokale 1-OHase aus 25-OH-D in der Zelle das hormonaktive 1,25-$(OH)_2$-D selber zu bilden. 1,25-$(OH)_2$-D bindet danach an seinen Vitamin-D-Rezeptor und steigert im Zellkern in Zusammenarbeit mit dem Retinoid-X-Rezeptor (VDR-RXR) die Produktion von körpereigenen Antibiotika. Diese antimikrobiellen Substanzen (z. B. Cathelicidin, Defensin) wirken direkt gegen den Erreger. Makrophagen sind auf diese Weise in der Lage, das Tuberkulose-Bakterium abzutöten und die Vermehrung des Bakteriums zu hemmen. Erhalten Kinder, mit einem schweren Vitamin-D-Mangel (z. B. Rachitis) das aktive 1,25-$(OH)_2$-Vitamin-D, wird die Produktion von Cathelicidin gesteigert und die angeborene Immunabwehr gestärkt.

Bis zum Anfang des 20. Jahrhunderts hat man neben der Sonnentherapie auch Lebertran relativ erfolgreich in der Tuberkulose-Therapie eingesetzt. Die Bedeutung des Sonnenvitamins in der Prävention der Tuberkulose wird durch die Ergebnisse einer großen Studie aus dem Jahre 2008 unterstrichen. In dieser Studie hatten Personen mit gutem Vitamin-D-Status, im Vergleich zu solchen mit einem Vitamin-D-Mangel, ein um 32 % geringeres Risiko für Lungentuberkulose. Je besser der Vitamin-D-Status, desto geringer scheint auch das Risiko zu sein, dass es nach einer Erstinfektion mit dem Tuberkulose-Erreger zum Ausbruch der Erkrankung kommt.

Zur Therapie der Tuberkulose stehen verschiedene speziell gegen den Erreger wirksame Antibiotika zur Verfügung, die unter dem Begriff Antituberkulotika zusammengefasst werden. Eine aktuelle Studie aus England wirft nun ein neues Licht auf die Rolle des Sonnenvitamins in der Therapie der Tuberkulose: Danach ist die abtötende Wirkung dieser Antibiotika auf den Tuberkulose-Erreger wesentlich stärker ausgeprägt, wenn die Patienten gleichzeitig Vitamin D einnehmen.

6.4 Vitamin D, Anti-Aging und Zellalterung

Ein guter Vitamin-D-Status (25-OH-D > 30 ng/ml) scheint das Risiko für die Entwicklung altersbedingter Erkrankungen und Störungen des Immunsystems vorzubeugen, wie eine aktuelle Studie aus England zeigt. Bei 2 160 Frauen zwischen 18 und 79 Jahren wurden dafür die 25-OH-D-Werte im Blutserum gemessen und diese mit der Telomerlänge ihrer weißen Blutkörperchen verglichen: Telomere sind die schützenden Kappen an den Enden unserer Erbgutfäden, den Chromosomen (siehe Abb. 6.3). Bei jeder

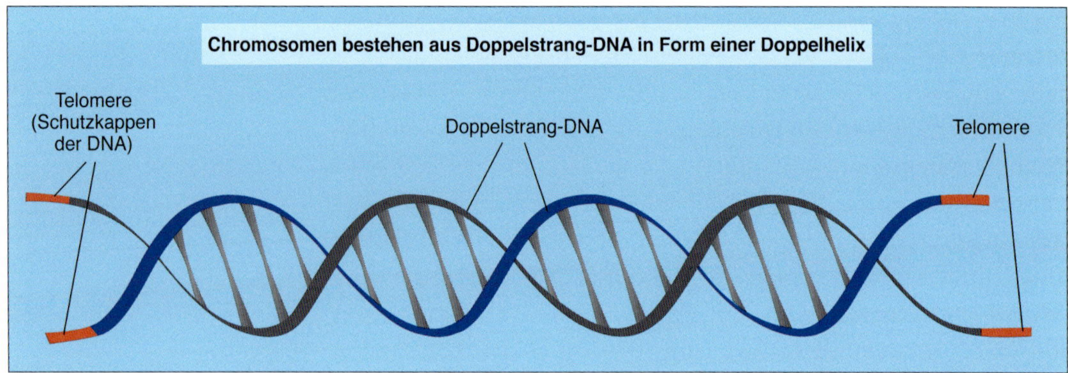

Abb. 6.3 *Telomere*

Teilung einer gesunden Zelle werden die Telomere um ein winziges Stück verkürzt. Dieser Prozess nimmt mit steigendem Alter zu und wird zusätzlich durch Entzündungsprozesse beschleunigt. Wird eine gewisse Mindestlänge der Telomere unterschritten, teilt sich die Zelle nicht mehr und stirbt ab.

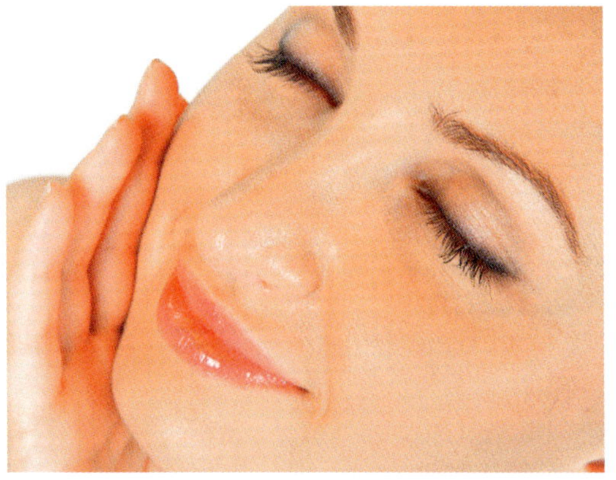

Telomere fungieren sozusagen in unseren Körperzellen als eingebaute Lebenszeituhr, die jede Zellerneuerung mitzählt. Die Telomerlänge stellt somit ein Kennzeichen des biologischen Alterungsprozesses dar. Da sich die weißen Blutkörperchen mit jedem Zellzyklus schneller erneuern als andere Zellen, werden auch hier die Telomere rascher verkürzt. Kürzere Telomere sind mit einer höheren Sterblichkeitsrate und einem erhöhten Risiko für chronische Erkrankungen verbunden. Die Telomerlänge der Leukozyten ist ein anerkannter Parameter zur Beurteilung von Alterungsprozessen und Alterskrankheiten.

Nach Berücksichtigung verschiedener Einflussfaktoren wurde in dieser Studie die Telomerlänge der Leukozyten mit dem jeweiligen Alter der Frauen verglichen: Frauen mit dem besten Vitamin-D-Status (25-OH-D: 49,6 ng/ml) hatten dabei deutlich längere Telomere als Frauen mit einem Vitamin-D-Mangel (25-OH-D: 16,4 ng/ml). Der Unterschied in der Telomeralterung zwischen diesen beiden Gruppen betrug fünf Jahre. Dieser Unterschied war besonders ausgeprägt, wenn zusätzlich erhöhte Entzündungsmarker im Blut nachweisbar waren.

Ein guter Vitamin-D-Status war in dieser Studie gegenüber einem Vitamin-D-Mangel mit einem deutlichen Überlebensvorteil, einer geringeren Anfälligkeit für Infekte und Entzündungen verbunden. Die Ergebnisse dieser Studie geben Hinweise darauf, dass ein guter Vitamin-D-Status generell den Alterungsprozess verlangsamt und vor altersbedingten Erkrankungen schützt.

6.5 Vitamin D und Morbus Alzheimer

Die Demenz vom Alzheimer-Typ ist eine hirnorganische Krankheit, die durch den langsam fortschreitenden Untergang von Nervenzellen und Nervenzellkontakten gekennzeichnet ist. Im Gehirn von Alzheimerkranken sind typische Eiweißablagerungen (Beta-Amyloid-Plaques) festzustellen.

Die Alzheimerkrankheit kann schon vor dem 50. Lebensjahr auftreten, ihre Häufigkeit steigt aber mit dem Lebensalter steil an. Bereits 15 % aller 65-Jährigen leiden in irgendeiner Form unter einer Demenz, im Alter von 85 Jahren sogar jeder Dritte. Dabei ist die 1901 erstmals von dem Neurologen Alois Alzheimer beschriebene Alzheimerkrankheit mit Abstand die häufigste

Demenzform. Allein in Deutschland wird derzeit die Zahl der Betroffenen auf über 1 300 000 Menschen geschätzt, bis zum Jahr 2050 wird ein Anstieg auf 2 600 000 prognostiziert.

Die Alzheimerkrankheit ist gekennzeichnet durch fortschreitende Gedächtnis- und Orientierungsstörungen sowie Störungen des Denk- und Urteilsvermögens. Diese Störungen machen die Bewältigung des normalen Alltagslebens immer schwieriger. Morbus Alzheimer ist daher eine häufige Ursache für die Pflegebedürftigkeit im Alter.

Eine Vielzahl von Studien gibt Hinweise darauf, dass ein Vitamin-D-Mangel die kognitive Leistungsfähigkeit beeinträchtigt und das Risiko für Morbus Alzheimer und Morbus Parkinson erhöht. Vitamin-D-Rezeptoren finden sich in zahlreichen Regionen des Gehirns, wie z. B. im Hippocampus und Kleinhirn. Auch die zur lokalen Synthese von 1,25-$(OH)_2$-D benötigten Enzyme sind in verschiedenen Nervenzellen des Gehirns nachgewiesen worden.

In einer aktuellen, europaweiten Studie wurde der Einfluss des Vitamin-D-Spiegels im Blut auf die kognitiven Fähigkeiten von älteren Männern untersucht. Je niedriger die Konzentrationen von Vitamin D bei den Teilnehmern lagen, desto eher zeigten sie kognitive Beeinträchtigungen. Forscher von mehreren europäischen Universitäten bestimmten bei 3 369 Männern im Alter zwischen 40 und 79 Jahren den 25-OH-D-Spiegel und stellten diesen in Zusammenhang mit den Ergebnissen aus einer Reihe kognitiver Tests, bei denen Aufmerksamkeit, Merkfähigkeit und Verarbeitungsgeschwindigkeit gemessen wurden. Dabei zeigte sich, dass die kognitive Leistungsfähigkeit bei gutem 25-OH-D-Status gegenüber einem Vitamin-D-Mangel besser war.

In einer weiteren Untersuchung an 1766 Senioren im Alter von 65 oder älter stieg die kognitive Leistungsfähigkeit mit dem 25-OH-D-Status signifikant an. Personen mit einem 25-OH-D von 3,2–12 ng/ml hatten im Vergleich zu Personen mit einem 25-OH-D-Status von 26,4–68 ng/ml ein mehr als zweifach erhöhtes Risiko für Gedächtnis- und Merkfähigkeitsstörungen (siehe Abb. 6.4).

Der Entwicklungsgrad des Kleinhirns und Hippocampus, also den Teilen des Gehirns, die für das Gedächtnis zuständig sind, ist von Vitamin D abhängig. Der Hippocampus spielt eine wichtige Rolle bei der Bildung des Langzeitgedächtnisses. Diese Hirnregion ist eine der ersten Areale, die von der Alzheimerkrankheit befallen

Der Entwicklungsgrad des Kleinhirns und Hippocampus ist von Vitamin D abhängig.

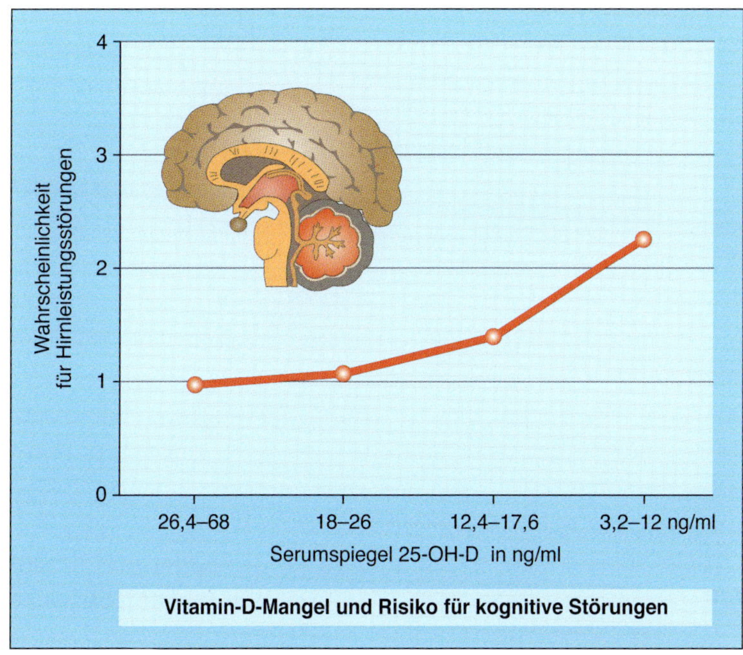

Abb. 6.4 Vitamin-D-Mangel steigert das Risiko für kognitive Störungen

werden. Bei Morbus Alzheimer kommt es früh neben einer Rindenatrophie auch zu einer Atrophie des Hippocampus, die vor allem für die Gedächtnis- und Merkfähigkeitsstörungen verantwortlich ist. In experimentellen Untersuchungen konnte die Gabe von 1,25-$(OH)_2$-D, die im Hippokampus bei Alzheimer ablaufenden calciumvermittelten Alterungsprozesse reduzieren. In einer weiteren Studie untersuchten Wissenschaftler den Einfluss von 1,25-$(OH)_2$-D und Curcumin auf die Bildung der typischen Eiweißablagerungen. Die Entstehung dieser Beta-Amyloid-Plaques ist mit einem verstärkten Absterben von Hirnzellen und dem Verlust von kognitiven Fähigkeiten verbunden. Die Wissenschaftler konnten im Experiment zeigen, dass die hormonaktive Form des Sonnenvitamins 1,25-$(OH)_2$-D den Abbau von Beta-Amyloid durch die Fresszellen des Immunsystems im Gehirn deutlich steigert. Curcumin unterstützt diesen Effekt. 1,25-$(OH)_2$-D schützt zusätzlich vor dem programmierten Nervenzelltod.

Darüber hinaus dürfte Vitamin D auch Entzündungsprozessen und der Eiweißverzuckerung, die bei der Entstehung von Alzheimer eine Rolle spielen, entgegen wirken. Ein weiterer hirnschützender Effekt des Sonnenvitamins dürfte die Senkung der Parathormon-Spiegel sein. Erhöhte Parathormonspiegel scheinen nicht nur die Entwicklung kardiovaskulärer Erkrankungen, sondern auch die von Demenz vom Alzheimer-Typ zu fördern. Interessant sind auch Untersuchungen, die zeigen, dass Beta-Amyloid-Ablagerungen den Nervenuntergang unter anderem durch eine Hemmung von Vitamin-D-Rezeptoren im Gehirn verstärken.

Für die Arzneimitteltherapie des Morbus Alzheimer sind derzeit folgende Arzneistoffe zugelassen: für die leichte und mittelschwere Alzheimer-Demenz die Cholinesterasehemmer Donepezil, Rivastigmin und Galantamin sowie für die moderate und schwere

Form der Krankheit der NMDA-(N-Methyl-D-Aspartat-)Antagonist Memantine. Die pharmakologische Wirkung der drei Cholinesterasehemmer beruht darauf, dass sie im Gehirn den Abbau des für die Gedächtnisleistung und Konzentration verantwortlichen Nervenbotenstoffs Acetylcholin verhindern, der durch das Enzym Acetylcholinesterase abgebaut wird.

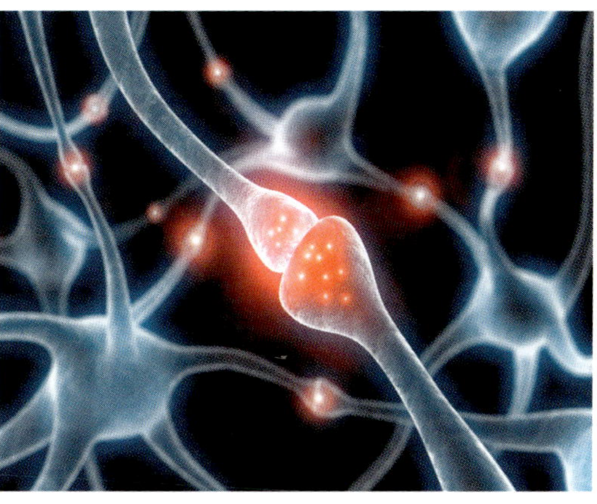

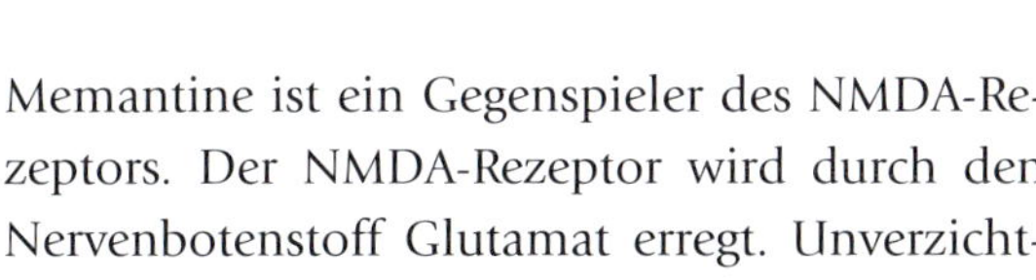

Memantine ist ein Gegenspieler des NMDA-Rezeptors. Der NMDA-Rezeptor wird durch den Nervenbotenstoff Glutamat erregt. Unverzichtbar ist Glutamat bei der Vermittlung von Sinneswahrnehmungen, der Ausführung von Bewegungen und von höheren Gehirnfunktionen wie Lernen und Gedächtnis. Bei Patienten mit Alzheimer sind die Freisetzung und Verwertung von Glutamat gestört. Dadurch kommt es zu einer krankhaften Erhöhung der Nervenzellen mit Calcium. Sinneswahrnehmungen, Lern- und Gedächtnisleistungen werden dadurch stark beeinträchtigt. Durch die Blockade des NMDA-Rezeptors wirkt Memantine diesen nervenschädigenden Prozessen entgegen. Zu den neuroprotektiven Wirkungen des Memantins tragen auch antioxidative Eigenschaften bei.

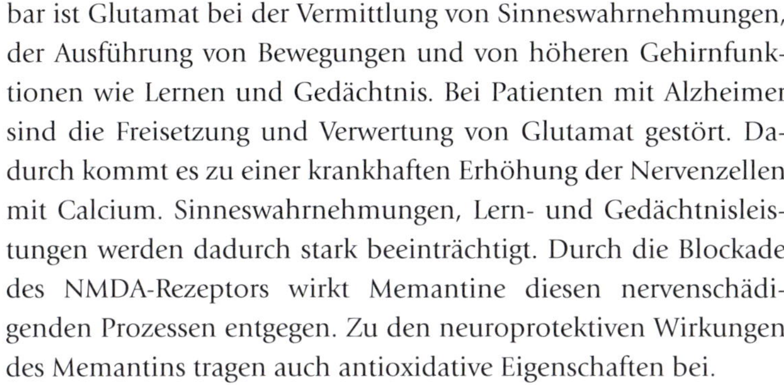

Die gegenwärtig in der Alzheimertherapie eingesetzten Medikamente verfügen aber nur über einen begrenzten Nutzen und sind zum Teil von erheblichen unerwünschten Wirkungen (z. B. Übelkeit, Erbrechen, Kopfschmerzen, Diarrhö, Depressionen, Anorexie, Gewichtsverlust, Herzrhythmusstörungen, Albträume) begleitet. Während die eindeutigen wissenschaftlichen Belege zur neuroprotektiven Wirkung von Vitamin D gegen Demenz noch ausstehen, laufen bereits die ersten placebokontrollierten Doppelblindstudien an. In einer dieser Studien erhalten die Patienten mit moderatem Alzheimer den NMDA-Rezeptor-Antagonisten Memantine (20 mg täglich) und zusätzlich einmal alle vier Wochen 100 000 I. E. Vitamin D oder Placebo. Die Ergebnisse dieser Studie werden mit Spannung erwartet.

Der 25-OH-D-Status, insbesondere bei Risikogruppen wie Senioren und pflegebedürftigen Personen, sollte 1–2-mal im Jahr kontrolliert werden.

Vor dem Hintergrund, dass die Fähigkeit zur Vitamin-D-Synthese durch die im Alter dünner werdende Haut nachlässt und sich ältere Menschen weniger im Freien aufhalten, sollte der 25-OH-D-Status, insbesondere bei Risikogruppen wie Senioren und pflegebedürftigen Personen, 1–2-mal im Jahr kontrolliert und durch Vitamin-D-Präparate entsprechend ausgeglichen werden.

6.6 Vitamin D und Morbus Parkinson

Schätzungsweise sind in Deutschland an die 400 000 Menschen von Morbus Parkinson betroffen. Jährlich kommen etwa 13 000 neue Erkrankungen hinzu. Die Parkinsonkrankheit, im Volksmund auch Schüttellähmung genannt, ist neben Morbus Alzheimer eine der häufigsten fortschreitenden Erkrankungen des zentralen Nervensystems im höheren Lebensalter. Die meisten Betroffenen erkranken zwischen dem 50. und 70. Lebensjahr. Ihren Namen verdankt die neurodegenerative Erkrankung dem britischen Arzt James Parkinson, der 1817 erstmalig die typischen Symptome ausführlich beschrieb.

Morbus Parkinson ist eine langsam fortschreitende neurologische Erkrankung, die bestimmte Bereiche des Gehirns betrifft. Diese Hirnbereiche weisen einen Mangel an dem Nervenbotenstoff Dopamin auf, da dopaminhaltige Nervenzellen aus bisher noch ungeklärten Gründen nach und nach absterben. Hirnbereiche mit dopaminhaltigen Nervenzellen kontrollieren willkürliche und unwillkürliche Bewegungen. Bewegungsstörungen gehören daher zu den typischen Hauptsymptomen der Parkinsonkrankheit. Ein Dopaminmangel bringt das empfindliche Gleichgewicht der Nervenbotenstoffe durcheinander. Die Folgen sind Bewegungsstörungen mit den typischen Symptomen wie Bewegungsverarmung, bis hin zur Bewegungsstarre, Muskelstarre, Zittern sowie einer instabilen Körperhaltung. Bei Morbus Parkinson sind neben dem Gehirn auch andere Teile des Nervensystems (z. B. Magen-Darm-Trakt) betroffen. Eine Reihe von Symptomen wie Riechstörungen und Verdauungsstörungen können deshalb schon Jahre vor den typischen Bewegungsstörungen auftreten.

Eine Metaanalyse aus dem Jahr 2012 gibt erste Hinweise darauf, dass ein Vitamin-D-Mangel (25-OH-D <30 ng/ml) die kognitive Leitungsfähigkeit verschlechtert und das Risiko für neurodegenerative Erkrankungen wie Morbus Alzheimer und Parkinson erhöht. Ein Zusammenhang zwischen Vitamin-D-Mangel und Morbus Parkinson, insbesondere des Schweregrads der Erkrankung, wird seit längerem diskutiert. Die Ergebnisse einer aktuellen Studie an 286 Parkinsonpatienten zeigen nun, dass ein 25-OH-D-Spiegel >30 ng/ml gegenüber einem Vitamin-D-Mangel mit einer deutlich besseren kognitiven Leistungsfähigkeit (z. B. Erinnerungsvermögen) und Stimmungslage bei Parkinsonpatienten verbunden ist.

Neben der entsprechenden Medikation sollte grundsätzlich bei Parkinsonpatienten der Homocysteinspiegel und der Vitamin-B_{12}-Status kontrolliert werden. Darüber hinaus sollten Patienten mit Morbus Parkinson grundsätzlich auf einen normalen Vitamin-D-Status eingestellt werden. Die Betroffenen leiden häufiger unter Osteoporose als Gesunde. Infolge der verminderten Beweglichkeit und der eingeschränkten Reflexe steigen die Sturzgefahr und das Risiko für Knochenfrakturen erheblich an.

6.7 Vitamin D und Herz-Kreislauf-Erkrankungen

Gefäßerkrankungen und ihre Folgen sind hierzulande seit Langem die Todesursache Nummer 1. In Deutschland stirbt fast jeder Zweite an den Folgen von Herzinfarkt oder Schlaganfall. Die häufigste Herzkrankheit ist die Arteriosklerose, im Volksmund Arterienverkalkung genannt. Bei der Arteriosklerose handelt es sich medizinisch gesehen um eine chronisch entzündliche Erkrankung der Arterien. Kennzeichen der Arteriosklerose sind Ablagerungen von Stoffwechselprodukten (z. B. Fett, Cholesterin) an den Innenwänden der Arterien sowie darauf folgende Entzündungen und Zellwucherungen. Diese gehen mit einer Verdickung und Verhärtung (Sklerose) der gesamten Gefäßwand einher.

Je härter und unelastischer die Gefäße sind, desto schlechter fließt das Blut und umso höher ist der Druck in den Gefäßen. Der hohe Blutdruck wiederum lässt Arterien leck schlagen und fördert damit seinerseits erheblich die Arteriosklerose. Im schlimmsten Fall kommt es zum totalen Verschluss einer bereits verengten Arterie (Embolie), meist durch Blutgerinnsel (Thrombosen). Das hat die Unterbrechung der Blut- und damit der lebenswichtigen Sauerstoffversorgung in dem von der Arterie versorgten Gewebe zur Folge. Besonders folgenschwer wirken sich der Verschluss eines Herzgefäßes (Herzinfarkt), einer Arterie im Gehirn (Schlaganfall) oder Verschlüsse der Becken- und Beinarterien aus.

Die entzündlichen Gefäßveränderungen, die dem Herzinfarkt vorangehen, sind besonders heimtückisch, da sie über Jahre und Jahrzehnte unbemerkt bleiben und meistens erst in einem sehr

Deutschland: ernährungsabhängige Krankheiten in Zahlen (Auswahl)

- **Übergewicht**: Über 66 % der Männer und 51 % der Frauen sind in unserem Land übergewichtig oder adipös.
- **Adipositas**: Jeder fünfte Bundesbürger ist fettleibig bzw. adipös, d. h. hat einen BMI über 30 kg/m^2 (20,5 % der Männer, 21,2 % der Frauen).
- **Bluthochdruck**: Mindestens 20 Millionen Deutsche haben einen zu hohen Blutdruck, die häufigste Ursache für Schlaganfall.
- **Junkfood**: 50,9 kg Junkfood verzehren vier- bis sechsjährige Kinder laut DONALD-Studie pro Jahr, darunter alleine 23,3 kg zuckerhaltige Limonaden.
- **Kinder mit Typ-2-Diabetes**: In Deutschland leiden bereits über 5 000 Kinder an Typ-2-Diabetes, früher auch als »Altersdiabetes« bezeichnet. Die Dunkelziffer dürfte, wie auch bei den Erwachsenen, erheblich sein!
- **Diabetesepidemie**: Nach den neusten Zahlen der Internationalen Diabetes Föderation ist Deutschland das Land mit der höchsten Diabeteshäufigkeit in Europa. 12 % der 20- bis 79-Jährigen sind bereits betroffen, insgesamt weit über 8 Millionen Deutsche.
- **Osteoporose**: Über sechs Millionen Bundesbürger im Alter über 50 Jahre sind von der Knochenkrankheit Osteoporose betroffen. Erheblich ist die Zahl der Osteoporose-Neuerkrankungen: Jährlich sind es in Deutschland unter den über 50-Jährigen rund 885 000 Menschen!
- **Todesursachen**: Im Jahre 2008 starben in Deutschland insgesamt 446 788 Personen. Dabei verstarben an den Folgen von Herz-Kreislauf-Erkrankungen über 40 % der Frauen und über 35 % der Männer. An Krebserkrankungen verstarben 30 % der Männer und über 20 % der Frauen. Mehr als zwei Drittel der Sterbefälle gehen auf das Konto von Herz- und Krebserkrankungen.

späten Stadium der Erkrankung erkannt werden. Nicht selten entwickeln sie sich schon in der Kindheit, denn fast alle Menschen unseres Kulturkreises weisen bereits in jungen Jahren Gefäßveränderungen auf.

Besonders gefährlich ist die Arteriosklerose:

- der Gehirnarterien, die Folge kann ein Schlaganfall sein,
- der Gliedmaßen, die Folge können Durchblutungsstörungen der Beine sein (sogenannte periphere arterielle Verschlusskrankheit oder Schaufensterkrankheit),
- der Herzkranzgefäße, die Folge können Herzinfarkt und Angina pectoris sein.

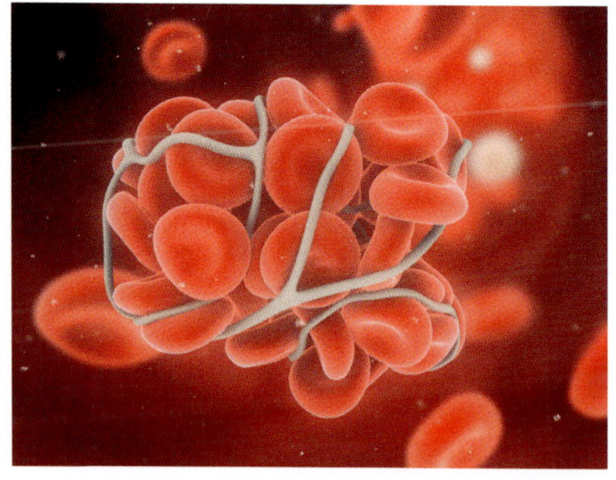

Sind die Herzkranzgefäße (Koronargefäße) von arteriosklerotischen Veränderungen betroffen, spricht man von einer Koronarsklerose. Sie ist die Hauptursache für die koronare Herzkrankheit (KHK), bei der der Herzmuskel nicht mehr ausreichend über die Blutgefäße mit Sauerstoff versorgt wird. Die Therapie der arteriosklerotischen Folgeerkrankungen, wie z. B. Angina pectoris, Herzinfarkt, Schlaganfall und peripherer arterieller Verschlusskrankheit verschlingt einen Großteil unseres Gesundheitsbudgets.

6.7.1 Risikofaktor: Vitamin-D-Mangel

Eine mangelhafte Versorgung mit Vitamin D (25-OH-D: < 30 ng/ml) steigert erheblich das individuelle kardiovaskuläre Risiko und die damit verbundene Sterblichkeit. Nach aktuellen Studien senkt Vitamin D (siehe Tab. 6.1) den Blutdruck bei Hypertonikern, wirkt den Prozessen der Arterioskleroseentstehung entgegen, verbessert bei Herzinsuffizienz die Herzmuskelleistung und verringert das Risiko für eine periphere arterielle Verschlusskrankheit (Schaufensterkrankheit). Ein guter Vitamin-D-Status (25-OH-D: > 30 ng/ml) reduziert das Risiko für Herzinfarkt und Schlaganfall sowie für andere kardiovaskuläre Komplikationen um etwa 50 %.

Eine mangelhafte Versorgung mit Vitamin D (25-OH-D unter 30 ng/ml) steigert das individuelle kardiovaskuläre Risiko erheblich.

In den letzten Jahren wurden eine Reihe groß angelegter Studien publiziert, die das Auftreten von Herz-Kreislauf-Ereignissen, wie Herzinfarkt und Schlaganfall in Abhängigkeit vom Vitamin-D-Status untersucht haben. In der Framingham-Offspring-Studie, die insgesamt 1 739 Teilnehmer umfasste, war ein ausgeprägter Vitamin-D-Mangel (25-OH-D-Spiegel < 15 ng/ml) im Vergleich zu einem 25-OH-D-Spiegel von mindestens 15 ng/ml und mehr mit einem um 62 % erhöhten Risiko für Herzinfarkt oder Herzinsuffizienz verbunden. Wie zu erwarten, war das Herz-Kreislauf-Risiko

Tab. 6.1 Vitamin D: Herz- und gefäßschützende Eigenschaften im Überblick

Wirkung auf	Herz- und gefäßschützende Eigenschaften
Gefäßgesundheit	Elastizität der Gefäße ↑, Regulation des Calciumstoffwechsels in den Endothelzellen, Entzündungsneigung in den Blutgefäßen ↓, Fettablagerungen in der Gefäßwand ↓, Parathormon ↓, Plaquebildung und Verkalkung der Arterienwände (Gefäßcalcifizierung) ↓, gefäßschützende Substanzen (z. B. IL-10) ↑, arterioskleroseférdernde Substanzen (z. B. TNF-α) ↓
Blutdruck	Systolischer und diastolischer Blutdruck ↓, gefäßverengende Wirkung des Blutdruckhormons Renin ↓, Elastizität der Gefäßwand ↑
Herzmuskel	Verbesserung der Herzmuskelleistung, beugt einer Verdickung der linken Herzkammer vor (linksventrikuläre Hypertophie), Parathormon ↓, Risiko für Herzinfarkt und Herzinsuffizienz ↓
Blutfette	Cholesterin- und Triglyceridespiegel ↓, LDL-Oxidation ↓, HDL-Cholesterin ↑, Wirksamkeit von Cholesterinsenkern ↑

↓ sinkt, ↑ steigt

besonders hoch, wenn die Studienteilnehmer neben einem Vitamin-D-Mangel auch Bluthochdruck hatten. Das Risiko stieg dabei mit der Schwere des Vitamin-D-Mangels an. Bei diesen Studienteilnehmern (25-OH-D-Spiegel < 15 ng/ml) war das Risiko für Herzinfarkt und andere kardiale Ereignisse mehr als doppelt so hoch.

Bei den Studienteilnehmern der Health Professional Follow-Up-Studie, einer Verlaufskontrolle über zehn Jahre an 18 825 Männern im Alter von 40–72 Jahren, war das Risiko für einen Herzinfarkt bei Männern mit einem 25-OH-D-Spiegel ≤ 15 ng/ml im Vergleich zu denjenigen mit einem gesunden Vitamin-D-Status (25-OH-D > 30 ng/ml) mehr als doppelt so hoch, selbst nachdem die Unterschiede im Lebensstil und traditionellen Herz-Kreislauf-Risikofaktoren (z. B. Alkohol, körperliche Aktivität) mitberücksichtigt worden waren.

Auch im Rahmen der US-amerikanischen NHANES-III-Studie war das Risiko für koronare Herzerkrankung und Herzinsuffizienz bei Studienteilnehmern mit einem Vitamin-D-Mangel (25-OH-D < 20 ng/ml) gegenüber denjenigen mit einem gesunden Vitamin-D-Status (25-OH-D > 30 ng/ml) um den Faktor 3,5 erhöht. Die Teilnehmer mit einem 25-OH-D-Status < 21 ng/ml hatten gegenüber den Teilnehmern mit einem 25-OH-D-Status > 37 ng/ml auch ein um 30 % höheres Risiko für Bluthochdruck, ein um 98 % höheres Risiko für Diabetes mellitus und ein um 47 % höheres Risiko für Fettstoffwechselstörungen (erhöhte Triglyceride > 150 mg/dl).

Im Rahmen der LURIC-Studie (Ludwigshafen Risk and Cardiovascular Health Study) wurden 3 258 Personen mit einem Durchschnittsalter von 62 Jahren erfasst, die sich einer Angiografie der Herzkranzgefäße unterzogen hatten. Bei der Angiografie zeigte sich, dass 67 % der Teilnehmer an einer schweren koronaren Herz-

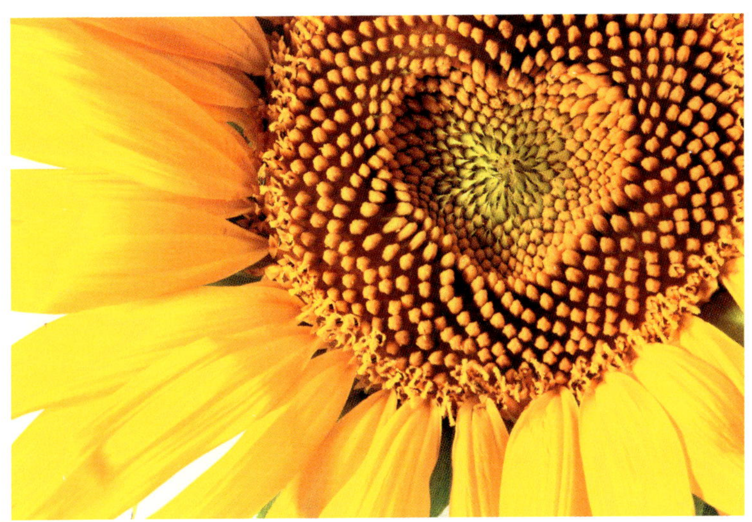

erkrankung mit weit fortgeschrittenen Verengungen der Herzkranzarterien litten. Die Nachbeobachtungszeit betrug im Mittel acht Jahre. Während dieser Zeit starben 737 Teilnehmer (22,6 %), davon 463 an einer Herz-Kreislauf-Erkrankung. Studienteilnehmer, die zum Zeitpunkt der Koronarangiografie einen durchschnittlichen 25-OH-D-Spiegel von 7,6 ng/ml oder 13,3 ng/ml aufwiesen hatten im Vergleich zu Personen mit einem 25-OH-D-Spiegel von durchschnittlich 28,4 ng/ml ein um 82 % bzw. 122 % erhöhtes Risiko an einer Herz-Kreislauf-Erkrankung zu versterben. Eine weitere Auswertung dieser Studie zeigt, dass ein Vitamin-D-Mangel die kardiovaskuläre Sterblichkeit infolge Herzmuskelschwäche bzw. Herzversagen und plötzlichem Herztod 2,8- bzw. 5-fach erhöht.

6.7.2 Arteriosklerose und Herzinsuffizienz

Die Bedeutung des Sonnenvitamins für das Herz-Kreislauf-System wird dadurch unterstrichen, dass die Zellen der glatten Gefäßmuskulatur und des Gefäßendothels Vitamin-D-Rezeptoren besitzen und aus der Speicherform 25-OH-D das eigentliche stoffwechselaktive 1,25-$(OH)_2$-D selber bilden können. Genetisch veränderte Mäuse, bei denen man den Vitamin-D-Rezeptor ausgeschaltet hat, entwickeln Bluthochdruck, Herzinsuffizienz und Störungen der Blutgerinnung.

PTH ist ein wichtiger Risikofaktor für Herz-Kreislauf-Erkrankungen wie Bluthochdruck oder Herzinsuffizienz.

Die seit Langem bekannte Hemmung von Parathormon (PTH) durch Vitamin D muss heute in neuem Licht betrachtet werden, seitdem in den letzten Jahren PTH zunehmend als ein wichtiger Risikofaktor für Herz-Kreislauf-Erkrankungen wie Bluthochdruck oder Herzinsuffizienz erkannt wurde. Die Nebenschilddrüse schüttet bei unzureichender Versorgung mit Vitamin D vermehrt Parathormon aus. Man spricht dann auch von einem sekundären Hyperparathyreoidismus. Parathormon kann auf vielfältige Weise das Herz-Kreislauf-System schädigen.

Erhöhte Parathormon-Spiegel

- Begünstigen die Verkalkung der Arterienwände und des Herzmuskels,
- steigern die intrazelluläre Calciumaktivität und erhöhen den Blutdruck,
- fördern eine Hypertrophie des Herzmuskels,
- erhöhen die Kontraktionsneigung des Herzmuskels,
- begünstigen Herzrhythmusstörungen.

Als natürlicher Gegenspieler des Parathormons wirkt Vitamin D diesen gefäßschädigenden Prozessen entgegen. Mittlerweile sind weitere biochemische Veränderungen bekannt, die bei einem Vitamin-D-Mangel zur Entwicklung der Gefäßverkalkung und Entstehung von Herz-Kreislauf-Erkrankungen beitragen. Darunter sind vor allem entzündungsfördernde Substanzen wie Tumor-Nekrose-

Faktor alpha (TNF-α) und Interleukin 6 (IL-6). TNF-α und IL-6 schädigen direkt die Gefäßauskleidung und fördern in den Gefäßen die Bildung von arteriosklerotischen Ablagerungen, den Vorläufern eines Herzinfarktes oder Schlaganfalls. Erhöhte Blutspiegel an TNF-α und IL-6 sind bei Patienten mit Herzinsuffizienz mit einer erhöhten Sterblichkeit verbunden. Ein Mangel an Vitamin D beeinträchtigt zudem die Synthese gefäßschützender Botenstoffe wie Interleukin 10. Dieser Botenstoff ist ein Gegenspieler von TNF-α und hält diesen in Schach. Vitamin D kann in seiner hormonaktiven Form 1,25-$(OH)_2$-D die Produktion von entzündlichen Substanzen wie TNF-α verringern und auf der anderen Seite die Bildung gefäßschützender Substanzen wie IL-10 fördern.

In einer placebokontrollierten Doppelblind-Studie an 200 übergewichtigen Erwachsenen (Alter: 18–70 Jahre, BMI > 27), die eine Gewichtsreduktion durchführten und einen Ausgangs-25-OH-D-Status von durchschnittlich 12 ng/ml hatten, führte die tägliche Gabe von 3 332 I. E. Vitamin D über einen Zeitraum von zwölf Monaten nicht nur zu einem Anstieg der 25-OH-D-Spiegel auf über 32 ng/ml, sondern auch zu einem deutlichen Abfall verschiedener klassischer und nichtklassischer Herz-Kreislauf-Risikoparameter: Parathormon (minus 26,5 %), Triglyceride (minus 13,5 %) und den Faktoren der Gefäßentzündung TNF-α und IL-6 (minus 10,2 %).

Nicht nur Erwachsene, sondern auch Kinder mit einer Herzerkrankung können von einer Vitamin-D-Therapie profitieren. In verschiedenen Untersuchungen an Kindern mit Rachitis konnten nicht nur die typischen Veränderungen im Skelettsystem beobachtet werden, sondern auch erhöhte Parathormon-Spiegel und ausgeprägte Störungen des Herz-Kreislauf-Systems, die sich in Form von Herzmuskelschwäche und Herzmuskelvergrößerung (linksventrikuläre Hypertrophie) bei den Kindern äußern. Kinder, die ausschließlich gestillt werden sind besonders gefährdet, insbesondere wenn die Mutter selber einen Vitamin-D-Mangel hat und von einer Osteomalazie betroffen ist.

Das unterstreicht auch der Fall eines zwei Monate alten Mädchens, bei dem eine Erkrankung des Herzmuskels mit Herzinsuffizienz aufgrund einer schweren Hypocalcämie diagnostiziert wurde. Von einer Hypocalcämie spricht man, wenn der Calciumspiegel im Blutserum unter 9 mg/dl liegt.

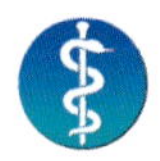

Fallbeispiel:
Zwei Monate altes Mädchen mit Herzinsuffizienz

Das Mädchen litt aufgrund eines zu niedrigen Blutcalciumspiegels (5,8 mg/dl, Normalbereich: 8,7–9,8 mg/dl) unter anfallsartigen Krämpfen der Muskulatur (Tetanie). Bei einer Röntgenaufnahme des Thorax konnte eine Vergrößerung der linken Herzkammer beobachtet werden. Die Herzmuskelleistung des Mädchens war vermindert. Die Kontrolle des 25-OH-D-Spiegels ergab einen Wert von 2,6 ng/ml. Die Parathormon-Spiegel waren deutlich erhöht (155 pg/ml, Normalbereich: 12–72 pg/ml). Da das Mädchen ausschließlich gestillt wurde, untersuchte man zusätzlich den 25-OH-D-Spiegel der Mutter. Auch sie hatte einen ausgeprägten Vitamin-D-Mangel (25-OH-D: 4,3 ng/ml). Unter der Gabe von Calcium und Vitamin D verschwanden alle Symptome, auch die beeinträchtigte Herzmuskelleistung des Mädchens erholte sich.

In einer aktuellen placebokontrollierten Doppelblind-Studie an 80 Kleinkindern mit Herzinsuffizienz führte die Supplementierung von 1 200 I. E. Vitamin D bei den 42 Kindern aus der Vitamin-D-Gruppe im Vergleich zu den 38 Kindern aus der Placebogruppe zu einer deutlichen Verbesserung der Herzgesundheit und Verringerung verschiedener kardiovaskulärer Risikoparameter.

Tab. 6.2 Einfluss von 1 200 I. E. Vitamin D pro Tag bei Kleinkindern mit Herzinsuffizienz

Parameter	Einfluss von Vitamin D
Blutdruck	Gesenkt
Pumpkraft des Herzmuskels	Gesteigert
Herzmuskelleistung	Verbessert
25-OH-D (ng/ml)	Verbessert (13,4 → 32,9)
Parathormon-Spiegel (pg/ml)	Gesenkt (40,5 → 28,3)
IL-10-Spiegel	Gesteigert
Il-6- und TNF-α-Spiegel	Gesenkt

6.7.3 Bluthochdruck

Nach Schätzungen der Deutschen Hochdruckliga leiden hierzulande rund 20 Millionen Menschen an Bluthochdruck. Zieht man die Blutdruckwerte der über 55-Jährigen heran, ist bundesweit durchschnittlich jeder Zweite vom Hochdruck betroffen – oft, ohne es zu wissen, denn Bluthochdruck macht zu Beginn meist keine Beschwerden. Das Risiko für Bluthochdruck steigt mit wachsendem Lebensalter an. Doch Bluthochdruck kann bereits bei jungen Menschen auftreten. Vor allem aufgrund von Übergewicht und Bewegungsmangel nimmt die Anzahl betroffener Kinder und Jugendlicher in den letzten Jahren stetig zu.

Bei Bluthochdruck ist der Druck in den Arterien, den Blutgefäßen, die das Blut vom Herzen weg befördern, deutlich erhöht. Diesen vom Herzschlag und den Gefäßwänden erzeugten Druck gibt man

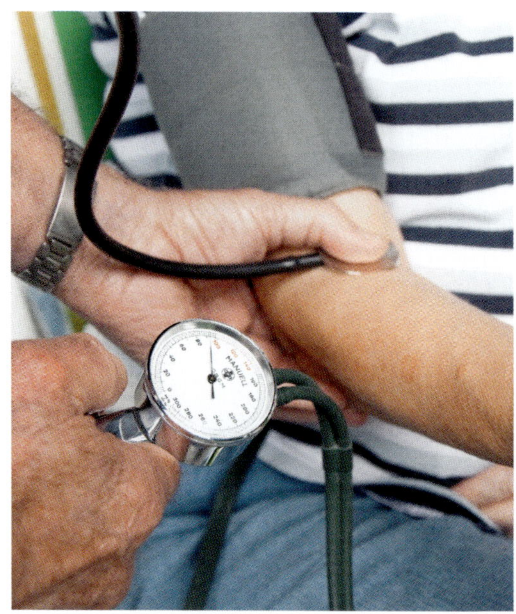

anhand zweier Werte in der Maßeinheit **Millimeter Quecksilbersäule (mm Hg)** an. Bluthochdruck liegt vor, wenn Werte von mindestens 140 systolisch zu 90 mm Hg diastolisch vorliegen.

Die meisten Menschen mit Bluthochdruck haben jahre- bis jahrzehntelang keine Symptome. Obwohl Bluthochdruck neben Fett- und Zuckerstoffwechselstörungen mit einem dramatisch erhöhten kardiovaskulären Risiko verbunden ist, werden über 50 % aller Betroffenen gar nicht oder nur unzureichend behandelt. Dies birgt die Gefahr, dass der hohe Blutdruck im Körper gefährliche Schäden anrichtet. Dauerhaft **zu hoher Blutdruck** kann Herz, Blutgefäße, Gehirn, Augen und Nieren **schädigen**. Bei hohem Blutdruck, der über längere Zeit besteht, muss das Herz vermehrt arbeiten. Es benötigt dazu mehr Muskelkraft. Um diese vermehrte Muskelkraft aufzubringen, muss sich der Herzmuskel an die neue Situation anpassen. Daraus resultiert eine Vergrößerung der einzelnen Herzmuskelzellen, die dann insgesamt zu einem dickeren Herzmuskel führen.

Bluthochdruck – der leise Killer!
Etwa 70 % der Schlaganfälle werden durch Bluthochdruck verursacht.

Eine Verdickung des Herzmuskels ist mit einem erhöhten Risiko für eine koronare Herzkrankheit verbunden. Das liegt darin begründet, dass ein verdickter Herzmuskel vermehrt Sauerstoff benötigt. Das Risiko für eine Unterversorgung mit Sauerstoff ist daher erhöht, was bedeutet, dass bei Patienten mit verdicktem Herzmuskel es eher zu einem Herzinfarkt kommt. Besteht der Bluthochdruck zudem über einen sehr langen Zeitraum, kommt es mit der Zeit zu Verschleißerscheinungen im Herzmuskel, das Gewebe leiert aus und das Herz vergrößert sich stark. Man spricht von einer Herzhypertrophie. Ein solches hypertrophiertes Herz kann nicht mehr effektiv arbeiten und ist dann nicht mehr in der Lage, den Körper ausreichend mit Blut zu versorgen. Ist diese Situation eingetreten, spricht man von einer Herzinsuffizienz. Ein vergrößertes Herz ist unter Sauerstoffmangel zudem sehr anfällig für Herzrhythmusstörungen, sodass das Risiko für gefährliche Herzrhythmusstörungen deutlich erhöht ist.

INFO

Nach Angaben der Weltgesundheitsorganisation (WHO) gilt ein Blutdruckwert von unter 140 mm Hg systolisch (Herzkammer) und unter 90 mm Hg diastolisch (Blutgefäße) als normal. Optimale Blutdruckwerte liegen bei unter 120 mm Hg systolisch und unter 80 mm Hg diastolisch!

Die mit Bluthochdruck verbundenen Folgeerkrankungen wie Herzinfarkt, Schlaganfall, koronare Herzkrankheit und Niereninsuffizienz, haben sich zu einer enormen volkswirtschaftlichen Belastung entwickelt. Knapp die Hälfte aller Todesfälle in Deutschland geht auf Krankheiten des Herz-Kreislauf-Systems zurück, meist ist Bluthochdruck als einer der wichtigsten Risikofaktoren daran beteiligt.

Ein Mangel an Vitamin D erhöht erheblich das Risiko für Bluthochdruck. Dies unterstreicht auch die Auswertung von zwei großen amerikanischen Studien, der Health Professionals Follow-Up Study und der Nurses Health Study (siehe Abb. 6.5). Hierbei hatten Männer mit einem ausgeprägten Vitamin-D-Mangel (25-OH-D < 15 ng/ml) gegenüber Männern mit normalem Vitamin-D-Status (25-OH-D ≥ 30 ng/ml) ein sechsfach erhöhtes Risiko einen Bluthochdruck zu entwickeln. Bei Frauen mit einem 25-OH-D-Spiegel < 15 ng/ml war das Risiko für Bluthochdruck gegenüber denjenigen mit einem 25-OH-D-Spiegel ≥ 30 ng/ml 2,7-fach erhöht.

Vitamin D senkt erhöhte Blutdruckwerte.

Vitamin D greift in seiner aktiven Form 1,25-$(OH)_2$-D über Wechselwirkung mit Vitamin-D-Rezeptoren in der Gefäßwand in den Calciumstoffwechsel der Endothelzellen ein und vermindert hierüber die intrazelluläre Calciumaktivität. Darüber hinaus wird die Aktivität und Bildung des Blutdruckhormons Renin durch

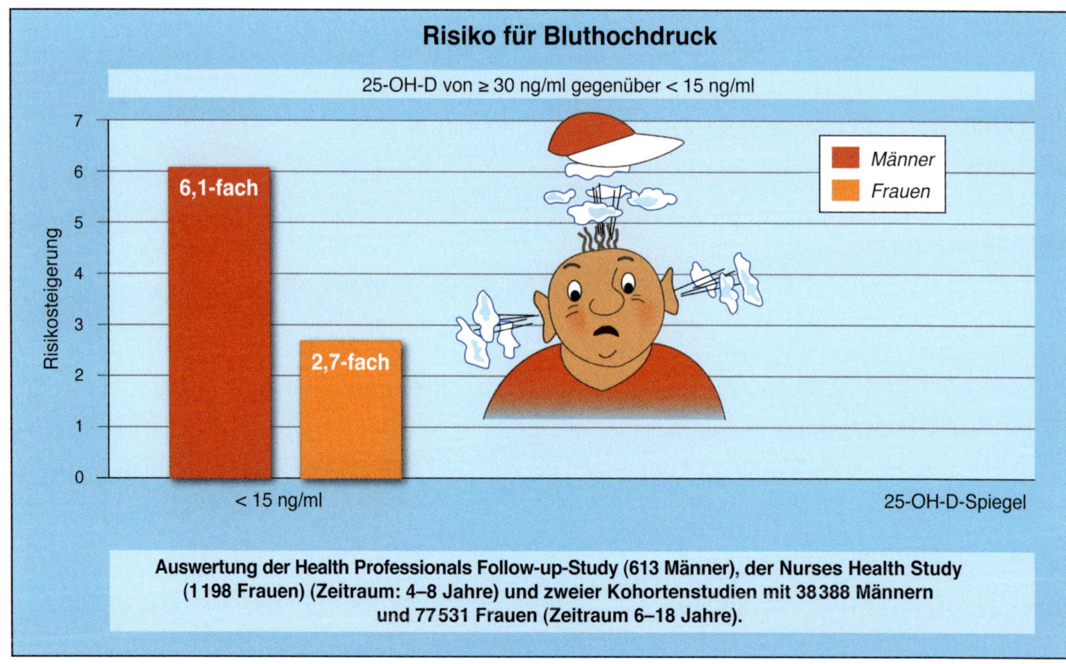

Abb. 6.5 Vitamin-D-Mangel und Risiko für Bluthochdruck

1,25-$(OH)_2$-D gesenkt. Beide Prozesse tragen wesentlich zu den blutdrucksenkenden Effekten des Sonnenvitamins bei.

Typ-2-Diabetiker haben ein besonders hohes Risiko für kardiovaskuläre Ereignisse. In einer doppelblinden placebokontrollierten Studie an Typ-2-Diabetikern (Durchschnittsalter 64 Jahre), die einen durchschnittlichen 25-OH-D-Spiegel im Winter von 15,3 ng/ml aufwiesen, wurde der Effekt einer einmalige hochdosierten Gabe von 100 000 I. E. Vitamin D auf den Blutdruck und die Endothelfunktion untersucht. Das Endothel ist die Tapete unserer Gefäße. Die Endothelzellen produzieren den gefäßerweiternden Botenstoff Stickstoffmonoxid (NO). NO ist wesentlich für die Gefäßgesundheit und einen gesunden Blutdruck verantwortlich. Ein Mangel an NO fördert eine Engstellung der Blutgefäße und somit Bluthochdruck. Acht Wochen nach der einmaligen Gabe von 100 000 I. E. Vitamin D war der Blutdruck in der Vitamin-D-Gruppe gegenüber der Placebogruppe deutlich verringert. Der Blutdruck sank systolisch um 7,3 mm Hg und diastolisch um 2,2 mm Hg. Auch die messbare Endothelfunktion hatte sich in der Vitamin-D-Gruppe im Vergleich zur Placebogruppe merklich verbessert.

Wie erwähnt, ist Bluthochdruck auch ein ernstzunehmender Risikofaktor für die Entwicklung einer chronischen Nierenerkrankung. Vitamin D scheint nach einigen Untersuchungen das Risiko für Nierenschäden zu reduzieren und, bei Patienten mit Nierenerkrankungen, das erhöhte kardiovaskuläre Risiko zu verringern.

> Eine Metaanalyse kommt zu dem Schluss, dass durch Vitamin D eine signifikante Senkung des systolischen Blutdrucks bis 6,1 mm Hg und eine nicht signifikante Senkung des diastolischen Blutdrucks bis 2,56 mm Hg erzielt werden kann.

Eine kürzlich publizierte Metaanalyse kommt zu dem Schluss, dass durch die Supplementierung von Vitamin D bzw. durch UV-B-Exposition eine signifikante Senkung des systolischen Blutdrucks von bis 6,1 mm Hg und eine nicht signifikante Senkung des diastolischen Blutdrucks von bis 2,56 mm Hg bei Patienten mit Bluthochdruck erzielt werden kann. Bei Menschen mit normalen Blutdruckwerten wird der Blutdruck durch Vitamin D nicht beeinflusst.

6.7.4 Periphere arterielle Verschlusskrankheit

Alle Gewebe unseres Körpers benötigen Sauerstoff und Nährstoffe, sonst sterben sie ab. Die Hauptaufgabe des Blutkreislaufes ist es, diese Versorgung zu gewährleisten. Über Blutgefäße gelangt sauerstoff- und nährstoffreiches Blut zu den Geweben. Dafür muss das Blut ständig in Bewegung gehalten werden. Die Bewegung des Blutes wird durch die Tätigkeit des Herzens angetrieben. Arterien und Venen bilden mit ihren unzähligen und immer feiner werdenden Verästelungen die Transportwege für das Blut.

Die Pumpfunktion des Herzens sorgt für den nötigen Druck, um das Blut in die Arterien zu pressen. Die Arterien, auch Schlagadern genannt, empfangen das mit Sauerstoff und Nährstoffen beladene Blut vom Herzen und transportieren es in die Peripherie des Körpers. Dort beliefern sie die einzelnen Gewebe mit den lebensnotwendigen Stoffen. Arterien lassen sich an mehreren Stellen des Körpers mit bloßer Hand ertasten. Wenn der Arzt den Puls fühlt, fühlt er das Pulsieren des Blutes in den Arterien, ausgelöst durch die Herztätigkeit. Die Gewebe entnehmen dem Blut den benötigten Sauerstoff und die Nährstoffe und fügen ihm im Austausch Kohlendioxid und andere Abfallstoffe zum Abtransport hinzu. Die Venen nehmen dieses nun sauerstoff- und nährstoffarme Blut auf und befördern es zurück zum Herzen. Auf seinem Weg dorthin wird das Blut wieder mit Nährstoffen angereichert. Das Durchfließen der Lunge sorgt dafür, dass es vom Kohlendioxid befreit und wieder mit Sauerstoff beladen wird. Über das Herz gelangt das Blut wieder in die Arterien, womit sich der Blutkreislauf schließt und ein neuer Umlauf beginnen kann.

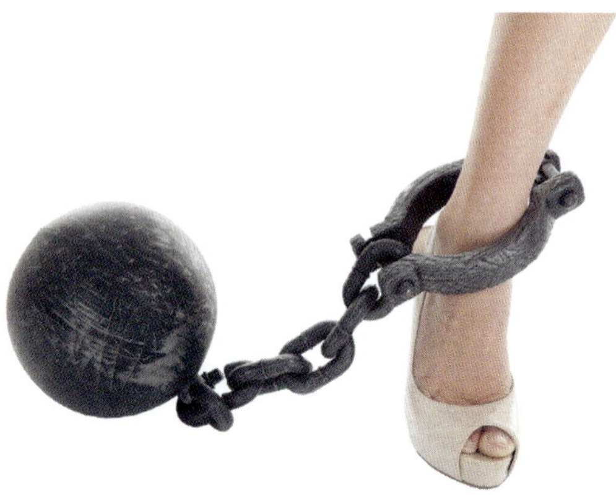

Verengungen und Verschlüsse der Arterien können zu ausgeprägten Störungen des Blutkreislaufes führen. In Deutschland leiden nach Angaben der Deutschen Gesellschaft für Angiologie rund 4,5 Millionen Menschen an einer peripheren arteriellen Verschlusskrankheit. Die periphere arterielle Verschlusskrankheit (pAVK) ist eine krankhafte Verengung der Arterien bei der die Blutversorgung der Beine oder Arme gestört ist. Ursache ist die zunehmende Verengung der peripheren Arterien, wie die Bein- und Armarterien auch bezeichnet werden. Die Verengungen der Beinarterien führen zu schmerzhaften Durchblutungsstörungen in den Beinen und zwingen die Betroffenen zu Gehpausen. Daher wird die Erkrankung auch als Schaufensterkrankheit (Claudicatio intermittens) oder – aufgrund des Risikofaktors Rauchen – auch als Raucherbein bezeichnet. Mit den Schmerzen signalisiert die Muskulatur, dass sie unter Sauerstoffmangel leidet. Beim Gehen wird sie nämlich stärker beansprucht, braucht mehr Sauerstoff und muss entsprechend besser durchblutet werden. Und genau das geht nicht: durch die verengten Arterien kann nicht so viel sauerstoffreiches Blut fließen wie benötigt wird.

Gelingt es nicht, die pAVK zu stoppen, wird die Durchblutung immer weiter behindert. Die Schmerzen stellen sich dann auch in Ruhe ein, besonders nachts wenn die Beine horizontal liegen. Auch kleinste Verletzungen heilen nur noch schlecht, Infektionen können auftreten, Gewebe kann zugrunde gehen. Kann ein ausreichender Blutfluss nicht wieder hergestellt werden, ist im schlimmsten Fall sogar eine Amputation notwendig. Patienten mit pAVK haben ein stark erhöhtes Risiko für Herzinfarkt und Schlaganfall.

Wie beim Herzinfarkt und Schlaganfall ist die Hauptursache der peripheren arteriellen Verschlusskrankheit die Arteriosklerose. Eine unzureichende Versorgung mit Vitamin D scheint das Risiko für die periphere arterielle Verschlusskrankheit deutlich zu steigern. Dies zeigt die Datenauswertung von 4 839 Teilnehmern der NHANES-Studie. Danach verdoppelt ein niedriger 25-OH-D-Spiegel nahezu das Risiko für pAVK (siehe Abb. 6.6). Mit abfallenden 25-OH-D-Spiegeln steigt das Risiko für pAVK sogar linear an. Pro 10 ng/ml abfallendem 25-OH-D-Spiegel findet sich ein Anstieg der

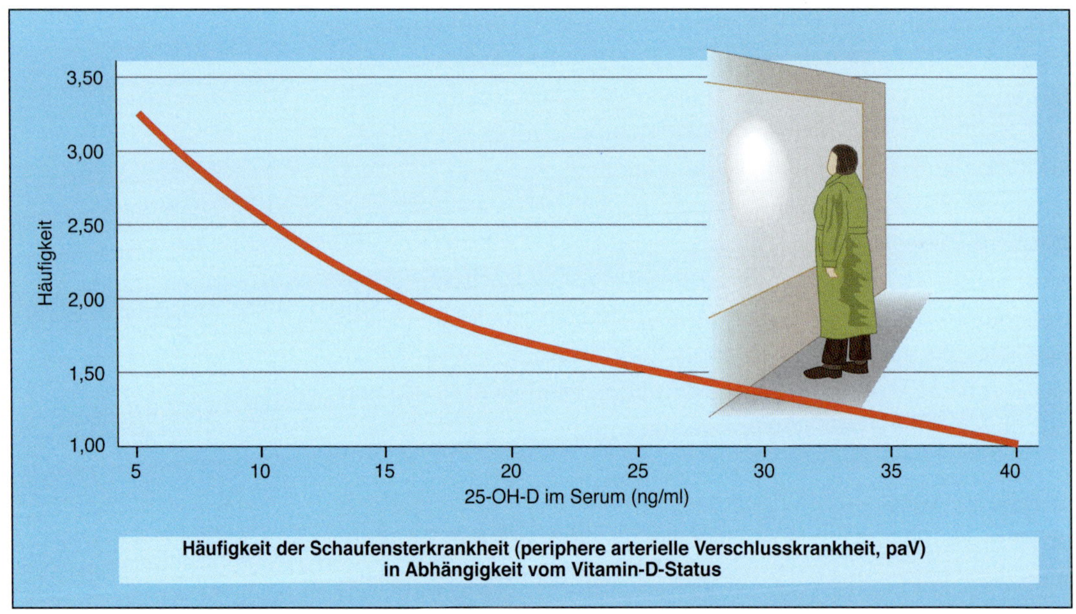

Abb. 6.6 Vitamin-D-Mangel und Schaufensterkrankheit

pAVK-Wahrscheinlichkeit um 35%, unabhängig von anderen Gefäßrisikofaktoren.

6.8 Diabetes mellitus und Metabolisches Syndrom

In Deutschland leidet schon heute jeder Zehnte an der Volkskrankheit Diabetes.

Weltweit hat die Zahl der Diabetes-Erkrankungen in den letzten Jahren in alarmierender Weise zu genommen. In Deutschland leidet schon heute jeder Zehnte an der Volkskrankheit Diabetes. Mehr als 20% der Ausgaben der gesetzlichen Krankenversicherungen werden in unserem Land für die Behandlung des Diabetes und seiner Folgeerkrankungen verbraucht!

Diabetes mellitus und Metabolisches Syndrom

Diabetes mellitus ist eine Stoffwechselerkrankung, die in erster Linie den Zuckerstoffwechsel betrifft und auf einem absoluten (Typ-1-Diabetes) oder relativen Insulinmangel (Typ-2-Diabetes) beruht. Weniger als 10 % der Diabetiker leiden an einem absoluten Insulinmangel. Über 90 % sind am Typ-2-Diabetes erkrankt. Die für diesen Diabetes-Typ verharmlosende Bezeichnung Altersdiabetes ist inzwischen veraltet, da diese Erkrankung heute immer häufiger jüngere Menschen betrifft. Treffender ist wohl die Bezeichnung Wohlstandsdiabetes, denn die Hauptursache für Typ-2-Diabetes ist Übergewicht, das in den Industrienationen besonders weit verbreitet ist.

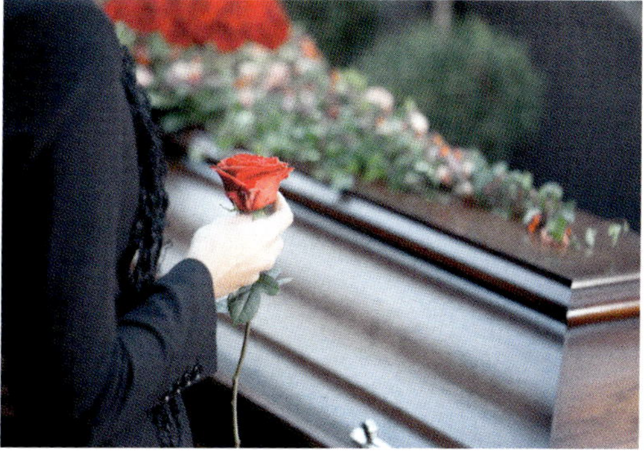

Eine in ihrer Summe höchst gefährliche Gruppe von Risikofaktoren für Arteriosklerose kann man unter der Bezeichnung Wohlstandssyndrom oder Metabolisches Syndrom zusammenfassen: es ist die Kombination aus Übergewicht, Insulinresistenz, Bluthochdruck und Fettstoffwechselstörungen. Da die Kombination dieser Störungen garantiert lebensverkürzend wirkt und fatale Folgen wie Herzinfarkt, Schlaganfall oder Amputation hat, wird diese lebensbedrohliche Konstellation nicht zu Unrecht auch als tödliches Quartett bezeichnet.

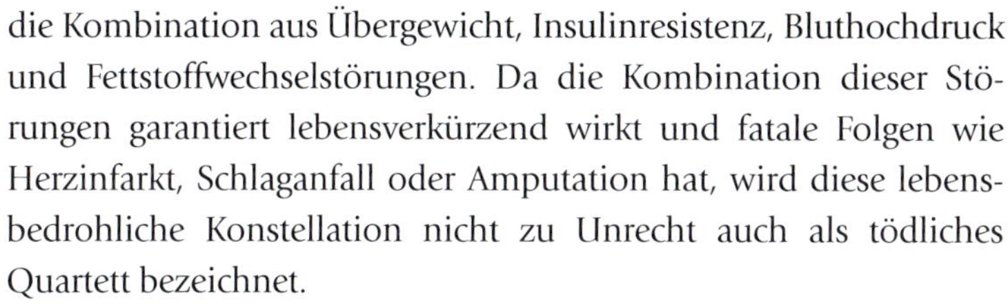

Das Metabolische Syndrom, bei dem eine gestörte Insulinwirkung, Übergewicht, Bluthochdruck und erhöhte Blutfette gemeinsam auftreten, ist die Vorstufe des Typ-2-Diabetes. Auch wenn dieses Wohlstandssyndrom teilweise in unseren Genen verankert ist, so ist der Typ-2-Diabetes kein unabwendbares Schicksal. Ob und in welchem Ausmaß sich ein Typ-2-Diabetes entwickelt, liegt oft in unserer Hand und hängt maßgeblich von unserem Lebensstil ab – vor allem von der körperlichen Aktivität und der Ernährung.

Ob und in welchem Ausmaß sich ein Typ-2-Diabetes entwickelt, liegt oft in unserer Hand und hängt maßgeblich von unserem Lebensstil ab.

Bei Typ-2-Diabetikern liegt meist eine Insulinresistenz vor, das heißt die Körperzellen sprechen auf das in der Bauchspeicheldrüse gebildete Insulin zunehmend schlechter an, sodass dort immer größere Mengen an Insulin produziert werden müssen. Irgendwann brennt die Bauchspeicheldrüse dabei buchstäblich aus und die Insulinproduktion versiegt! Die Folge sind zu hohe Blutzuckerspiegel (Hyperglykämie).

Der überschüssige Zucker greift die Blutgefäße und die empfindlichen Nervenfasern an. Die Mehrzahl der Diabetiker verstirbt daher an den Folgen von Gefäßschäden, also an Herzinfarkt und Schlaganfall. Schäden an den kleinen Gefäßen der Augen, Nieren oder Nerven führen häufig zum Erblinden, Nierenversagen oder Nervenstörungen. Im schlimmsten Fall kann sich aus Nervenschäden an den Beinen das gefürchtete Fußsyndrom entwickeln. Diabetiker haben deshalb ein bis zu 45-fach erhöhtes Amputationsrisiko. Jedes Jahr ist Diabetes mellitus in Deutschland für die erschreckende Zahl von 30 000 Fußamputationen verantwortlich!

Diabetiker haben ein bis zu 45-fach erhöhtes Amputationsrisiko.

Diabetische Folgeschäden durch AGEs und oxidativen Stress
Eine Schlüsselrolle bei der diabetesbedingten Schädigung von Nieren, Nerven und Blutgefäßen spielt oxidativer Stress. Dieser ist eine Folge des erhöhten Blutzuckerspiegels, der in den Blutgefäßen die Bildung von zellschädigenden Sauerstoffradikalen schürt. Zusätzlich kann Zucker körpereigene Eiweiße verkleben. Dabei entstehen gefährliche Verzuckerungsprodukte (AGEs). AGEs beeinträchtigen die Durchblutung und lösen Entzündungen an Gefäßen und Nerven aus. Deshalb sind AGEs maßgeblich für die Entwicklung der diabetischen Begleit- und Folgeerkrankungen verantwortlich.

Vitamin D ist für einen reibungslosen Zucker- und Fettstoffwechsel verantwortlich. Im Gewebe der Bauchspeicheldrüse sind auch Vitamin-D-Rezeptoren nachgewiesen worden. Eine mangelhafte Versorgung mit Vitamin D (25-OH-D < 30 ng/ml) ist eine wesentliche Ursache für die Insulinresistenz und die schlechtere Zuckerverwertung an vielen Stellen des Stoffwechsels. Nach den Ergebnissen zahlreicher Studien muss ein Vitamin-D-Mangel als ein wichtiger Risikofaktor für die Entstehung des Typ-1- und Typ-2-Diabetes sowie des Metabolischen Syndroms angesehen werden (siehe Abb. 6.7).

Eine mangelhafte Versorgung mit Vitamin D ist eine wesentliche Ursache für die Insulinresistenz.

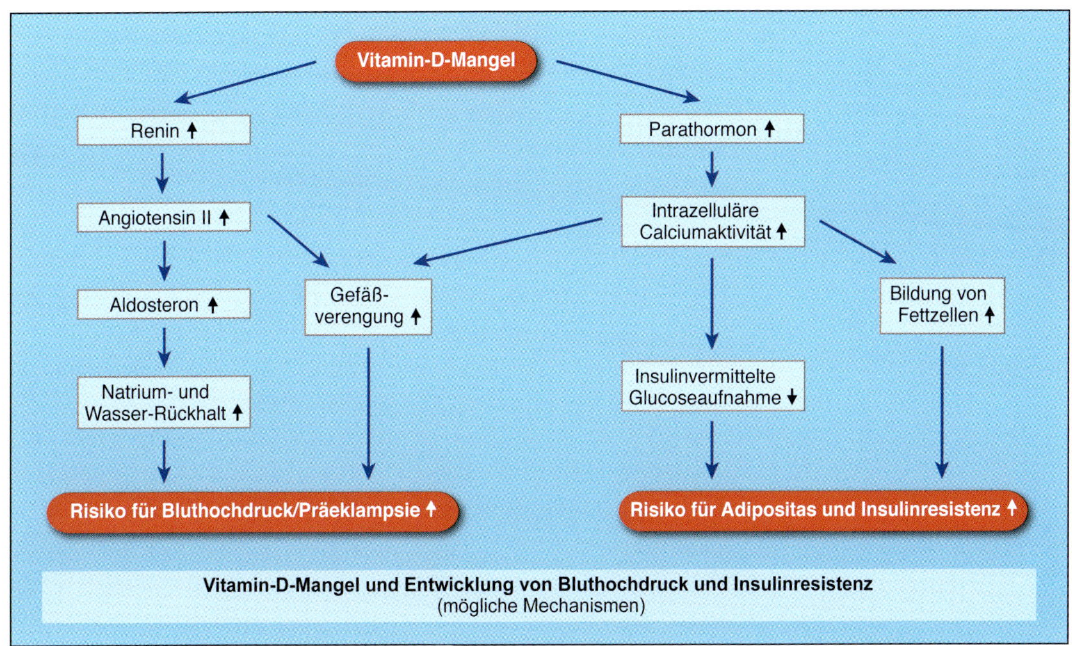

Abb. 6.7 Vitamin-D-Mangel, Bluthochdruck und Insulinresistenz

Vitamin D und Typ-1-Diabetes

In verschiedenen tierexperimentellen Studien konnte ein schützender Effekt von Vitamin D auf die Zellen der Bauspeicheldrüse beobachtet werden. Dies ist vor allem mit seiner immunmodulierenden und antientzündlichen Wirkung zu erklären. In seiner aktiven Form 1, 25-$(OH)_2$-D wirkt das Sonnenvitamin der Produktion entzündungsfördernder Substanzen wie TNF-α entgegen, die an der Zerstörung der insulinproduzierenden B-Zellen in der Bauchspeicheldrüse beteiligt sind. Das Auftreten eines Typ-1-Diabetes, der durch Autoimmunreaktionen hervorgerufen wird, wird durch das Sonnenvitamin verringert.

Die Ergebnisse einer Metaanalyse bestätigen die schützenden Wirkung von Vitamin D vor Diabetes mellitus Typ 1: Wenn die Säuglinge in dieser Studie ein Vitamin-D-Präparat erhielten hatten sie im Vergleich zu Säuglingen, die kein Vitamin D einnahmen, ein 29 % verringertes Risiko für Typ-1-Diabetes. Ebenfalls gibt es erste Hinweise auf einen Dosis-Wirkungs-Effekt, d. h. dass mit höherem Vitamin-D-Gaben das Risiko für Typ-1-Diabetes abnimmt.

Auch der Zeitpunkt der Supplementierung von Vitamin D scheint eine Rolle zu spielen. Für die Prävention eines Typ-1-Diabetes ist

Vitamin D und Typ-1-Diabetes

In einer Studie an 12 058 Kindern aus Finnland, wo weltweit der Typ-1-Diabetes am häufigsten ist, hatten diejenigen Kinder, die im ersten Lebensjahr täglich 2 000 I. E. Vitamin D bekamen, nach 30 Jahren gegenüber denjenigen, die kein Vitamin D bekamen, ein um 78 % verringertes Risiko für Typ-1-Diabetes. Bei den Kindern, die eine deutliche Mangelversorgung hatten oder sogar schon Symptome einer Rachitis aufwiesen, war das Risiko für Typ-1-Diabetes sogar dreifach erhöht.

die Vitamin-D-Gabe in der Phase der frühkindlichen Entwicklung, also in der Schwangerschaft und im Säuglingsalter besonders wichtig.

Vitamin D und Typ-2-Diabetes

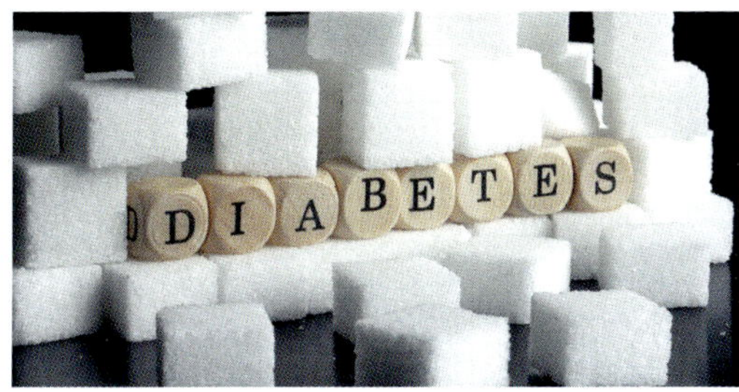

Die natürliche Bildung und Verwertung des Insulins ist maßgeblich von Vitamin D abhängig. Ein Mangel an Vitamin D macht unsere Körperzellen nicht nur unempfindlicher gegenüber Insulin (Insulinresistenz). Auch das Risiko für erhöhte Blutfette (z. B. Triglyceride), für Gefäßschäden und Übergewicht wird deutlich gesteigert. Erhöhte Blutdruck- und Blutfettwerte (z. B. Triglyceride, Cholesterin) werden durch Vitamin D moderat gesenkt und die Glucosetoleranz bei Typ-2-Diabetikern verbessert. Auch das erhöhte Risiko für Herz-Kreislauf-Erkrankungen (z. B. Herzinfarkt, Schlaganfall) wird durch Vitamin D verringert. Zusätzlich werden durch Vitamin D die schädlichen Wirkungen der sogenannten »Advanced Glycation Endproducts« (AGEs) auf die Gefäße gehemmt. AGEs werden unter anderem als wichtiges Bindeglied für das erhöhte kardiovaskuläre Risiko bei Typ-2-Diabetes angesehen.

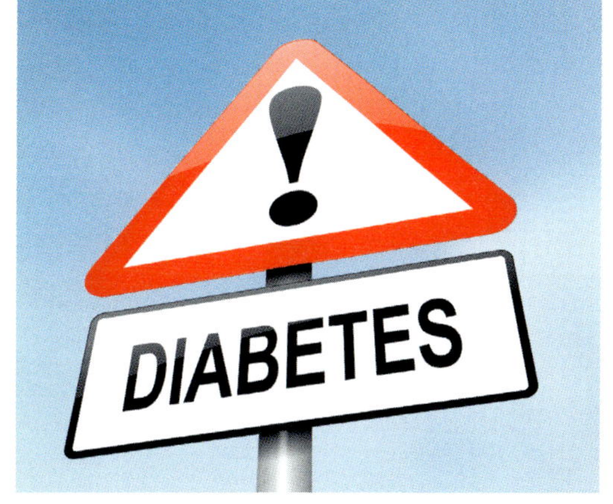

In einer Untersuchung an 14000 Personen konnten finnische Wissenschaftler beobachten, dass Männer mit einem niedrigen Vitamin-D-Status häufiger an einem Typ-2-Diabetes erkranken. Gegenüber denjenigen mit einer guten Vitamin-D-Versorgung, stieg das Risiko dabei um 72%. In einer Untersuchung des Robert-Koch-Instituts in Berlin traten bei Frauen mit niedrigem Vitamin-D-Status, im Vergleich zu denjenigen mit normaler Vitamin-D-Versorgung viermal so häufig Typ-2-Diabetes auf. Eine Metaanalyse von Beobachtungsstudien an Erwachsenen konnte zeigen, dass das Risiko für Typ-2-Diabetes bei einer guten Vitamin-D-Versorgung gegenüber einem Vitamin-D-Mangel um 64 % verringert ist.

Entzündungsfördernde Substanzen wie TNF-α und IL-6 spielen auch bei der Entwicklung des Typ-2-Diabetes eine wichtige Rolle. Diese Entzündungsfaktoren können die Empfindlichkeit der Körperzellen, die sogenannte Insulinsensitivität, verringern und die Insulinresistenz steigern. TNF-α und IL-6 werden durch verschiedene Zellen und in verschiedenen Organen gebildet, darunter auch das Fettgewebe. Fettgewebe um die inneren Organe, das sogenannte viszerale Fett, ist die Bildungsstätte dieser Entzündungsfaktoren. Viel viszerales Fett fördert Entzündungsprozesse. Dieses Fettgewebe findet man vor allem bei Personen mit Übergewicht und Fettsucht. Beide Erkrankungen zählen zu den Hauptverursachern für Diabetes mellitus Typ-2 und dem Metabolischen Syndrom. Die erhöhte Bildung von TNF-α und IL-6 im Fettgewebe

Typ-2-Diabetes, Vitamin-D-Mangel und Übergewicht sind pandemische Erkrankungen der modernen Zeit, von denen weltweit Millionen von Menschen betroffen sind. Zwei aktuelle Studien bestätigen erneut die verhängnisvolle Beziehung zwischen Vitamin-D-Mangel und Diabetes. Danach beschleunigt ein Vitamin-D-Mangel (25-OH-D < 20 ng/ml) zum Einen dramatisch die Progression vom Prädiabetes zum manifesten Typ-2-Diabetes. Als Prädiabetes (prä: lateinisch = vor) oder Diabetes-Vorstadium bezeichnet man eine Störung des Zucker-Stoffwechsels, die noch nicht so ausgeprägt ist, dass bereits ein Diabetes mellitus vom Typ 2 vorliegt. Zum Anderen war in einer weiteren Studie (LURIC) an 1 801 Patienten mit Metabolischem Syndrom ein guter Vitamin-D-Status (25-OH-D-Spiegel ≥ 30 ng/ml) gegenüber einem ausgeprägten Vitamin-D-Mangel (25-OH-D < 10 ng/ml) mit einer Reduktion von 75 % der Gesamtsterblichkeit und 66 % der kardiovaskulären Sterblichkeit verbunden.

Tab. 6.3 Vitamin D und Zuckerstoffwechsel

Parameter	Effekt von Vitamin D
Bauspeicheldrüse	Produktion, Ausschüttung und zelluläre Verwertung von Insulin ↑
Insulin	Insulinempfindlichkeit der Zellen ↑, Glucosetoleranz ↑, Insulinresistenz ↓
AGEs	Eiweißverzuckerung ↓, Bildung gefäß- und nervenschädigender AGEs ↓
Blutfette	Cholesterin- und Triglyceridspiegel ↓, LDL-Oxidation ↓
Entzündung	Bildung von entzündungsfördernden Substanzen wie TNF-α ↓
Gefäße und Nerven	Entzündungsneigung in den Blutgefäßen ↓, Lipidablagerungen in der Gefäßwand, gefäßschützende Substanzen (z. B. IL-10) ↑
Blutdruck	Blutdruck ↓, Elastizität der Gefäßwand ↑

↓ sinkt, ↑ steigt

von Übergewichtigen spielt bei der Entstehung einer Fettleber und der Entwicklung der Insulinresistenz eine wichtige Rolle.

Autopflege oder Vitamin-D-Gesundheit
Was passiert mit Ihrem Auto (= Körper), wenn Sie nie mithilfe des Ölstabs den Ölstand (= Vitamin-D-Status) kontrollieren und bei einem leichten Ölmangel weiterfahren ohne Öl (Vitamin D) nachzufüllen? Ihr Wagen würde Sie wahrscheinlich noch einige Zeit von A nach B bringen, aber in jedem Fall früher kaputt gehen, als ein Fahrzeug bei dem regelmäßig der Ölstand kontrolliert und nachgefüllt wird.

Die schützende Wirkung des Sonnenvitamins vor Typ-2-Diabetes wird unter anderem damit erklärt, dass Vitamin D in seiner hormonaktiven Form 1, 25-$(OH)_2$-D den schädlichen Wirkungen von IL-6 und TNF-α entgegenwirkt und auf der anderen Seite den Insulin- und Fettstoffwechsel verbessert. Der Vitamin-D-Rezeptor sitzt

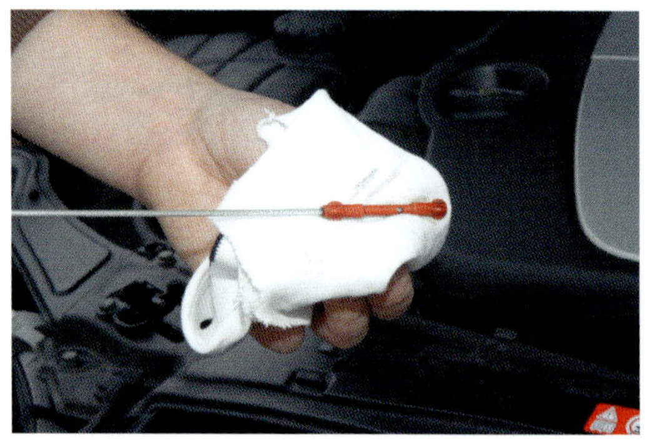

zudem in Fettzellen, die eine bessere Stoffwechselleistung erbringen können (d. h. mehr Kalorien verbrennen), wenn ihnen mehr Vitamin D zur Verfügung steht. Obwohl die Meinung, dass es sich bei diesen Zellen nur um leblose Fett-Tröpfchen handelt, weit verbreitet ist, spielen sie vielmehr eine sehr aktive Rolle in dem Prozess, der dem Gehirn Sättigung signalisiert, sodass die Nahrungsaufnahme eingestellt wird. Hat man genug gegessen, geben die Fettzellen das Hormon Leptin ab, das ein Sättigungsgefühl eintreten lässt. Vitamin D fördert die Bildung dieses appetitzügelnden Hormons. Ein Vitamin-D-Mangel beeinträchtigt dagegen die Verfügbarkeit dieses appetitzügelnden Hormon.

Die tägliche Supplementierung von 4 000 I. E. Vitamin D verbesserte die Insulinsensitivität bei insulinresistenten südasiatischen Frauen im Alter von 23–68 Jahren mit einem 25-OH-D-Ausgangswert von 10 ng/ml signifikant. Die Insulinresistenz verringerte sich vor allem dann, wenn die 25-OH-D-Spiegel über 32 ng/ml anstiegen. Optimale Konzentrationen an 25-OH-D für die Verbesserung der Insulinempfindlichkeit der Körperzellen lagen zwischen 32–47,6 ng/ml. Der Nutzen einer Ergänzung von Vitamin D zur Verbesserung des Insulinstoffwechsels hängt demnach vom basalen 25-OH-D-Status ab. Nach den aktuellen Erkenntnissen sollte der 25-OH-D-Spiegel im Blutserum bei 40–60 ng/ml bzw. 100–150 nmol/l liegen. Diese Referenzwerte gelten sowohl für Erwachsene als auch für Kinder. 25-OH-D-Spiegel über 40 ng/ml sind notwendig, um einen Anstieg der Parathormon-Konzentrationen zu vermeiden.

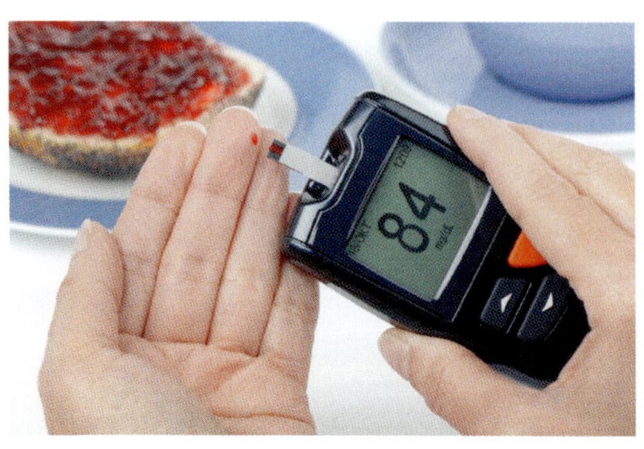

In einer prospektiven Studie wurde die Assoziation des 25-OH-D-Spiegels (ng/ml) und die Neuerkrankungsrate am Metabolischen Syndrom bei 4 164 australischen Erwachsenen (Alter ± 50 Jahre) erfasst. Dabei wurden von allen Studienteilnehmern neben dem Taillenumfang auch die klassischen Risikofaktoren des Metabolischen Syndroms erfasst. Nach 5 Jahren Follow-up beobachteten die Wissenschaftler bei den Studienteilnehmern mit einem 25-OH-D-Spiegel < 18 ng/ml und 18–23 ng/ml eine signifikant erhöhte Wahrscheinlichkeit (Odds Ratio 1,41 und 1,74) im Vergleich zu denjenigen mit einem guten Vitamin-D-Status von > 34 ng/ml am Metabolischen Syndrom zu erkranken. Sie schlussfolgerten daraus, dass bei australischen Erwachsenen ein Vitamin-D-Mangel (25-OH-D < 20 ng/ml) sowie eine Vitamin-D-Insuffizienz (25-OH-D: 21–29 ng/ml) mit einem signifikant erhöhten Risiko für das Metabolische Syndrom, Insulinresistenz, hohem Taillenumfang sowie erhöhten Glucose- und Triglyceridspiegeln vergesellschaftet ist.

Die Ergebnisse einer weiteren prospektiven Studie liefern zusätzlich aussagekräftige Ergebnisse dafür, dass ein Vitamin-D-Mangel die Progression des Prädiabetes zum manifesten Typ-2-Diabetes beschleunigt. Die Wissenschaftler untersuchten hierbei die Glucosetoleranz und 25-OH-D-Spiegel von 980 Frauen und 1 398 Männern (Alter: 35–56 Jahre), bei denen vor Studienbeginn kein Typ-2-Diabetes vorlag. Nach 8–10 Jahren Follow-up wurden die Studienteilnehmer mit Prädiabetes oder Typ-2-Diabetes mit alters- und geschlechtskorrelierten Kontrollen verglichen, die eine normale Glucosetoleranz aufwiesen. Nach Bereinigung von potenziellen Störvariablen hatten die männlichen Studienteilnehmer aus der höchsten Quartile gegenüber denjenigen aus der niedrigsten Quartile des 25-OH-D-Spiegels ein um 48 % verringertes Risiko für die Progression vom Prädiabetes zum Typ-2-Diabetes

(Odds Ratio 0,52). Bei Frauen und Männern, die zu Studienbeginn einen Prädiabetes aufwiesen war pro Anstieg des 25-OH-Spiegels um 4 ng/ml (= 10 nmol/l) eine bemerkenswerte 25%ige Reduktion der Typ-2-Diabetes-Inzidenz nachweisbar.

In einer vor Kurzem publizierten Interventionsstudie an 100 Patienten (Alter: 54,11 ± 11) mit Typ-2-Diabetes führte die orale Supplementierung von 50 000 I. E. Vitamin D pro Woche über einen Zeitraum von 8 Wochen neben einem Anstieg der 25-OH-D-Werte (43,03 ± 19,28 → 60,12 ± 17,2 ng/ml; p = 0,02) zu einer signifikanten Verbesserung des HOMA-Index (HOMA-IR: 3,57 ± 3,18 → 2,89 ± 3,28; p = 0,008), der Insulinresistenz (Insulin: 10,76 ± 8,9 → 8,6 ± 8,25 μ I. E./ml; p = 0,02) und der Nüchternglucosespiegel (FPG (mg/dl): 138, 48 ± 36,74 → 131,02 ± 39; p = 0,05).

6.9 Chronisch entzündliche Darmerkrankungen: Morbus Crohn und Colitis ulcerosa

Morbus Crohn gehört wie Colitis ulcerosa zu den chronisch entzündlichen Darmerkrankungen. Bis zu 150 000 Menschen sind in Deutschland von dieser Darmkrankheit, die in Schüben verläuft, betroffen. Immer wieder kehrende, unterschiedlich starke Bauchschmerzen und Durchfälle sind die Symptome. Sie weisen auf einzelne Entzündungsherde hin, die im gesamten Verdauungsapparat, doch meistens im Dick- und Dünndarm Gewebeschichten angreifen und zerstören können. Die Entzündung reicht durch die Darmwand hindurch, sodass neben den oberflächlichen Schleimhautzellen auch die darunter liegenden Schichten betroffen sind. Daher können weite Teile der Darmwand entzündet sein, was zu

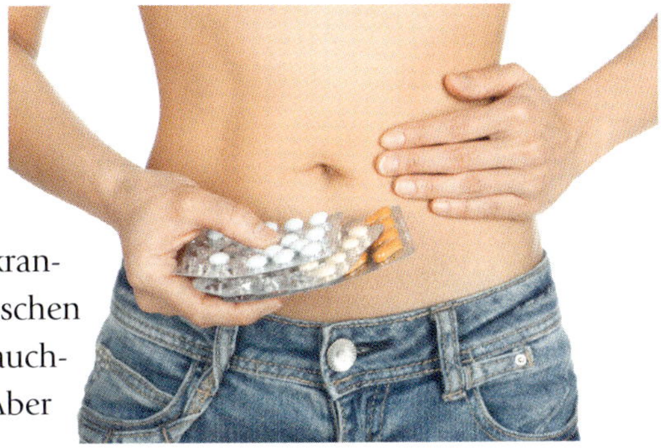

Verwachsungen und Fistelbildungen mit vielerlei Komplikationen führen kann. Die Resorption und Verwertung essenzieller Mikronährstoffe (z. B. Folsäure, Vitamin B_{12}) wird dadurch gestört. Experten vermuten, dass ein Barrieredefekt in der Darmschleimhaut an der Entstehung der Erkrankung beteiligt ist. Die meisten Patienten sind zwischen 20 und 30, wenn sich die Krankheit erstmals mit Bauchschmerzen und Durchfall bemerkbar macht. Aber auch Kinder und Jugendliche sind betroffen.

Jeder entzündliche Krankheitsschub kann neue Schäden im Darm und benachbarten Regionen anrichten. Da es keine direkte Heilung gibt, konzentriert sich die Therapie meist auf die Entzündungskontrolle, die Bekämpfung der Symptome sowie die Verlängerung der symptomfreien Zeiträume. Die Entzündung wird durch die Einwanderung von Immunzellen aus der Blutzirkulation in die Darmschleimhaut ausgelöst. Diese Immunzellen setzen dabei Entzündungsfaktoren frei, wie TNF-α. TNF-α zählt zu den stärksten Auslösern entzündlicher Reaktionen und hat seine Finger bei einer Vielzahl entzündlich geprägter Erkrankungen (z. B. Rheuma) im Spiel. Er ist sozusagen die Zündkerze im Entzündungsgeschehen. TNF-α steht am Anfang einer Kaskade von Zytokinen, die letztendlich zu einem Entzündungsgewitter führen und in der Zerstörung von körpereigenem Gewebe münden. Das zu vermeiden gelingt am besten mit Antikörpern, die gezielt in die Entzündungsreaktion eingreifen, indem sie den TNF-α binden und ausschalten. Um erhöhte TNF-α-Spiegel zu reduzieren wird in der Therapie schwerer Formen des Morbus Crohn und bei Morbus Crohn mit Fistelbildung seit einiger Zeit der TNF-α-Antagonist Infliximab erfolgreich eingesetzt.

Mehr als 70 % der Patienten mit Morbus Crohn weisen eine mangelhafte Versorgung mit Vitamin D auf.

Mehr als 70 % der Patienten mit Morbus Crohn weisen eine mangelhafte Versorgung mit Vitamin D (25-OH-D < 30 ng/ml) auf. Wie kanadische Forscher herausgefunden haben, kann ein Mangel an Vitamin D zu Morbus Crohn beitragen. Konkret wirkt Vitamin D auf zwei Gene, die eine Rolle bei der Bekämpfung von Krankheitserregern im Darm spielen. Das Beta-Defensin-2-Gen ist wichtig für die Herstellung von Mikroben bekämpfenden Substanzen, während das NOD2-Gen das Immunsystem dazu anregt, Eindringlinge aufzuspüren. Ohne Vitamin D funktionieren diese Gene nicht richtig, sodass Krankheitserreger nicht bekämpft werden. Dadurch kann eine Entzündung im Darm entstehen, die zu einer Autoimmunreaktion des Körpers führt. Vitamin D in Form des 1,25-$(OH)_2$-D hat zusätzlich die Aufgabe diese Gene anzustellen und kann so möglicherweise das Risiko für Morbus Crohn reduzieren.

Im Vergleich zu Gesunden ist die Resorptionskapazität von Vitamin D bei Morbus-Crohn-Patienten deutlich verringert, wie eine aktuelle Untersuchung zeigt: Bei einmaliger Gabe von 50 000 I. E.

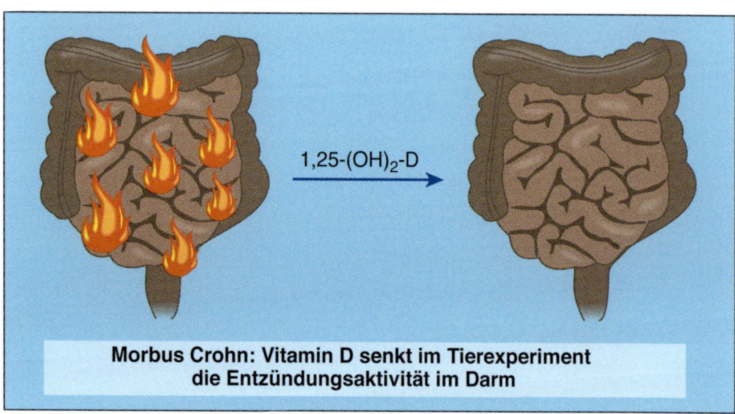

Abb. 6.8 Vitamin D und chronisch entzündliche Darmerkrankungen

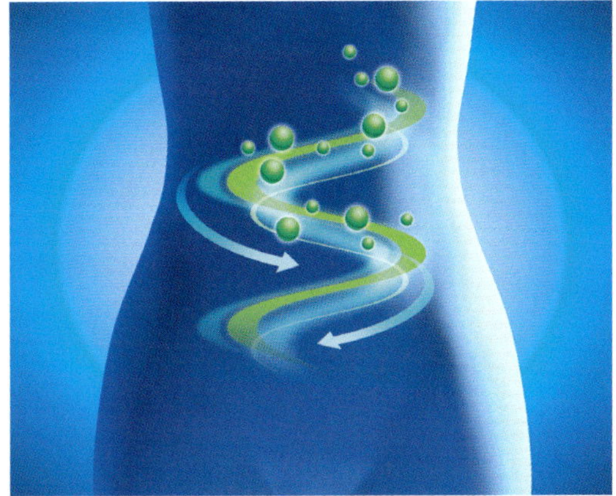

Vitamin D war die Bioverfügbarkeit bei den Patienten mit Morbus Crohn um etwa 30 % verringert. In tierexperimentellen Untersuchungen konnte mehrfach gezeigt werden, dass Vitamin D die Entzündungsaktivität im Darm verringert (siehe Abb. 6.8). Vitamin-D-Mangel begünstigt zudem im Tierversuch die Besiedlung des Darms mit pathogenen Darmbakterien (z. B. Proteusbakterien).

1,25-$(OH)_2$-D regt im Darm die Bildung von Defensinen an. Defensine sind darmeigene Antibiotika, die verhindern, dass Bakterien in die Darmschleimhaut eindringen und ihre Barrierefunktion zerstören. In einer Studie an Patienten mit Morbus Crohn war der Anstieg des 25-OH-D-Spiegels von 20 ng/ml auf über 40 ng/ml durch die tägliche Supplementierung von bis zu 5 000 I. E. Vitamin D mit einer signifikanten Abnahme der Entzündungsaktivität im Darm verbunden. In einer weiteren placebokontrollierten Doppelblindstudie an 108 Patienten mit Morbus Crohn führte die Gabe von 1 200 I. E. Vitamin D im Vergleich zu Placebo zu einer Abnahme der Krankheitsrückfälle von 29 % gegenüber 13 %.

Im Hinblick auf die Häufigkeit eines Vitamin-D-Mangels bei Patienten mit chronisch entzündlichen Darmerkrankungen sollte grundsätzlich der 25-OH-D-Status kontrolliert und entsprechend ausgeglichen werden. Die Entzündung und die Therapie mit Glucocorticoiden können zusätzlich den Vitamin-D-Bedarf erhöhen und das Risiko für Osteoporose steigern.

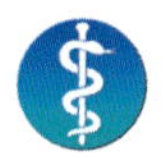

Fallbeispiel:
57-jährige Morbus-Crohn-Patientin mit Kurzdarmsyndrom

Patienten mit Morbus Crohn weisen als Folge einer operativen Entfernung eines Darmabschnittes häufig eine Störung der Vitamin-D-Aufnahme auf. Der Vitamin-D-Mangel kann sich in einer schmerzhaften Knochenerweichung (Osteomalazie), einem Anstieg der Parathormonspiegel (sekundärer Hyperparathyreoidismus) sowie einer ausgeprägten Muskelschwäche äußern. Diese Symptome führen zusätzlich zu einer starken Beeinträchtigung der Lebensqualität der Betroffenen, wie das folgenden Fallbeispiel zeigt.

Es handelt sich um eine 57 Jahre alte Morbus-Crohn-Patientin mit Kurzdarmsyndrom, bei der nach drei Darmresektionen nur noch etwa 60 cm des Dünndarms vorhanden waren. Sie nahm täglich ein Multivitamin mit 400 I. E. Vitamin D3 und war zusätzlich über eine Dauer von 36 Monaten auf eine totale parenterale Ernährung, die zusätzlich täglich 200 I. E. Vitamin D enthielt, angewiesen. Trotz dieser Ersatznahrung mit Vitamin D litt die Patientin unter starken Knochenschmerzen und Muskelschwäche.

Tipp

Wenn Sie von einer chronisch-entzündlichen Darmerkrankung wie Morbus Crohn oder Colitis ulcerosa betroffen sind, dann lassen Sie bei Ihrem Arzt den 25-OH-D-Status kontrollieren. Der 25-OH-D-Spiegel sollte durch die Supplementierung in einen Bereich zwischen 40–60 ng/ml gebracht werden! Die Entzündungsaktivität im Magen-Darm-Trakt kann durch Vitamin D günstig beeinflusst und Nebenwirkungen der Medikation (z. B. Cortison) auf den Knochen und die Muskulatur verringert werden.

Tab. 6.4 Laborwerte der 57-jährige Frau mit Morbus Crohn

Laborparameter	1. Messung	2. Messung (nach 4 Wo.)	Normalbereich
25-OH-D (ng/ml)	7	32	30–60
Parathormon (ng/l)	92	44	12–65
Calcium (mg/dl)	7,8	8,5	8,8–10,8

Die labormedizinische Kontrolle des 25-OH-D-Status ergab mit 7 ng/ml einen ausgeprägten Vitamin-D-Mangel (siehe Tab. 6.4). Daraufhin wurde sie in einem Solarium des Bostoner Universitätsklinikums für die Dauer von sechs Monaten, 3-mal wöchentlich, 10 Minuten lang im Badeanzug mit UV-B-Strahlen behandelt. Nach vier Wochen war der 25-OH-D-Spiegel auf 32 ng/ml angestiegen, der Parathormon-Spiegel auf 44 ng/l gesunken und der Calciumspiegel im Serum auf 8,5 mg/dl angestiegen. Bei Abschluss der UV-B-Therapie nach sechs Monaten lag ihr Vitamin-D-Status im Normalbereich. Ihre Lebensqualität hatte sich entscheidend verbessert. Sie hatte keine Muskelschwäche mehr und auch die Knochen- und Muskelschmerzen waren unter der Lichttherapie im Solarium vollständig abgeklungen.

6.10 Vitamin D und Krebs

Dr. Frank Apperly war einer der ersten Ärzte, die den Zusammenhang zwischen der Menge der pro Jahr getankten Sonnenstrahlen und dem individuellen Erkrankungsrisiko aufdeckten. Er beobachtete Anfang der 1940er Jahre, dass Menschen, die in sonnenreichen Klimazonen leben, ein geringeres Krebsrisiko haben als Menschen in sonnenärmeren Gegenden. Apperly analysierte daraufhin Krebsstatistiken in ganz Nordamerika und Kanada. Dabei stellte sich Folgendes heraus: Im Vergleich zu Städten, die zwischen dem 10. und 30. Breitengrad auf der Nordhalbkugel lagen, war die Krebssterblichkeit in Städten zwischen dem 30. und 40. Breitengrad durchschnittlich um 85 % höher. In Städten zwischen dem 40. und 50. Breitengrad war die Krebssterberate um 118 % höher, und in Städten zwischen dem 50. und 60. Breitengrad war die durchschnittliche Krebssterberate sogar um 150 % höher.

Zahlreiche weitere Studien haben Apperlys Ergebnisse seitdem bestätigt. Laut einer Studie aus dem Jahr 1990, die in der auf Krankheitsprävention spezialisierten Fachzeitschrift Preventive Medicine veröffentlicht wurde, sterben im sonnigen Südwesten der USA lebende Frauen nur knapp halb so oft an Brustkrebs wie Frauen in

Kurzinfo: Vitamin D und Krebs
Vitamin-D-Mangel ist Studien zufolge mit einem deutlich erhöhten Risiko für verschiedene Krebsarten, vor allem für Darm- und Brustkrebs verbunden. Vitamin D stabilisiert in seiner aktiven Form 1,25-$(OH)_2$-D das Immunsystem und wirkt der Entstehung bösartiger Tumoren auf verschiedenen Ebenen entgegen. Die hormonaktive Form 1,25-$(OH)_2$-D des Sonnenvitamins:

- hemmt die unkontrollierte Zellteilung und unterdrückt das Tumorwachstum,
- verringert die Gefäßneubildung im Tumorgewebe,
- schneidet somit den Tumor von der Sauerstoff- und Nährstoffversorgung ab,
- aktiviert Gene, die für die DNA-Reparatur zuständig sind,
- verringert das Risiko der Metastasierung und
- fördert den programmierten Zelltod (Selbstzerstörung) der Krebszelle (Apoptose).

den am wenigsten mit Sonne gesegneten Regionen im Nordosten des Landes. Ein 1992 in der gleichen Zeitschrift erschienener Artikel, der auf der Analyse von 50 Jahre überspannenden epidemiologischen Krebs-Daten basierte, kam zu dem Ergebnis, dass mehr in der Sonne verbrachte Zeit die Zahl der Brust- und Darmkrebstoten um 30 000 oder ein Drittel senken würde.

2001 brachte die renommierte medizinische Fachzeitschrift The Lancet einen Artikel heraus, der den Aufenthalt in der Sonne direkt mit einem geringeren Auftreten von Prostatakrebs in Verbindung brachte. Die Studie zeigte, dass Engländer, die als Kinder Sonnenbrände erlitten hatten, die den Urlaub in sonnigen Ländern verbringen und gerne in der Sonne baden, wesentlich seltener an

Prostatakrebs erkranken. Außerdem waren laut der Studie Männer, die viel Zeit in der Sonne verbrachten, tendenziell später von Prostatakrebs betroffen als diejenigen, die sich nur wenig in der Sonne aufhielten (durchschnittlich mit 67,7 Jahren verglichen mit 72,1 Jahren). Da Prostatakrebs ein sehr langsames Wachstum aufweist, bedeutet diese fünfjährige Verzögerung der Diagnose einen großen Unterschied.

Zwei groß angelegte, 2002 veröffentlichte Studien unterstrichen nochmals den Zusammenhang zwischen Sonnenlicht und Krebsvorbeugung. In der Ausgabe vom April 2002 berichteten Ärzte vom US-amerikanischen, staatlichen Krebsforschungsinstitut National Cancer Institute in der Fachzeitschrift für Arbeits- und Umweltmediziner Occupational and Environmental Medicine, dass beruflich viel im Freien beschäftigte Menschen und die Bewohner sonniger Klimaregionen seltener an Brust- und Darmkrebs sterben. Des Weiteren hatten sie herausgefunden, dass das Risiko, an Eierstock- oder Prostatakrebs zu sterben, in der Nähe des Äquators geringer ist.

Einen Monat zuvor beschrieb ein Wissenschaftler in der Krebs-Fachzeitschrift Cancer, dass das Sonnenlicht für die Prävention einer Reihe von Tumoren der Fortpflanzungsorgane und des Verdauungstrakts verantwortlich ist. Dr. William Grant, der Autor der Studie, zeigte auf, dass im Vergleich zu Einwohnern des US-amerikanischen Südwestens (z. B. Kalifornien) die Menschen in der nordöstlichen Region New England (z. B. Massachusetts) doppelt so häufig an Brust-, Eierstock-, Darm-, Prostata-, Blasen-, Gebärmutter-, Speiseröhren-, Mastdarm- und Magenkrebs erkranken. Anhand der zur Verfügung stehenden Statistiken stellte Dr. Grant Berechnungen an, dass allein im Jahr 2002 die unzureichende Sonnenexposition bei 85 000 Amerikanern an einer Krebserkrankung schuld war und 30 000 das Leben gekostet hat, was nicht

INFO

In einer Studie an älteren Personen aus Großbritannien führte die Supplementierung von 100 000 I. E. Vitamin D alle vier Monate zu einer signifikanten Reduktion der allgemeinen Krebssterblichkeit von 14 %.

Einfluss des Sonnenvitamins auf die verschiedenen Stadien der Krebsentwicklung (hypothetisches Modell)

Phase/Stadium	Diagramm	Einfluss von 1,25-$(OH)_2$-D auf den Zellstoffwechsel
Gesunder Vitamin D-Status (25-OH-D: 40-60 ng/ml bzw. 100-150 nmol/l)		**Zustand:** Zellen befinden sich im gesunden festen Zell-Verbund und haben eine normale Zellteilungsrate. Die lokale Synthese von 1,25-$(OH)_2$-D sorgt für einen intakten Zell-Zell-Verband, normaler Informationsaustausch zwischen den Zellen und verhindert mit Hilfe eines Selbstzerstörungsprogramms der Zellen (Apoptose) ein unkontrolliertes Wachstum bzw. eine krebsige Entartung.
1. Mit zunehmendem Abfall des Vitamin D-Status wird die Zellgesundheit gestört.		**Zustand:** Zell-Verbund lockert sich und die Zellen rücken leicht auseinander. Der zelluläre Informationsaustausch wird gestört. Ein guter 25-OH-D-Status könnte über 1,25-$(OH)_2$-D den intakten und festen Zellverbund wiederherstellen.
2. Beginn der krebsigen Entartung		**Zustand:** Auftreten von DNA-Veränderungen, eine gelockerte Zelle kann sich unkontrolliert teilen. Ein guter 25-OH-D-Status könnte über 1,25-$(OH)_2$-D den Zellverbund wiederherstellen und das unkontrollierte Zellwachstum eindämmen.
3. Vermehrung der wuchernden Zellen		**Zustand:** Rasche Teilung und aggressive Vermehrung der Zellen unter Bildung eines lokalen Tumors. Ein guter 25-OH-D-Status könnte über 1,25-$(OH)_2$-D das Selbstzerstörungsprogramm in diesen Zellen auslösen und damit die unkontrollierte Zellwucherung hemmen.
4.1. Überwucherung und Durchdringen der Basalmembran		**Zustand:** Die sich rasch vermehrenden Zellen durchbrechen die Basalmembran des Zellverbundes und befallen das angrenzende Gewebe. 1,25-$(OH)_2$-D könnte das Selbstzerstörungsprogramm in diesen Zellen auslösen und damit die unkontrollierte Zellwucherung und die Ausbreitung ins Gewebe hemmen.

Abb. 6.9 Einfluss des Sonnenvitamins auf die verschiedenen Stadien der Krebsentwicklung (hypothetisches Modell)

Phase/Stadium	Diagramm	Einfluss von 1,25-$(OH)_2$-D auf den Zellstoffwechsel
4.2. Weitere Überwucherung und Einwachsen ins Bindegewebe	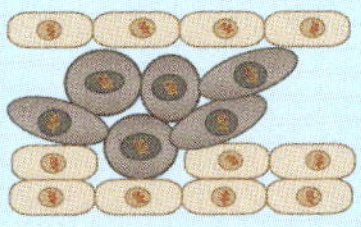	**Zustand:** Die entarteten Zellen vermehren sich weiter und wachsen in das angrenzende Bindegewebe ein. 1,25-$(OH)_2$-D könnte die unkontrollierte Überwucherung und die Ausbreitung ins Gewebe hemmen und die intakten Verbindungen zwischen den Krebszellen wiederherstellen.
4.3. Weitere Überwucherung und Einbruch ins Lymphsystem	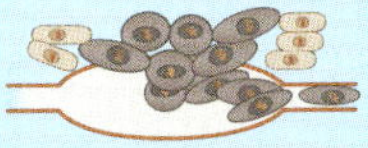	**Zustand:** Die entarteten Zellen wachsen weiter und brechen in die Lymphgefäße ein. Über die Lymphgefäße wandern sie in die Leber, Lunge und Gehirn. Das Tumorgewebe verschafft sich somit Zugriff auf die Blutgefäße und durchbricht die Organgrenzen. 1,25-$(OH)_2$-D könnte die intakten Zellverbindungen wiederherstellen, das Wachstum der Krebszellen dämpfen und den Einbruch in die Lymphgefäße verhindern.
5. Metastasenbildung	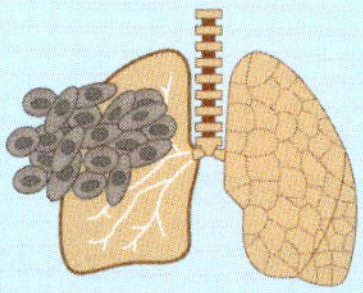	**Zustand:** Absiedlungen von Krebszellen in anderen Organen, z.B. Lunge. Falls in diesen Organen noch intakte Vitamin D-Rezeptoren vorhanden sind, könnte 1,25-$(OH)_2$-D die intakten Zellverbindungen wiederherstellen, das Wachstum der Krebszellen und die Gefäßneubildung im Tumorgewebe (Angiogenese) reduzieren. Selbst in diesem Stadium könnte 1,25-$(OH)_2$-D die entarteten Zellen wieder in Richtung reguläres Verhalten bringen.
6. Wachstumsstillstand	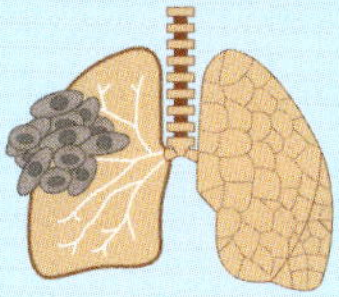	**Zustand:** Anstieg der 25-OH-D-Spiegel auf sommerliche Werte und Verbesserung des Vitamin D-Status verlangsamt das Wachstum der bösartigen Zellen. 1,25-$(OH)_2$-D kann die intakten Zellverbindungen wiederherstellen und das Wachstum der Krebszellen eindämmen.
7. Umwandlung, Ruhezustand	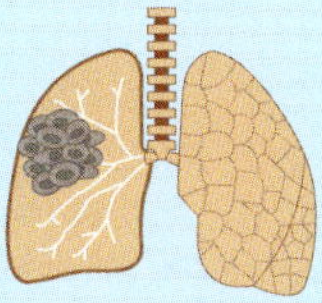	**Zustand:** Durch eine vorübergehende Umwandlung geraten die aggressiven Tumorzellen in einen Ruhezustand. Die Aufrechterhaltung normaler 25-OH-D-Werte im Blut würde über die Wirkung von 1,25-$(OH)_2$-D den Ruhezustand der Krebszellen unterstützen. Ein Vitamin D-Mangel begünstigt dagegen das Wachstum der bösartigen Zellen und die Metastasierung.

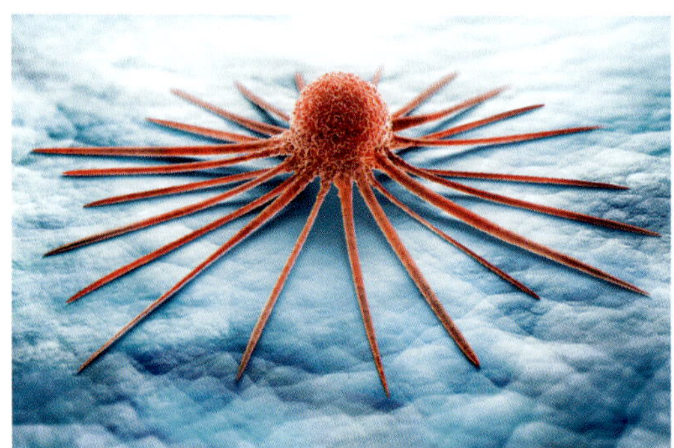

passiert wäre, wenn jeder in den USA so viel Sonnenschein abbekommen würde, wie die Menschen im Südwesten. Ähnliche Beobachtungen wurden von Grant in europäischen Ländern gemacht.

Wie sieht es jedoch mit der Zunahme an Hautkrebsfällen (Melanome und andere Hauttumore) aus, die unweigerlich durch diese zusätzlich in der Sonne verbrachte Zeit entstehen würden? Gemäß Dr. William Grants Berechnungen beträgt die Anzahl der zusätzlichen Hautkrebstoten 3 000 – und obwohl diese Zahl tragisch und zu hoch ist, ist sie dennoch viel kleiner als die Zahl der Toten, die gestorben sind, weil sie sich **nicht genug** in der Sonne aufgehalten haben.

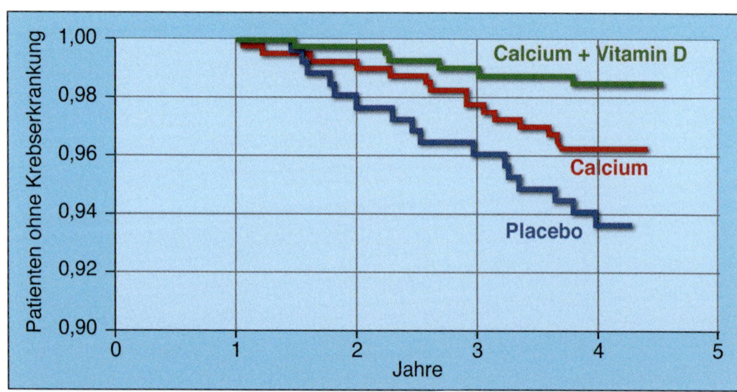

Abb. 6.10 Bei 1179 postmenopausalen Frauen im Alter von über 55 Jahren wurde über einen Zeitraum von vier Jahren der Einfluss von Calcium + Vitamin D, nur Calcium bzw. Placebo auf das Krebsrisiko erfasst. Zum Studienende war in der Calcium-Vitamin-D-Gruppe das Neuauftreten von Krebs im Vergleich zur Placebogruppe um 77 % vermindert. In der Calcium-Gruppe war das Risiko nur um 42 % gesenkt.

Vitamin D schützt vor Krebs
In einer placebokontrollierten Doppelblindstudie an 1 179 postmenopausalen Frauen im Alter von über 55 Jahren wurde der Einfluss von 1 400 mg Calcium, der Kombination von 1 400 mg Calcium und 1 100 I. E. Vitamin D oder Placebo auf das Krebsrisiko über einen Zeitraum von vier Jahren erfasst. Unter der Kombination von Calcium und Vitamin D stieg der 25-OH-D-Spiegel von 28,7 ng/ml auf 38,4 ng/ml an. In den beiden anderen Gruppen blieb der Vitamin-D-Status unverändert. Nach Ablauf der vier Jahre war in der Calcium-Vitamin-D-Gruppe im Vergleich zur Placebogruppe das Neuauftreten von Krebs um 77 % reduziert worden. In der Calcium-Gruppe alleine war das Risiko nur um 42 % gesenkt worden. Die Unterschiede zwischen der Calcium-Gruppe und der Calcium-Vitamin-D-Gruppe waren signifikant.

Die Ergebnisse sind ein klarer klinischer Beleg, dass Vitamin D bei Frauen tatsächlich vor Krebs schützt! Diese Studie hat bereits dazu geführt, dass die Kanadische Krebsgesellschaft eine generelle Empfehlung zur Vitamin-D-Supplementierung zur Krebsprophylaxe ausgesprochen hat.

Einige Krebsarten hängen eng mit dem Geschlecht zusammen. Brustkrebs bekommen vor allem Frauen. An Prostatakrebs können nur Männer erkranken. Sowohl auf Brust- als auch auf Prostatakrebs hat die Sonnenexposition einen großen Einfluss. Dies wollen wir im Folgenden näher betrachten.

6.10.1 Brustkrebs und Vitamin D

Brustkrebs ist sowohl in Europa als auch in USA die häufigste Krebsneuerkrankung bei Frauen. In Deutschland erkranken pro

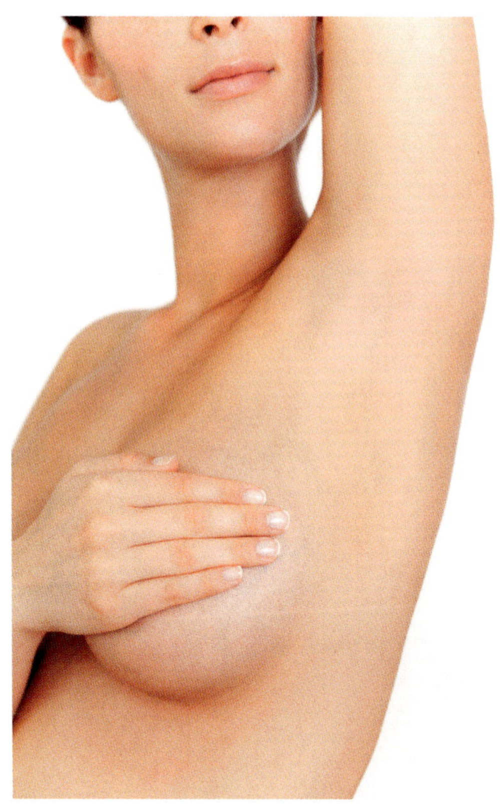

Jahr 57000 Frauen an Brustkrebs. An die 17500 Frauen versterben pro Jahr hierzulande an den Folgen. In den USA liegt die jährliche Neuerkrankungsrate für Brustkrebs bei etwa 214000 Frauen. Mehr als 40000 Frauen versterben pro Jahr an Brustkrebs, womit dieser Tumor nach den Herz-Kreislauf-Erkrankungen auch in den USA die zweithäufigste Todesursache bei Frauen ist. Für die über 50000 deutschen und 200000 amerikanischen Frauen, die jedes Jahr diese Diagnose erhalten, ergeben sich nicht nur körperliche Folgen, sondern auch emotionale. Die mit Brustkrebs einhergehenden Konsequenzen für das Selbstwertgefühl können äußerst schwerwiegend sein.

Im Mai 1999 veröffentlichte Dr. Ester John in der medizinischen Fachzeitschrift Cancer Epidemiology, Biomarkers & Prevention eine bahnbrechende Studie. Die Grundlage dieser Studie bildete eine sorgfältige Analyse der Brustkrebsstatistiken, die im Rahmen der National Health and Nutrition Examination Survey, einer groß angelegten statistischen Untersuchung der US-amerikanischen Bevölkerung hinsichtlich Gesundheit, Ernährung u.a., erstellt wurden. Die Ergebnisse gewährten außerordentliche Einblicke in die Zusammenhänge zwischen Sonnenlichtexposition und Brustkrebs. Die Autoren kamen zu dem definitiven Schluss, dass Sonnenlicht und eine Vitamin-D-reiche Ernährung das Brustkrebsrisiko deutlich senken.

Die Untersuchung von John und ihren Mitarbeitern zeigt, dass allein eine höhere Sonnenlichtexposition die Neuerkrankungsrate und die Sterberate bei Brustkrebs in den USA potenziell um 35–75 % senken könnte. Das würde eine Abnahme der Neuerkrankten um jährlich 70 000–150 000 Fälle bedeuten. 17 500–37 500 Todesfälle könnten im gleichen Zeitraum verhindert werden. Vorsichtig geschätzt könnten durch eine längere Sonnenlichtexposition jährlich insgesamt an die 100 000 Neuerkrankungen an Brustkrebs und um die 27 500 Todesfälle durch Brustkrebs vermieden werden. Würde man eine höhere Sonnenlichtexposition mit einer Vitamin-D-reichen Ernährung oder der Einnahme von Vitamin-D-Präparaten kombinieren könnte man die Zahlen zur Brustkrebsprävention und zur Verringerung der Sterblichkeit auf 150 000

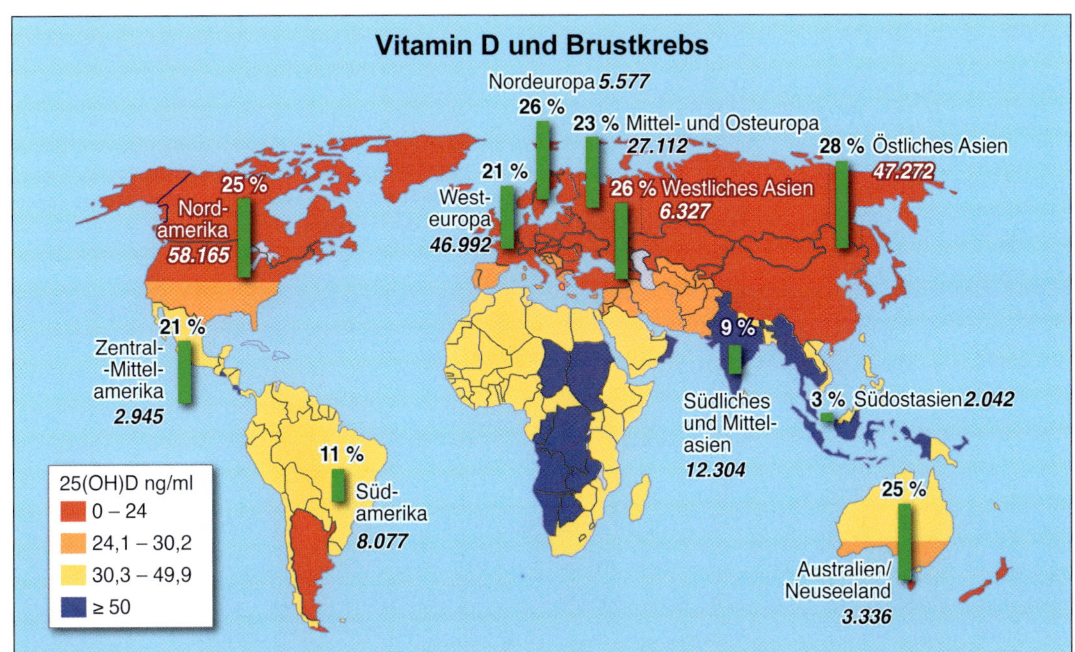

Abb. 6.11 Nach Schätzungen könnten weltweit über 220 000 Neuerkrankungen an Brustkrebs pro Jahr vermieden werden, wenn man in allen Regionen der Erde den 25-OH-D-Status auf 40–60 ng/ml anheben würde. Die Zahl 220 000 ergibt sich aus der Summe der jeweils bei den Regionen genannten Zahlen.

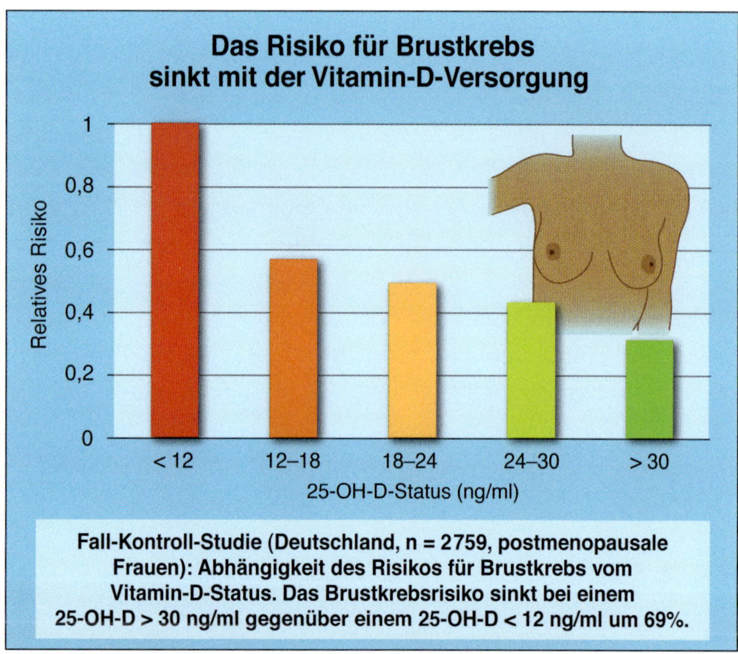

Abb. 6.12 Vitamin-D-Status und Brustkrebsrisiko

bzw. 38 000 erhöhen. Auf der Grundlage seiner Studienergebnisse schätzt Dr. William Grant, dass die zu geringe Sonnenexposition in Europa für etwa 25 % der Todesfälle durch Brustkrebs verantwortlich ist.

Die Begeisterung, die ein neu erfundenes Medikament auslösen würde, das solche Erfolge vorzuweisen hätte, ist kaum vorstellbar! Wie sieht es aber mit der Hautkrebsrate aus? Würde sie infolge des vermehrten Aufenthalts in der Sonne nicht ansteigen? Dieser Frage wollen wir im Folgenden nachgehen. Etwa 500 Frauen sterben jedes Jahr an Hautkrebs (ohne Melanome). Anhand der oben aufgeführten Statistik, dass 27 500 Frauen an Brustkrebs sterben, weil sie zu wenig mit Sonnenlicht in Kontakt gekommen sind, lässt sich folgende Rechnung aufstellen: Es sterben für jede Frau, die vorzeitig an den Folgen von zu viel Sonne verstirbt, 55 Frauen, weil sie nicht genug in der Sonne waren.

In einer Studie des deutschen Krebsforschungszentrum in Heidelberg an 2 759 postmenopausalen Frauen im Alter von 50–74 Jahren, zeigte sich, dass eine gute Vitamin-D-Versorgung (25-OH-D > 30 ng/ml) gegenüber einem ausgeprägten Vitamin-D-Mangel (25-OH-D < 12 ng/ml) das Risiko für Brustkrebs um 69 % reduziert (siehe Abb. 6.12)

6.10.2 Prostatakrebs und Vitamin D

Nur Herzinfarkte und Lungenkrebs töten mehr Männer als Prostatakrebs, der jedes Jahr allein in den USA mehr als 50 000 Tote fordert. Einer von vier Männern, die an Prostatakrebs erkranken, verstirbt daran. Damit ist dieser Tumor einer der tödlichsten überhaupt. Zum Vergleich: Am Melanom verstirbt einer von sieben Betroffenen, an den Nicht-Melanom-Tumoren der Haut einer von 800, und an Basalzellkarzinomen (die 80 % aller Nicht-Melanom-Hauttumore ausmachen) einer von 2 600. An Prostatakrebs sterben jedes Jahr 50 000 Amerikaner – mehr als zehnmal so viele wie am Melanom.

Prostatakrebs ist auch deshalb bei Männern so gefürchtet, weil die chirurgische Behandlung dieses Tumors häufig Impotenz zur Folge hat. Eine in der Ausgabe des Lancet vom August 2001 veröffentlichte Untersuchung lieferte den Nachweis, dass das Risiko, an Prostatakrebs zu erkranken, in direktem Zusammenhang mit dem Aufenthalt in der Sonne steht. Für die Studie wurden die untersuchten Männer in vier Gruppen aufgeteilt, je nach Sonnenlichtmenge, der sie ausgesetzt gewesen waren. Das Viertel (Quartil) der Studienteilnehmer mit der geringsten Sonnenscheindauer bekam dreimal häufiger Prostatakrebs als diejenigen im Quartil mit dem meisten Sonnenkontakt. Das Ergebnis lautete, dass diejenigen im sonnenreichsten Quartil ihr Risiko für Prostatakrebs um 66 % reduziert hatten. Auch diejenigen im zweiten und dritten Quartil liefen erheblich weniger Gefahr, an Prostatakrebs zu erkranken, als das Quartil mit der geringsten Sonnenexposition.

Angesichts der Tatsache, dass nur ca. 600 Männer jedes Jahr vorzeitig an Hauttumoren (ohne Melanome) sterben, dafür aber 37 000 Männer jedes Jahr frühzeitig wegen Prostatakrebs den Tod finden, lautet die Schlussfolgerung: Es sterben für jeden Mann, der vorzeitig an den Folgen von **zu viel** UV-Strahlung verstirbt, 55 Männer, weil sie **nicht genug** in der Sonne waren. Selbst bei zusätzlicher Berücksichtigung des Melanoms, bei dem Sonnenstrahlen nur einen von vielen Risikofaktoren darstellen, fällt das Ergebnis immer noch einseitig aus, mit einem Verhältnis von etwa 10:1.

Prostatakrebs ist bei Männern so gefürchtet, weil die chirurgische Behandlung dieses Tumors häufig Impotenz zur Folge hat.

Vitamin D hemmt die Entwicklung und das Wachstum von Prostatazellen. In einer Untersuchung an 19 000 Männern in Finnland fand sich bei 25-OH-D-Spiegeln < 16 ng/ml eine um 70 % höheres Risiko an einem Prostatakarzinom zu erkranken als bei 25-OH-D-Spiegeln > 16 ng/ml. Für jüngere Männer vor der Andropause war unter den genannten 25-OH-D-Spiegeln das Risiko für Prostatakrebs 3,5-mal höher. Die Häufigkeit für einen invasiven Krebs lag sogar 6,3-mal höher. Vitamin D scheint vor allem vor der Andropause, wenn die Androgenspiegel im Blut höher sind, eine protektive Wirkung vor Prostatakrebs zu haben. Eine weitere Untersuchung dieser Arbeitsgruppe von 200 000 Blutproben aus Finnland,

Norwegen und Schweden ergab, dass sowohl niedrige als auch hohe 25-OH-D-Spiegel mit einem höheren Risiko für Prostatakrebs verbunden sind. In der Prostate, Lung, Colorectal and Overian (PLCO) Cancer-Screening-Studie wurde allerdings kein Hinweis auf ein erhöhtes Risiko für aggressiven Prostatakrebs bei hohen 25-OH-D-Werten gefunden.

Das prostataspezifische Antigen (PSA) gilt als etablierter Tumormarker der Prostata und ist bei der Vorsorgeuntersuchung ein wesentlicher Bestandteil. Das prostataspezifische Antigen (PSA) ist ein Eiweiß, das von der Prostata des Mannes gebildet wird und in hoher Konzentration im Sekret der Prostata enthalten ist. Das Prostatakarzinomgewebe gibt in der Regel mehr PSA in das Blut ab als gesundes Gewebe. Der PSA-Wert im Blut gibt somit einen Hinweis auf das Vorliegen und die Aktivität eines Prostatakarzinoms. Gegenwärtig werden etwa 75 % aller asymptomatischen Prostatakarzinome PSA-basiert gefunden. Je höher der PSA-Wert angestiegen ist, umso größer ist die Wahrscheinlichkeit für ein Prostatakarzinom. In einer Pilotstudie führte die tägliche Supplementierung von 2 000 I. E. Vitamin D über einen Zeitraum von 25 Monaten bei Patienten mit asymptomatischem Prostatakarzinom zu einer statistisch signifikanten Verlangsamung der PSA-Anstiegsrate nach 21 Monaten. Die mittlere PSA-Verdopplungszeit wurde von 14,3 Monaten vor Beginn der Supplementierung von Vitamin D auf 25 Monate nach Beginn der Supplementierung verlängert. Insgesamt konnte bei den Männern ein um 50 % verminderter Anstieg der PSA-Werte festgestellt werden.

Unter Berücksichtigung einer aktuellen Metaanalyse aus dem Jahr 2011, ist die Datenlage zu Vitamin D in der Prävention und Therapie des Prostatakarzinoms insgesamt nicht so eindeutig und umfassend wie beim Brustkrebs oder Darmkrebs. Hier werden die kommenden Jahre weitere und verlässliche Daten liefern müssen.

6.10.3 Darmkrebs und Vitamin D

Tumore des Dickdarms und der benachbarten Körperregionen, die auch als kolorektale Karzinome bezeichnet werden, treffen sowohl Männer als auch Frauen. Wie Brustkrebs und Prostatakrebs sind sie viel häufiger und auch viel aggressiver als Hauttumore. Untersuchungen von Dr. William Grant zufolge ist die Wahrscheinlichkeit, an Darmkrebs zu versterben, dreimal geringer, wenn sich der 25-OH-D-Spiegel im Blut auf einem gesunden Niveau befindet. Der Dickdarmkrebs ist unter den Krebserkrankungen die zweithäufigste Todesursache in Deutschland. Jeder 20. Bundesbürger erkrankt daran. Männer und Frauen sind nahezu gleich häufig betroffen. Die Mehrzahl dieser Karzinome tritt nach dem 50. Lebensjahr auf. In seltenen Fällen auch früher, wobei es sich dann meist um vererbte Formen handelt.

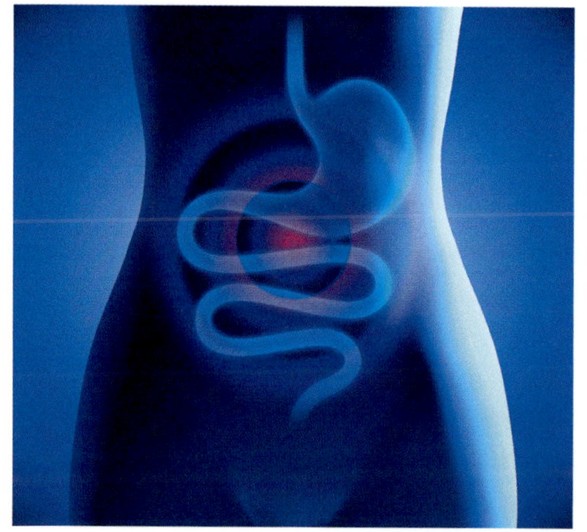

Der überwiegende Anteil der Karzinome entsteht aus primär gutartigen Schleimhautwucherungen, den sogenannten Polypen. Je größer die Polypen werden, desto größer wird die Gefahr, dass in den Polypen Krebs entsteht. Dieser Krebs überwuchert dann das gesunde Gewebe, wächst in die Tiefe und streut Tochtergeschwülste, sogenannte Metastasen in die Lymphknoten oder andere Organe. Je früher ein Polyp entdeckt und entfernt wird, desto geringer ist das Risiko, dass dieser Krebs entsteht. Selten entsteht ein Darmkrebs auch ohne Polypen, etwa bei entzündlichen Darmerkrankungen (z. B. Colitis ulcerosa).

Im Jahr 2007 publizierte Professor Gorham eine Metaanalyse von fünf Studien über die Wirkung von Vitamin D auf die Entstehung von Dickdarmkrebs. Studienteilnehmer mit gutem Vitamin-D-Status (25-OH-D ≥ 33 ng/ml) hatten gegenüber Teilnehmern mit einem ausgeprägten Vitamin-D-Mangel (25-OH-D ≤ 12 ng/ml) ein um 50 % verringertes Risiko für Darmkrebs (siehe Abb. 6.13). Nach diesen Studien ist die Supplementierung von 1 000–2 000 I.E. Vitamin D pro Tag, in der Lage das Risiko für Darmkrebs deutlich zu senken.

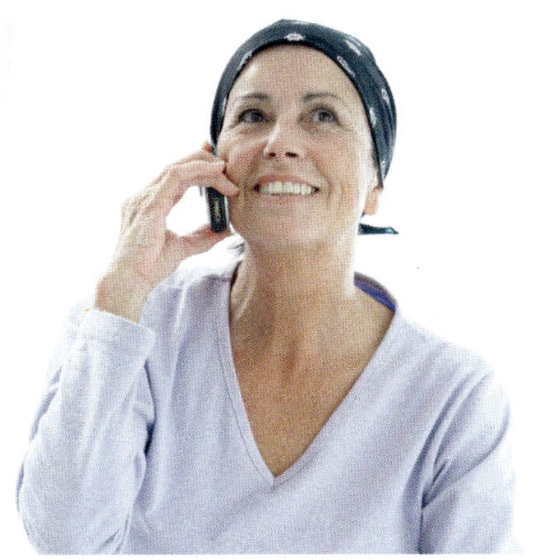

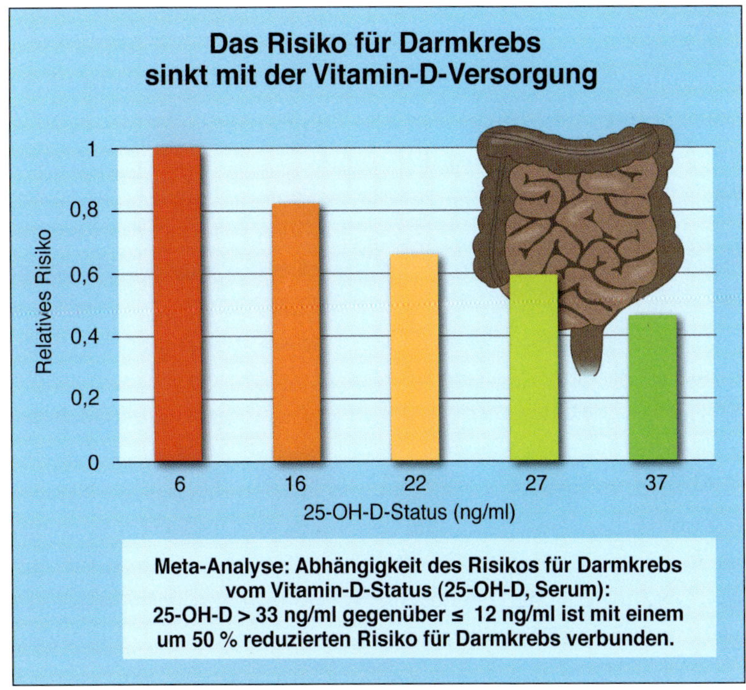

Abb. 6.13 Vitamin-D-Status und Darmkrebsrisiko

Brust- und Darmkrebs in Zusammenhang mit Vitamin D
Nach einer Auswertung verschiedener Studien aus dem Jahre 2009 von Professor Garland und Professor Gorham könnten in den USA und Kanada pro Jahr durch die bevölkerungsweite Anhebung des Vitamin-D-Status (25-OH-D) auf 40–60 ng/ml (100–150 ng/ml) etwa 58 000 Neuerkrankungen an Brustkrebs und etwa 49 000 Neuerkrankungen an Darmkrebs verhindert werden. Auch die Sterblichkeitsrate an diesen Krebsarten könnte um Dreiviertel verringert werden.

6.10.4 Hautkrebs und Vitamin D

Die Haut spielt als Hormonfabrik eine wichtige Rolle, insbesondere durch die große Bedeutung der kutanen Vitamin-D-Synthese unter Sonnenlichteinwirkung. Das Sonnenvitamin ist bedeutend für den Calcium- und Knochenstoffwechsel sowie für die Prävention von Krebs und anderen Erkrankungen. Gleichzeitig ist intensive Sonnenlichtexposition der wesentliche Faktor bei der Entstehung von Hautkrebs. Nach heutigem Kenntnisstand überwiegen bei einer maßvollen UV-Exposition die protektiven gegenüber den mutagenen Effekten. Ein Polymorphismus des Vitamin-D-Rezeptor-Gens ist mit einer ungünstigen Prognose beim sogenannten schwarzen Hautkrebs verbunden. Studien zeigen, dass ein guter 25-OH-D-Status die Überlebenszeit von Patienten mit malignem Melanom verbessert. In einer aktuellen Studie der Universität Homburg Saar von Professor Reichrath mit 162 Patienten mit Melanom war ein guter 25-OH-D-Status (24,4–59,6 ng/ml) gegenüber einem ausgeprägten Mangel (4–9,8 ng/ml) mit einer um 115 Monate (= 9,5 Jahre) längeren Überlebenszeit verbunden ($p = 0{,}049$).

6.10.5 Vitamin D in der Krebstherapie

Eine mangelhafte Versorgung mit Vitamin D (25-OH-D < 30 ng/ml) findet sich besonders häufig bei Krebspatienten. Ein Vitamin-D-Mangel kann den Verlauf einer Krebserkrankung (z. B. Brustkrebs) nachteilig beeinflussen, die Effektivität tumordestruktiver Maßnahmen (Chemotherapie, Strahlentherapie) stören und die Lebensqualität der Betroffenen Patienten verringern. Bereits am Tag der Diagnose sollte bei jedem Krebspatienten der 25-OH-D-Status kontrolliert und entsprechend normalisiert werden.

In einer aktuellen Studie beobachteten kanadische Wissenschaftler vom Mount Sinai Hospital in Toronto den Krankheitsverlauf von 512 Frauen mit Brustkrebs etwa zwölf Jahre lang, von 1997–2008. Das Durchschnittsalter der Frauen betrug bei Diagnosestellung 50,4 Jahre. 37,5 % der Patientinnen mit Brustkrebs hatten bei Diagnosestellung einen ausgeprägten Vitamin-D-Mangel (25 OH D < 20 ng/ml). Nur 24 % der betroffenen Frauen hatten einen normalen Vitamin-D-Status (25-OH-D > 29 ng/ml). Ein Vitamin-D-Mangel war mit dem Auftreten aggressiverer Brustkrebsformen verbunden. Nach zwölf Jahren war bei Frauen mit einem Vitamin-D-Mangel das Risiko für eine Metastasierung gegenüber denjenigen mit normalen Vitamin-D-Status um 94 % erhöht. Die Wahrscheinlichkeit vorzeitig an der Erkrankung zu versterben stieg bei einem Vitamin-D-Mangel um 73 %.

Tipp

Bei Krebspatienten sollte grundsätzlich der Vitamin-D-Status bei Diagnosestellung kontrolliert und entsprechend kompensiert werden.

Eine aktuelle Metaanalyse von fünf Studien, die im Fachjournal Anticancer Research veröffentlicht wurde, zeigt, dass Brustkrebspatientinnen mit gutem 25-OH-D-Status (~ 30 ng/ml) gegenüber Patientinnen mit einem niedrigen 25-OH-D-Status (~ 17 ng/ml) nahezu eine doppelt so hohe Wahrscheinlichkeit haben, die Erkrankung zu überleben. Die Wissenschaftler um Professor Cedric Garland untersuchten 77 Studien, von denen fünf Studien die

Kriterien für die Metaanalyse erfüllten und statistisch ausgewertet wurden. Die fünf Studien umfassten 4 443 Brustkrebspatientinnen und wurden zwischen 1966 und 2010 durchgeführt. Die Ergebnisse unterstreichen erneut die Dringlichkeit grundsätzlich bei Krebspatienten, insbesondere Brust- und Darmkrebs, den Vitamin-D-Status routinemäßig zu kontrollieren und entsprechend auszugleichen. Wer noch länger auf weitere Ergebnisse aus Studien zu Vitamin D und Krebs wartet, handelt verantwortungslos den betroffenen Patientinnen und Patienten gegenüber.

In experimentellen Studien unterstützt die hormonaktive Form 1,25-$(OH)_2$-D des Sonnenvitamins die toxische Wirkung von Chemotherapeutika wie Doxorubicin, Docetaxel, Paclitaxel und Cisplatin. In klinischen Untersuchungen mit kleinen Patientenzahlen konnte unter anderem gezeigt werden, dass 1,25-$(OH)_2$-D bei Patienten mit Prostatakarzinom die Ansprechrate auf eine tumordestruktive Therapie mit Docetaxel verbessert.

Eine Reihe der in der medikamentösen Krebstherapie eingesetzten Arzneimittel (z. B. Anthrazykline wie Epirubicin, Doxorubicin oder Taxane wie Docetaxel) kann zusätzlich den Vitamin-D-Abbau fördern und damit sogar das Risiko für eine Knochenschädigung erhöhen. Aromatasehemmer und Tamoxifen sind Medikamente, die zur Therapie von hormonempfindlichem Brustkrebs bei Frauen nach den Wechseljahren eingesetzt werden. Nebenwirkungen dieser Medikamente auf die Knochen und Gelenke können durch die Supplementierung von Vitamin D deutlich verringert werden. Auch die Knochenwirksamkeit der Bisphosphonate kann durch Vitamin D verbessert und gleichzeitig Nebenwirkungen verringert werden (siehe auch Tabelle Arzneimittel und Vitamin D im Anhang).

Fallbeispiel: 59-jährige Patientin mit Brustkrebs

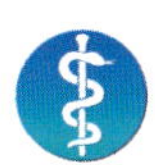

Brustkrebs und Darmkrebs zählen auch in Deutschland zu den häufigsten Krebsarten. Krebspatienten haben oft bei Diagnosestellung und als Folge der Medikation einen ausgeprägten Vitamin-D-Mangel. Amerikanische Fachgesellschaften empfehlen daher grundsätzlich bei jedem Krebspatienten den Vitamin-D-Status zu kontrollieren. Die in der Krebstherapie eingesetzten Medikamente, die sogenannten Chemotherapien, können zum einen den Vitamin-D-Mangel verstärken und zum anderen viele unerwünschte Arzneimittelwirkungen hervorrufen. In erster Linie treten dabei Schäden des blutbildenden Systems, aber auch Nebenwirkungen auf der Haut, den Schleimhäuten und Störungen des Geschmacksempfindens auf. Die durch die Chemotherapie bedingten Nebenwirkungen können die Patienten erheblich belasten und in schweren Fällen eine Unterbrechung des Therapie-Zyklus erforderlich machen. Vitamin D kann dazu beitragen einige dieser Nebenwirkungen abzumildern und dadurch die Effektivität der Krebstherapie zu verbessern, wie die beiden von Dr. Michael Fink dokumentierten Fälle aus dem Journal of Clinical Onocology zeigen (siehe Fallbeispiel).

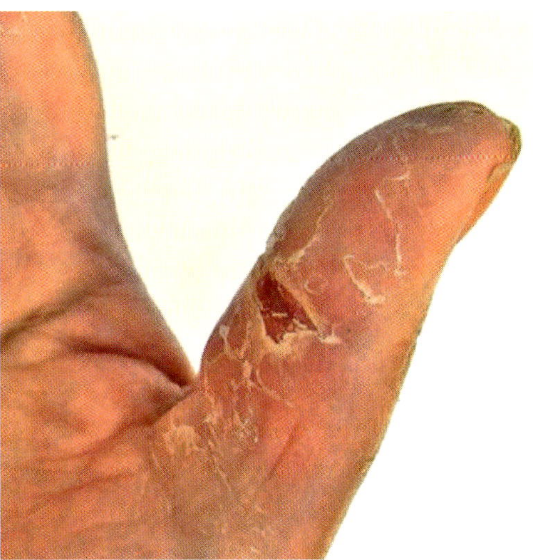

Abb. 6.14 Schmerzhafte Hautrisse an der Beugeseite des Daumens

Januar 2010: Eine 59-jährige Patientin mit Brustkrebs erhält Anfang Januar den ersten Chemotherapie-Zyklus mit Taxotere (Docetaxel), Carboplatin und Herceptin (Schema: TCH).

Februar 2010: Den zweiten Zyklus erhält die Patientin am 9. Februar. Eine Woche nach dem zweiten Zyklus entwickelte sie eine moderate Entzündung

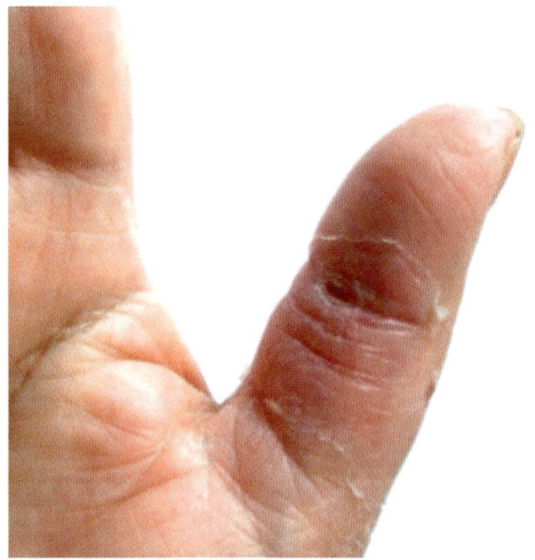

Abb. 6.15 Besserung der Hautläsionen

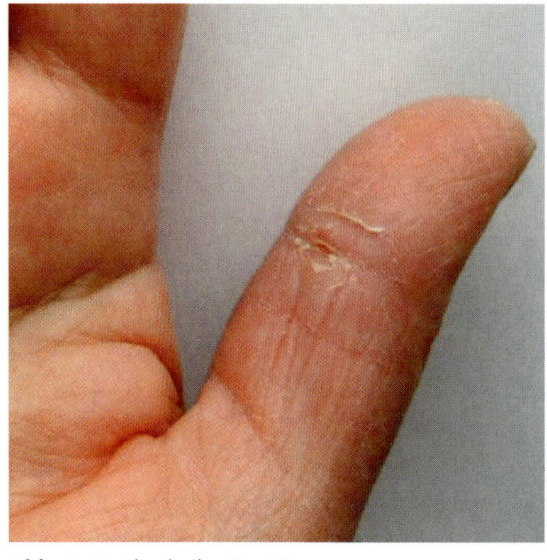

Abb. 6.16 Abgeheilte Hautrisse

der Mundschleimhaut (Stomatitis) und eine Hautentzündung (Dermatitis) an den Fingerspitzen sowie eine ausgeprägte Geschmacksstörung.

März 2010: Der dritte Therapie-Zyklus wird am **2. März** verabreicht.

Am **16. März** kommt die Patientin zu ihrem Arzt und klagt über schmerzhafte Hautrisse an der Beugeseite des Daumens (siehe Abb. 6.14). Die Haut war stark entzündet und hatte sich teilweise sogar abgelöst. Die Patientin betont bei diesem Gespräch, dass die starken Entzündungen und Schäden an den betroffenen Stellen der Haut nicht auf einer mechanischen Belastung (z. B. Putzmittel) beruhen, sondern durch die Therapie verursacht sein müssen. Schon früher wären ihr aber immer wieder im Winter eine rissige Haut seitlich der Fingernägel aufgefallen.

Da es in der Region (Nürnberger Raum) in den vergangenen Monaten wenig Sonne gab, lässt der Arzt den Vitamin-D-Status der Patientin kontrollieren und empfiehlt ihr jeden Tag 2 000 I. E. Vitamin D einzunehmen. Ein 25-OH-D-Spiegel von 6,3 ng/ml (Normbereich: 30–60 ng/ml) bestätigt einen ausgeprägten Vitamin-D-Mangel.

Am **22. März** hatten sich die Hautläsionen der Patientin schon deutlich gebessert (siehe Abb. 6.15), sodass der vierte Therapie-Zyklus am folgenden Tag zeitgerecht und in voller Dosis verabreicht werden konnte.

April 2010: Am 6. April waren die betroffenen Hautstellen unter der Einnahme von täglich 2000 I. E. Vitamin D komplett abgeheilt (siehe Abb. 6.16). Die Entzündung der Mundschleimhaut war komplett abgeklungen und auch die Geschmacksstörungen hatten sich weitgehend zurück gebildet. Auch ein flaches, ca. 3 mm großes Ulkus an der Daumenspitze bildete sich rasch zurück. Der 25-OH-D-Spiegel war unter der Einnahme von 2000 I. E. Vitamin D täglich auf 19,1 ng/ml angestiegen. Zum Erreichen eines normalen Vitamin-D-Status müssen Krebspatienten täglich zwischen 3000 bis 6000 I. E. Vitamin D zuführen.

Fallbeispiel: Patientin mit Pankreaskarzinom

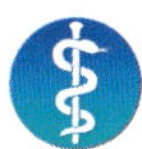

Eine andere Patientin mit Pankreaskarzinom, die mit einer Chemotherapie aus 5-Fluorouracil, Folinsäure und Oxaliplatin behandelt

Nebenwirkungen der Chemotherapie

Docetaxel (Taxotere) ist ein bekannter Auslöser von kutanen Nebenwirkungen. Geschmacksstörungen werden in der Arzneimittelinformation von Docetaxel und Oxaliplatin als »sehr häufig« eingestuft: Über 10 % der damit behandelten Krebspatienten sind betroffen. Eine befriedigende Behandlung dieser Nebenwirkungen existiert bisher nicht. In ausgeprägten Fällen kann sogar eine Unterbrechung der Chemotherapie erforderlich sein. Ein Vitamin-D-Mangel kann Schäden der Schleimhäute und der Haut durch die Chemotherapie mit Docetaxel und Carboplatin begünstigen. Die Supplementierung von Vitamin D wirkt diesen Nebenwirkungen entgegen und hat Studien zufolge auch einen günstigen Einfluss auf den Krankheitsverlauf.

INFO

Nach Dr. Fink sind rissige Haut seitlich der Fingernägel und rissige Hornhaut an den Fersen in der Schulmedizin zu wenig bekannte, aber eindeutige Vitamin-D-Mangelsymptome.

wurde, litt bei einem initialen 25-OH-D-Status von 4,9 ng/ml unter ausgeprägten Geschmacksstörungen. Die Einnahme von täglich 2 000 I. E. Vitamin D führte bereits innerhalb einer Woche zu einer erheblichen Besserung.

TIPP

Wenn Sie von einer Krebserkrankung betroffen sind, sollten Sie bei Ihrem Arzt den 25-OH-D-Status kontrollieren lassen. Der 25-OH-D-Spiegel sollte zwischen 40–60 ng/ml liegen!

6.11 Multiple Sklerose: Kurzschluss im Nervensystem

In Deutschland sind nach aktuellen Schätzungen bis zu 130 000 Menschen von Multipler Sklerose (MS) betroffen, jährlich kommen etwa 3 000 Neuerkrankungen hinzu. Bei Frauen ist die Wahrscheinlichkeit an MS zu erkranken 2–3-mal höher als bei Männern. Multiple Sklerose manifestiert sich im Alter zwischen 15 und 40 Jahren, wobei die Häufigkeit des Auftretens in der 4. Lebensdekade ihren Höchstwert erreicht. Oft verläuft die Erkrankung in Schüben, d. h. in episodischen Krankheitssymptomen, die sich nach einem Zeitraum spontan oder unter der immunmodulierenden Therapie ganz oder teilweise zurückbilden.

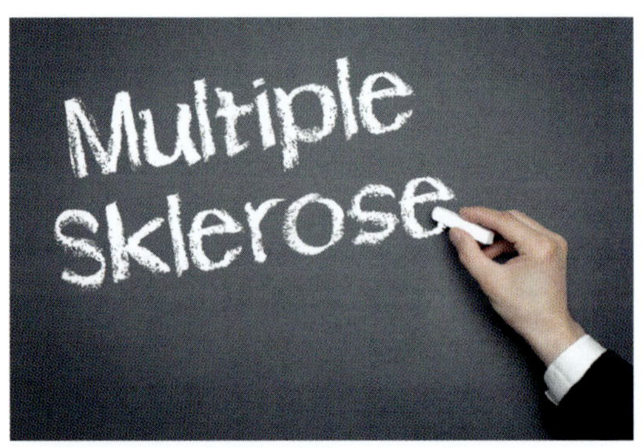

Die Ursachen der Multiplen Sklerose sind nicht vollständig geklärt. Unterschiedliche Faktoren, wie eine genetische Veranlagung, Umwelteinflüsse (z. B. Rauchen), virale Infektionen (z. B. Epstein-Barr-Virus) und Vitamin-D-Mangel werden für die Entgleisung des Immunsystems bei Multipler Sklerose verantwortlich gemacht (siehe Kasten). Während ein intaktes Immunsystem unseren Organismus schützt, greift die körpereigene Abwehr bei MS-Patienten das Nervensystem an. Fehlgesteuerte Immunzellen (z. B.

T-Lymphozyten) überwinden dabei die Blut-Hirn-Schranke und verschaffen sich Zugang zum Gehirn und Rückenmark. Hier attackieren sie die Myelinscheiden, die unsere Nervenzellen wie eine

Faktoren, die bei der Entstehung der Multiplen Sklerose eine Rolle spielen können

- Genetische Veranlagung: Polymorphismen der am Entzündungsstoffwechsel beteiligten Gene.
- Ethnische Zugehörigkeit: Afroamerikaner haben gegenüber Europäern ein signifikant geringeres Erkrankungsrisiko.
- Breitengrad/geografische Verteilung: In äquatorialen Zonen ist die Erkrankung seltener als in nördlichen oder in südlichen Breiten. Menschen, die als Kinder aus MS-reichen Zonen in MS-arme Zonen übersiedeln (z. B. Europa nach Israel) übernehmen das Erkrankungsrisiko des Ziellandes, während ältere Personen die Krankheitshäufigkeit ihres Herkunftslandes behalten.
- Immunschwächender Vitamin-D-Mangel.
- Infektionen: Epstein-Barr-Virus, humanes Herpes-Virus 6. Das Epstein-Barr-Virus verringert die Funktionsfähigkeit des Vitamin-D-Rezeptors.
- Umweltgifte: Pestizide, Insektizide, Quecksilber und andere Schwermetalle.
- Rauchen: Rauchen steigert nach einer Metaanalyse das Erkrankungsrisiko 1,5–1,8-fach, auch die Krankheitsprogression wird durch Rauchen beschleunigt!
- Faktoren, die einen Schub triggern können: Grippe, hormonelle Imbalancen (Insulin), Infektionen des Magen-Darm-Trakts (GIT), Nahrungsmittelintoleranzen, Schlafstörungen.

Arzneimittel bei Multipler Sklerose (Auswahl)

- Schubtherapie: Glucocorticoide (z. B. 1 000–2 000 mg Methylprednisolon i. v. über 3–5 Tage),
- Immunmodulation: Beta-Inferone, Glatirameracetat, Natalizumab, intravenöse Immunglobuline,
- Immunsuppression: Mitoxantron, Azathioprin, Cyclophosphamid,
- Schmerzbehandlung (z. B. Trigeminusneuralgie): Carbamazepin, Gabapentin, Amitriptylin.

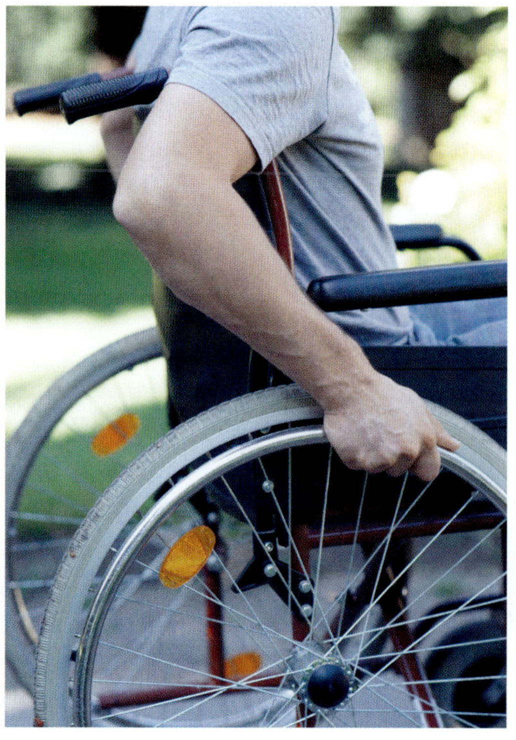

schützende Kabelisolierung umhüllen. Bei der Schädigung dieser Schutzhülle bleiben entzündliche Entmarkungsherde zurück. Dadurch können Nervenimpulse, ähnlich einer defekten Isolation eines Stromkabels, nicht mehr kontrolliert weitergeleitet werden.

Die löchrige Schutzhülle kann Kurzschlüsse oder ganze Stromimpulsausfälle im Nervensystem auslösen. Da die Entmarkungsherde im gesamten ZNS auftreten, geht dieses unheilbare Nervenleiden mit vielfältigen neurologischen Störungen einher. Zu den typischen Anfangssymptomen gehören Sehstörungen (z. B. Doppelbilder) und Sensibilitätsstörungen (z. B. Kribbeln in den Extremitäten). Auch die Beine können plötzlich ihren Dienst versagen. Im fortgeschrittenen Stadium leiden viele unter starker körperlicher und psychischer Ermüdbarkeit (MS-bedingte Fatigue), Blasenschwäche, Depressionen, Gleichgewichtsstörungen, Entzündungen des Sehrnervs, Lähmungen und spastischen Krämpfen.

Zu den primären Zielen der MS-Therapie zählen die Behandlung akuter Entzündungsschübe, die Verminderung der Schubfrequenz und die Verlangsamung der Krankheitsprogression.

Neben dem Einsatz von immunmodulierenden Arzneimitteln (siehe Kasten) können der Krankheitsverlauf und die Lebensqualität der Betroffenen durch den gezielten Einsatz von Vitamin D oder Sonnenlichtexposition verbessert werden.

6.11.1 Vitamin D und Multiple Sklerose

In verschiedenen Untersuchungen wurde ein Breitengrad abhängiger Zusammenhang zwischen einer geringen Sonneneinstrahlung und dem Risiko an Multipler Sklerose zu erkranken, beobachtet. Die Krankheitshäufigkeit scheint zuzunehmen, je weiter entfernt eine Bevölkerungsgruppe vom Äquator lebt. In äquatorialen Regionen geht die MS-Häufigkeit gegen Null, während sie in den feucht kalten Klimazonen nordischer Länder ansteigt. Das MS-Risiko steigt demzufolge mit zunehmendem Breitengrad bei gleichzeitig verminderter Sonnenexposition. Personen, die in Bergregionen leben, eine hohe Vitamin-D-Zufuhr über die Nahrung aufweisen oder Vitamin-D-Supplemente einnehmen, erkranken seltener an Multipler Sklerose.

INFO

Nach statistischen Berechnungen könnten etwa 75 % aller MS-Fälle durch eine ideale Versorgung mit Vitamin D (25-OH-D: > 40 ng/ml) vermieden werden.

Eine mangelhafte Versorgung mit Vitamin D spielt bei der Entwicklung der Multiplen Sklerose eine wichtige Rolle. Verschiedene Studien haben gezeigt, dass über 50 % der MS-Patienten einen ausgeprägten Vitamin-D-Mangel (< 20 ng/ml) aufweisen.

In der Nurses Health Study (Teilnehmer: 92 253 Frauen, Zeitraum: 1980–2000) und in der Nurses Health Study II (Teilnehmer: 95 310 Frauen, Zeitraum: 1991–2001) war das relative Risiko für Frauen, an Multipler Sklerose zu erkranken, bei einer täglichen Einnahme von ≥ 400 I. E. Vitamin D im Vergleich zu den Frauen, die keine Vitamin-D-Präparate einnahmen, um 41 % verringert. Die Auswertung einer großen, 7 Millionen Personen umfassenden Datenbank aktiver US-Militärangehöriger, von denen Blutproben aufbewahrt werden, zeigt dass ein hoher Vitamin-D-Blutspiegel (25-OH-D: 40–60 ng/ml) gegenüber einem Vitamin-D-Mangel (25-OH-D: 6–24 ng/ml) mit einem um 62 % verringerten Risiko verbunden ist, an Multiple Sklerose zu erkranken.

Vitamin D schützt unsere Nervenzellen und sorgt für eine stabile Psyche. Das Risiko für Erkrankungen des Nervensystems, wie Demenz, Depressionen oder Multiple Sklerose wird durch Vitamin D verringert. Bemerkenswert ist, dass man in Untersuchungen an MS-Patienten häufig eine Störung der zellulären Immunantwort findet. Diese äußert sich in einem Ungleichgewicht zwischen den T-Helferzellen vom Typ-1 (Th1) und den T-Helferzellen vom Typ-2 (Th2). Die Aktivität der Th2-Zellen ist dabei verringert, während die Aktivität der Th1-Zellen erhöht ist (Th1 > Th2). Th1-Zellen produzieren bevorzugt entzündungsfördernde Zytokine (z. B. TNF-α), Th2-Zellen unterdrücken dagegen die Entzündung. Vitamin D könnte in seiner hormonaktiven Form das Ungleichgewicht zwischen Th1- und Th-2-Zellen zugunsten der Th2-Zellen ausbalancieren, mit der Folge, dass entzündliche Brandherde gelöscht werden (siehe Abb. 6.17). Im Tiermodell der Multiplen Sklerose verhindert die Gabe von 1,25-$(OH)_2$-D auf diese Weise sowohl den Ausbruch als auch das Voranschreiten der Erkrankung.

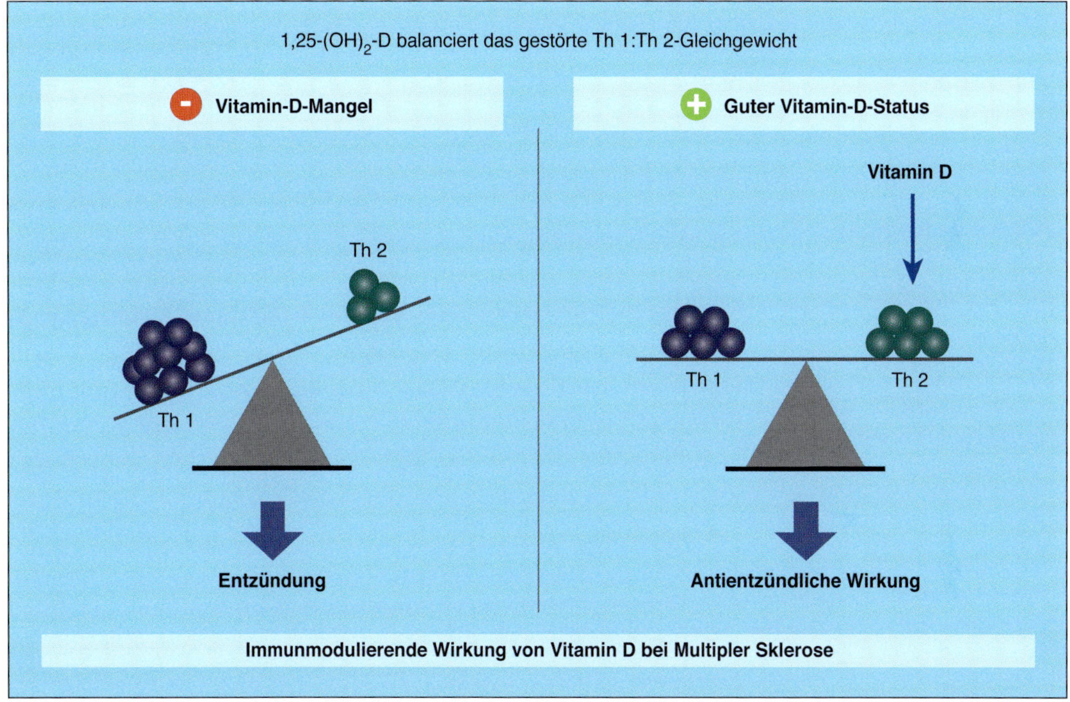

Abb. 6.17 Vitamin D und Multiple Sklerose (Modell)

Die tägliche Einnahme von 5 000 I. E. Vitamin D zusammen mit 16 mg Calcium und 10 mg Magnesium pro kg Körpergewicht über einen Zeitraum von ein bis zwei Jahren reduzierte bei MS-Patienten signifikant die Häufigkeit von Krankheitsschüben. In einer placebokontrollierten Studie führte die Supplementierung von 1 000 I. E. Vitamin D plus 800 mg Calcium bei Patienten mit Multipler Sklerose zu einer Verbesserung des Th1- und Th2-Profils in Richtung einer antientzündlichen Immunlage.

In einer kanadischen Studie an 49 Patienten mit Multipler Sklerose wurde der Einfluss von Vitamin D auf die Schubrate und den Behinderungsgrad über einen Zeitraum von 52 Wochen untersucht. Dabei wurde die Vitamin-D-Gruppe mit aufsteigenden Tagesdosen von 4 000–40 000 I. E. Vitamin D über einen Zeitraum von 28 Wochen behandelt. Im Anschluss erhielten die Patienten für weitere zwölf Wochen 10 000 I. E. Vitamin D pro Tag. Danach wurde Vitamin D langsam ausgeschlichen. Über den gesamten Studienzeitraum erhielten die Patienten täglich 1 200 mg Calcium. Unter Vitamin D sank die Häufigkeit von Krankheitsschüben nach einem Jahr um 41 %. Im Verlauf der Vitamin-D-Therapie ging auch die Anzahl der Entzündungsherde um die Hälfte zurück. Komplikationen oder therapiebedingte Nebenwirkungen traten dabei nicht auf, was zeigt, dass Vitamin D auch in hoher Dosierung gut verträglich ist.

Tipp

Sollten Sie von Multipler Sklerose betroffen sein, lassen Sie bitte Ihren Vitamin-D-Status beim Arzt kontrollieren und entsprechend ausgleichen (25-OH-D-Zielwert: 40–60 ng/ml)!

Beta-Interferone haben sich aufgrund ihrer immunmodulierenden Wirkung vor allem in der Langezeittherapie der schubförmigen Multiplen Sklerose bewährt. In einer aktuellen placebokontrollierten Doppelblindstudie mit 66 MS-Patienten, die neben Beta-Inferon zusätzlich ein Jahr lang mit Vitamin D behandelt wurden, konnte durch das Sonnenvitamin eine signifikante Verringerung der Krankheitsaktivität nachgewiesen werden.

Der 25-OH-D-Status scheint die Aktivität und Progression der Multiplen Sklerose (MS) vor allem im frühen Stadium der Erkrankung zu beeinflussen. Dies berichten aktuell Forscher der Universität Harvard in der Fachzeitschrift JAMA Neurology. Das Team um Professor Ascherio hatte untersucht, ob es eine Verbindung zwischen den Blutspiegeln an 25-OH-D und der Krankheitsaktivität und -progression beim ersten Schub gibt, der die Diagnose Multiple Sklerose nahelegt. Dazu bestimmten sie bei 465 Studienteilnehmern mindestens einmal den 25-OH-D-Spiegel und beobachteten die gesundheitliche Entwicklung der Teilnehmer über einen Zeitraum von fünf Jahren. Am Ende der Studie zeigte sich, dass ein Anstieg des 25-OH-D-Spiegels um durchschnittlich 50 nmol/l bzw. 20 ng/ml innerhalb der ersten 12 Monate nach den ersten Symptomen das Risiko für neue aktive Gehirnläsionen sowie für einen neuen Schub um 57 % verringert. Zusätzlich nahmen die T2-Läsionen um ein Viertel langsamer zu und der jährliche Verlust an Gehirnvolumen verringerte sich. Vor allem bei mit Interferon beta-1b behandelten Patienten mit Multipler Sklerose sind niedrige 25-OH-D-Spiegel im frühen Stadium der Erkrankung ein bedeutender Risikofaktor für eine langfristige erhöhte Aktivität und Progression der Multiplen Sklerose.

Das Sonnenvitamin unterdrückt in seiner hormonaktiven Form 1,25-$(OH)_2$-D die Aktivität der entzündungsfördernden Immunzellen, die Bildung von Entzündungsfaktoren, wie TNF-α, kann die Schubrate bei Multipler Sklerose verringern und die Muskelfunktion bei den Betroffenen verbessern. Auch die unerwünschten Wirkungen der in der Therapie eingesetzten Cortisonpräparate auf den Knochen werden durch Vitamin D verringert.

6.11.2 Vitamin D und Hashimoto-Thyreoiditis

Die Hashimoto-Thyreoiditis ist eine über Jahre verlaufende schmerzlose Entzündung der Schilddrüse mit teilweiser oder vollständiger Zerstörung des Schilddrüsengewebes. Diese Erkrankung basiert auf einem fehlgeleiteten Immunprozess bei dem es zur Bildung von Antikörpern kommt, die sich gegen das körpereigene Schilddrüsengewebe richten und es zerstören. Im Blut der Betroffenen sind vor allem die Antikörper gegen ein Schilddrüsenenzym erhöht, welches an der Produktion von Schilddrüsenhormonen beteiligt ist: Thyreoperoxidase-Antikörper (TPO-AK). Teilweise finden sich auch vermehrt Antikörper gegen ein bestimmtes Schilddrüsenprotein: Thyreoglobulin-Antikörper (TG-AK). Infolge der chronischen Entzündung kann das Schilddrüsengewebe nicht mehr ausreichend die Schilddrüsenhormone Triiodthyronin (T3) und L-Thyroxin (T4) bilden. Es kommt zu einer Schilddrüsenunterfunktion (Hypothyreose).

Die Hashimoto-Thyreoiditis ist heute die häufigste Autoimmunkrankheit. Sie tritt bevorzugt zwischen dem 30. und 50. Lebensjahr auf. Frauen sind etwa zehnmal häufiger betroffen als Männer. Bei Frauen um die 50 wird die Krankheit besonders leicht übersehen. Sie befinden sich meist in den Wechseljahren, daher werden unspezifische Symptome der Schilddrüsenentzündung wie Antriebsschwäche, Ängstlichkeit, Erschöpfung, Depressivität, Gelenkschmerzen, Infektanfälligkeit, Müdigkeit, Schwitzen oder Zyklusstörungen häufig vorschnell den normalen Veränderungen im weiblichen Hormonhaushalt zugeschrieben und als Wechseljahresbeschwerden verkannt. Bei derartigen Beschwerden sollte aber immer auch an die Schilddrüse gedacht werden.

Die Ergebnisse verschiedener Studien belegen, dass Patienten mit Hashimoto-Thyreoiditis im Vergleich zu gesunden Personen signifikant erniedrigten 25-OH-D-Spiegel im Blutserum aufweisen. Dabei steht der Vitamin-D-Mangel im direkten Zusammenhang mit einem Anstieg der Antikörperspiegel (z. B. TPO) sowie der Dauer, Schwere und Progression der entzündlichen Schilddrüsenerkrankung, bis hin zur manifesten Hypothyreose. Einige unspezifische Beschwerden des Vitamin-D-Mangels wie Müdigkeit, Gelenkschmerzen und Leistungsabfall überschneiden sich mit den Symptomen der Hashimoto-Thyreoiditis.

Neben vielen anderen Organen sind auch in der Schilddrüse Rezeptoren für Vitamin-D-Hormon nachgewiesen worden. Störungen des Immunsystems als Folge eines Vitamin-D-Mangels können die entzündlichen Effekte in der Schilddrüse verstärken. Aufgrund seiner immunstärkenden und antientzündlichen Eigenschaften sollte der 25-OH-D-Status durch entsprechende Supplementierung von Vitamin D grundsätzlich bei Patienten mit Hashimoto-Thyreoiditis auf 40–60 ng/ml ausgeglichen werden. Bei Patientinnen mit dieser Autoimmunerkrankung der Schilddrüse ist es auch empfehlenswert, labordiagnostisch zu überprüfen, ob eine Estrogendominanz und ein Progesteronmangel vorliegen. Eine kontrollierte Supplementierung von Vitamin D, Progesteron und L-Thyroxin kann bei Frauen mit Hashimoto-Thyreoiditis das erhöhte Abortrisiko in der Schwangerschaft senken und bei gynäkologischen Problemen wie Zyklusstörungen, Myomen und Endometriose eine deutliche Besserung hervorrufen.

Ein Vitamin-D-Mangel kann entzündliche Prozesse in der Schilddrüse verstärken!

Neben dem Vitamin-D-Haushalt sollte bei Hashimoto-Thyreoiditis in jedem Fall auf einen normalen Selenstatus im Vollblut (Zielwert: 130–155 µg/l) und eine gute Versorgung mit dem Nervenvitamin Vitamin B_{12} geachtet werden. Die Schilddrüse ist auf einen ausgeglichenen Selenhaushalt angewiesen, da sie das selenreichste Organ des Körpers ist. Im Schilddrüsenhormonstoffwechsel entstehen permanent aggressive Wasserstoffperoxide (H_2O_2), die das Schilddrüsengewebe schädigen und Entzündungsprozesse fördern können. Zwei selenabhängige Enzyme schützen das Schilddrüsengewebe vor der zerstörenden Wirkung von H_2O_2: die Glutathion-Peroxidase und die Thioredoxin-Reduktase. Darüber hinaus ist Selen als aktivitätsbestimmender Bestandteil der Deiodase für die Umwandlung und Stoffwechselaktivierung des Schilddrüsenhormons L-Thyroxin (T4) zum Triiodthyronin (T3) verantwortlich. In zahlreichen Studien führte die regelmäßige Supplementierung von Selen (z. B. als Natriumselenit) bei Hashimoto-Thyreoiditis zu einem Rückgang der Antikörpertiter und der Entzündung sowie zu einer Verbesserung der allgemeinen Befindlichkeit. Insbesondere bei Schwangeren mit bereits erhöhten Antikörperspiegeln ist eine adäquate Supplementierung von Selen wichtig, um das Risiko einer Hypothyreose oder einer Postpartum-Thyreoiditis zu senken. Bei der Postpartum-Thyreoiditis handelt es sich um eine Entzündung der Schilddrüse, die einige Monate nach einer Schwangerschaft (lat. postpartum) auftreten kann.

Patienten mit Hashimoto-Thyreoiditis weisen vermehrt auch eine Autoimmunerkrankung des Magen-Darm-Trakts, eine Typ-A-Gastritis auf. Bei der Typ-A-Gastritis bildet der Körper Antikörper gegen bestimmte Zellen in der Magenschleimhaut, die sogenannten Belegzellen. Normalerweise produzieren diese Zellen Magensäure und den Transportfaktor Intrinsic-Faktor. Magensäure und Intrinsic-Faktor sind für die Aufnahme von Vitamin B_{12} aus der Nahrung notwendig. Fehlt der Intrinsic-Faktor kann sich ein Vitamin-B_{12}-Mangel entwickeln. Da ein Vitamin-B_{12}-Mangel zur Hirnatrophie und schweren Nervenschäden führen kann, sollte der Vitamin-B_{12}-Haushalt bei allen Patienten mit Hashimoto-Thyreoiditis in jedem Fall ärztlich abgeklärt und durch orale, hoch dosierte Supplementierung (z. B. 1 000 µg Vitamin B_{12}/Tag) oder intramuskulärer Gabe von Vitamin B_{12} ausgeglichen werden.

6.12 Gynäkologische Beschwerden

Fast jede Frau leidet zeitweise oder regelmäßig unter Regelschmerzen (Dysmenorrhö). Regelschmerzen äußern sich vor allem durch kolikartige Unterleibs- und Rückenschmerzen. Die betroffenen Frauen fühlen sich allgemein unwohl und abgeschlagen. Häufig treten weitere Beschwerden, wie Kopfschmerzen, Durchfall und Übelkeit auf. Die Symptome sind mit einem hohen Leidensdruck verbunden und können das Privat- und Berufsleben der Betroffenen erheblich beeinträchtigen.

Eine allgemeingültige Strategie gegen Regelschmerzen gibt es bisher nicht, dennoch muss keine Frau die unangenehmen Begleiterscheinungen der Regelblutung einfach hinnehmen. Je nach Ursache der Regelschmerzen gibt es viele Möglichkeiten, diese zu behandeln. Liegt den Regelschmerzen keine Erkrankung zugrunde, können schmerzstillende Medikamente (z. B. Ibuprofen) oder krampflösende Wirkstoffe (z. B. Butylscopolamin) die Beschwerden lindern. Aber auch Vitamin D kann auf natürliche Weise Linderung verschaffen.

In Studien wurde beobachtet, dass Frauen, die Vitamin D supplementieren seltener am Prämenstruellen Syndrom leiden. Unter dem Prämenstruellen Syndrom (PMS) versteht man verschiedene körperliche und psychische Beschwerden (z. B. Stimmungsschwankungen, Reizbarkeit, Wassereinlagerungen, Verstopfung), die regelmäßig mehrere Tage vor der Menstruationsblutung beginnen und sich mit dem Eintreten der Blutung wieder bessern.

In einer aktuellen klinischen Studie untersuchten Wissenschaftler die Effekte von Vitamin D auf die Dysmenorrhö. Dabei verabreichten sie 40 betroffenen Frauen mit Regelschmerzen fünf Tage vor dem voraussichtlichen Regelbeginn entweder einmalig 300 000 I. E. Vitamin D oder ein Scheinmedikament (Placebo). Nach zwei Monaten kam es in der Vitamin-D-Gruppe zu einer Schmerzreduktion von 41 %. Am meisten profitierten die Frauen, die zu Studienbeginn über massive Schmerzen klagten. Dagegen konnte in der Placebo-Gruppe keine Schmerzlinderung beobachtet werden. Bemerkenswert war zudem, dass keine Frau aus der Vitamin-D-Gruppe während zwei Monaten ein Schmerzmittel gegen ihre Regelschmerzen einnahm, während in der Placebo-Gruppe 40 % der Frauen von Schmerzmitteln Gebrauch machten. Die einmalige Gabe von 300 000 I. E. Vitamin D, alle zwei Monate, hat sich in dieser Studie als effektiv in der Behandlung von Regelschmerzen erwiesen. Diese Dosis entspricht einer täglichen Einnahme von 5 000 I. E. Vitamin D. Frauen, die häufiger unter gynäkologischen Beschwerden, wie Dysmenorrhö leiden sollten in jedem Fall ihren 25-OH-D-Status beim Arzt überprüfen lassen und einen Mangel durch gezielte Supplementierung ausgleichen.

Vaginaltherapie mit Vitamin D

Patientinnen mit chronischen vaginalen Infekten und Dysplasien können neben der Primärtherapie von einer begleitenden Vaginaltherapie mit Vitamin D profitieren, wie neuste Untersuchungen aus der Gynäkologie zeigen. Die antientzündlichen, antioxidativen sowie immun- und zellwachstumsregulierenden Eigenschaften machen das Sonnenvitamin auch für die vaginale Anwendung interessant, z. B. in der gynäkologischen Praxis bei der Behandlung von Entzündungen der Scheide (bakterielle Kolpitis), der Gebärmutter (Zervizitis) und bei Infektionen mit dem humanpathogenen Papilloma-Virus (HPV). Hierbei wird Vitamin D in Form eines Vitamin-D-haltigen Öls (z. B. 10 Tropfen = 5 000 I. E. Vitamin D pro Tampon) auf einen in Olivenöl getränkten Tampon gegeben, in die Vagina eingeführt und über Nacht einwirken gelassen. Darüber hinaus können auch Vitamin-D-haltige Vaginal-Ovula eingesetzt werden.

In einer Praxisstudie wurden die Daten von 200 Frauen mit chronisch bakterieller Scheideninfektion oder vaginaler Pilzinfektion ausgewertet. Die Betroffenen wurden neben der Primärtherapie angewiesen dreimal pro Woche vor dem Einschlafen ein Vaginalzäpfchen mit Vitamin D einzuführen und über Nacht einwirken zu lassen (Dosierung: 12 500 I. E. Vitamin D pro Suppositorium, 3 × pro Woche, 6 Wochen lang). Bei der Kontrolluntersuchung nach etwa 8 Wochen zeigte sich bei den meisten Frauen je nach Vorbefund ein guter bis sehr guter Therapieerfolg in Bezug auf die Verringerung der gynäkologischen Beschwerden.

Neben HPV-Infektionen und Entzündungen der Scheide wird Vitamin D vaginal auch bei Endometriose und Beckenbodenschwäche eingesetzt. Dabei wird die vaginale Vitamin-D-Behandlung je nach Hormonstatus auch mit Progesteron oder Estradiol kombiniert. Vitamin D wird über die Vaginalschleimhaut gut resorbiert. Dementsprechend steigt der 25-OH-D-Status im Blutserum unter der vaginalen Anwendung von Vitamin D an. Als Folge des verbesserten 25-OH-D-Serumspiegels ist von einer verbesserten Vitamin-D-Versorgung der Vagina, des Uterus, der Blase, des Rektums und des Beckenbodens auszugehen. Darüber hinaus bietet sich bei Frauen die vaginale und rektale Anwendung von Vitamin D zur Vorbeugung, komplementären Therapie und in der Nachsorge kolorektaler Karzinome, des Zervix-, Korpus-, Ovarial- und Blasenkarzinoms an. Möglicherweise gilt dies auch für Männer in Bezug auf die rektale Anwendung von Vitamin D zur Vorbeugung, komplementären Therapie und in der Nachsorge kolorektaler Karzinome, des Prostata- und Blasenkarzinoms.

6.13 Psoriasis

In Deutschland sind etwa 2 Millionen Menschen von Psoriasis betroffen, einer in Schüben verlaufenden chronisch-entzündlichen Hauterkrankung. Typische Symptome sind dicke rote Hautflecken, die mit silbrig-grauen Schuppen bedeckt sind. Diese unansehlichen Hautflecken, die auch Plaques genannt werden, jucken manchmal und können zusätzlich brennen. Die Psoriasis tritt vor allem an den Ellenbogen, der Kopfhaut, den Knien, dem unteren Rücken, den Handflächen und den Fußsohlen auf, kann aber im schlimmsten Fall den gesamten Körper betreffen. Zum Teil sind auch die Mundschleimhaut, die Finger- und Fußnägel befallen. Etwa 15 % der Patienten mit Psoriasis leiden an einer Gelenkentzündung, die eine verstümmelnde Form der Arthritis, die sogenannte *Arthritis psoriatica* hervorrufen kann.

Normalerweise unterliegen gesunde Hautzellen einem geordneten Wachstums- und Teilungsprozess. Bei Psoriasis jedoch gerät die Zellproduktion außer Kontrolle. Die Neubildung der Haut, verläuft sozusagen im Zeitraffer. In den betroffenen Arealen wächst die Haut innerhalb von etwa 3–4 Tagen nach, wozu normale Haut etwa 28 Tage benötigen würde. In der Folge verdickt die Haut, und es bilden sich scharf begrenzte, silbrig-grau glänzende, entzündete und gerötete Hautflecken.

In der Regel wird die Psoriasis zu den Autoimmunerkrankungen gerechnet. Die Ursache für die überschießende Hautreaktion wird unter anderem mit einer Fehlsteuerung des Immunsystems erklärt, welches sich gegen Bereiche des eigenen Körpers richtet. Eine Hypothese geht davon aus, dass dabei eine durch T-Zellen vermittelte Autoimmunreaktion mit der vermehrten Bildung von entzündlichen Botenstoffen eine wesentliche Rolle spielt. Das eigentliche Problem dürfte aber mit einem Defekt in den Hautzellen selbst beginnen. Dieser Defekt führt zu einer unkontrollierten Zellerneuerung. Erst wenn die Hautzellen mit ihrer überschießenden Hautproduktion begonnen haben, wird das Autoimmunsystem alarmiert und greift ein, wodurch sich das Problem zuspitzt. Mit anderen Worten: bei der Psoriasis erfolgt die Autoimmunreaktion sekundär auf das ursprüngliche Problem in den Hautzellen.

Lange bevor Ärzte feststellten, dass bei Psoriasis eine Therapie mit Vitamin D hilfreich sein kann, wussten die Betroffenen, dass sich ihr Hautbild durch Sonnenlichtexposition besserte. Sonnenbaden gehörte schon immer zu den bewährten Hausmitteln gegen Psoriasis. Die ersten Therapieversuche mit Vitamin D gehen bis in die 1930er Jahre zurück. Die Renaissance für Vitamin D begann 1985, als man über die Abheilung der Psoriasis bei einer Patientin berichtete, die aufgrund einer Osteoporose mit 1-OH-Vitamin D_3 oral behandelt wurde. In den folgenden Jahren hat sich dann in klinischen Studien die lokale Behandlung mit 1,25-$(OH)_2$-D (z. B. 3 µg Calcitriol/g Salbe) als effektive Therapieform herauskristallisiert.

Die Keratinozyten – die Horn bildenden Zellen der Epidermis – besitzen Rezeptoren für 1,25-$(OH)_2$-D, die hormonaktive Form des Sonnenvitamins. Über die Wechselwirkung mit Vitamin-D-Rezeptoren hat 1,25-$(OH)_2$-D eine regulierende Wirkung auf das gesunde Wachstum, die Teilung und die Regeneration von Hautzellen.1,25-$(OH)_2$-D beugt hierüber der ungesunden Zellproduktion, wie sie für Psoriasis typisch ist, vor und hält entzündliche Prozesse in der Haut in Schach. Bemerkenswert ist, dass auch die Hautzellen über die enzymatische Maschinerie verfügen, 25-OH-D zu 1,25-$(OH)_2$-D zu aktivieren.

Die lokale Behandlung mit einer 1,25-$(OH)_2$-D-haltigen Salbe, die auf die betroffenen Hautstellen aufgetragen wird, kann die Symptome der Psoriasis drastisch verringern und hat sich mittlerweile als Standardtherapie etabliert. Die Patienten tragen die 1,25-$(OH)_2$-D-haltige Salbe 6–8 Wochen lang zweimal täglich auf und haben damit überwiegend gute Therapieerfolge. Diese Therapie kann auch mit anderen Therapien kombiniert werden (z. B. UVB-Strahlen).

6.14 Neurodermitis

Die Häufigkeit der Neurodermitis ist in den vergangenen zehn Jahren sprunghaft angestiegen. Nach aktuellen Schätzungen sind bereits 3 % der Erwachsenen und bis zu 20 % der Kinder in Deutschland von dieser chronischen und in der Regel in Schüben verlaufenden Hauterkrankung betroffen. Bis zu 60 % der betroffenen Kinder entwickeln durch einen »Etagenwechsel« später allergisches Asthma. Studien an Kindern mit Neurodermitis zeigen, dass der gezielte Einsatz von immunmodulierend und antientzündlich wirkenden Mikronährstoffen, wie Selen, die Symptome (z. B. Entzündung, Juckreiz) lindern sowie den Krankheitsverlauf positiv beeinflussen kann. Auch das Risiko einer Verlagerung hin zum Asthma kann verringert werden. Mittlerweile liegen auch schon die ersten Studien mit Vitamin D an Patienten mit Neurodermitis vor.

Das komplexe Krankheitsgeschehen der Neurodermitis dürfte auf einem Zusammenspiel von genetischen Faktoren, Störungen des Immunsystems, und Umwelteinflüssen beruhen. Eine wesentliche Rolle spielt die erbliche Neigung des Immunsystems auf Allergene aus der Nahrung (z. B. Steinobst) und Umweltstoffe (z. B. Pollen) überempfindlich zu reagieren. Diese Veranlagung bezeichnet man auch als Atopie. Atopische Erkrankungen äußern sich vor allem auf der Haut (z. B. Neurodermitis) und an den Schleimhäuten der

Atemwege (z. B. allergisches Asthma) und des Verdauungstrakts, also überall dort, wo der Körper mit der Umwelt in Kontakt kommt.

Infolge der gestörten Flora und Schutzbarriere der Haut äußert sich die Neurodermitis durch eine sehr empfindliche und trockene Haut, durch flächenhafte Rötungen, nässende Knötchen und starken Juckreiz (siehe Abb. 6.18). Betroffene Hautstellen sind vor allem die Armbeugen, die Kniekehlen sowie die Hals- und Gesichtspartien. Die Bedeutung von Provokationsfaktoren ist individuell sehr unterschiedlich. Das Aufdecken von Provokationsfaktoren und deren Meidung bzw. Verringerung ist ein wichtiger Teil des individuellen Behandlungsplans.

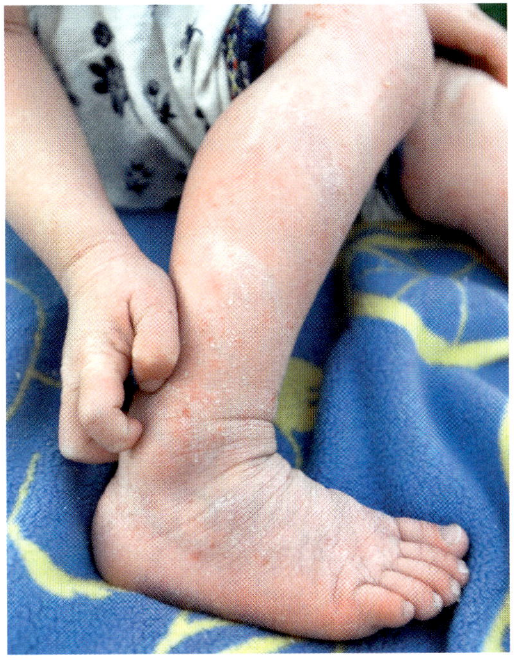

Abb. 6.18 Neurodermitis

Vitamin D hat bei Neurodermitis eine regulierende Funktion auf die gestörte Aktivität der Immunzellen, die bei den entzündlichen Prozessen in der Haut eine Rolle spielen. In einer doppelblinden, randomiserten und placebokontrollierten Studie erhielten 60 Patienten mit Neurodermitis über einen Zeitraum von 60 Tagen täglich 1 600 I. E. Vitamin D oder ein Placebo. Dabei trat unter der Einnahme von Vitamin D im Vergleich zur Placebogruppe eine erhebliche Verbesserung des Krankheitsbildes auf.

6.15 Osteoporose und Pflegebedürftigkeit

Die Osteoporose ist eine Erkrankung des Knochenskeletts, die sich über viele Jahre unbemerkt entwickelt. Sie zählt laut Weltgesund-

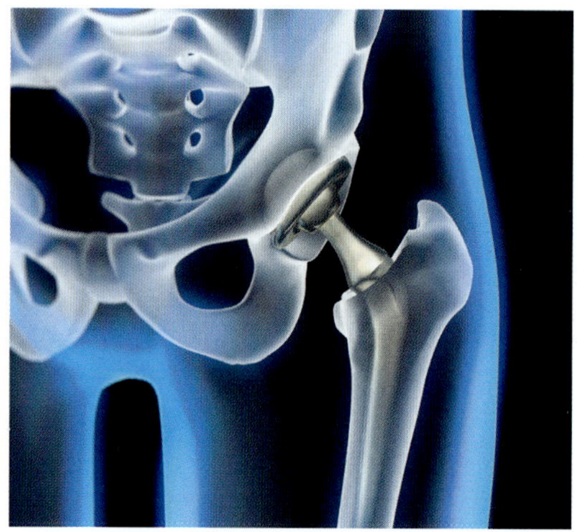

heitsorganisation zu den zehn bedeutendsten Volkskrankheiten, und ihre Häufigkeit wird nach Ansicht von Experten in den nächsten Jahren dramatisch zunehmen.

Medizinisch wird die Osteoporose als eine Skeletterkrankung mit verminderter Knochenmasse und geschwächter Knochenstruktur definiert. In manchen Fällen geben chronische Rückenbeschwerden und Erschütterungsschmerzen die ersten Hinweise. Äußerlich sichtbare Zeichen der Osteoporose sind ein beginnender Rundrücken (Witwenbuckel) sowie eine starke Ab-

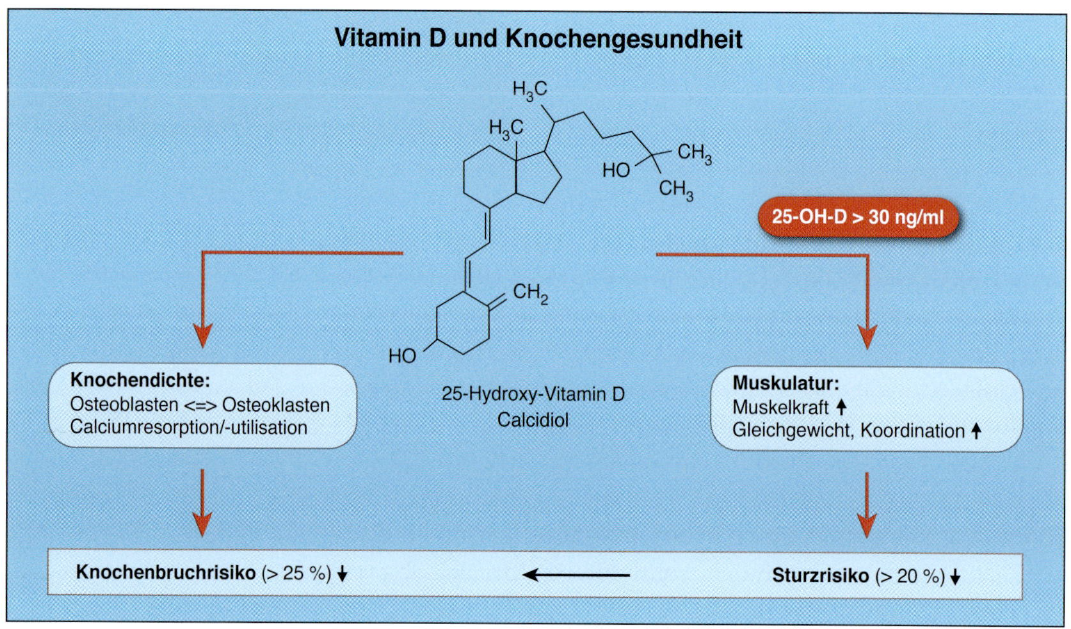

Abb. 6.19 Vitamin D und Knochengesundheit

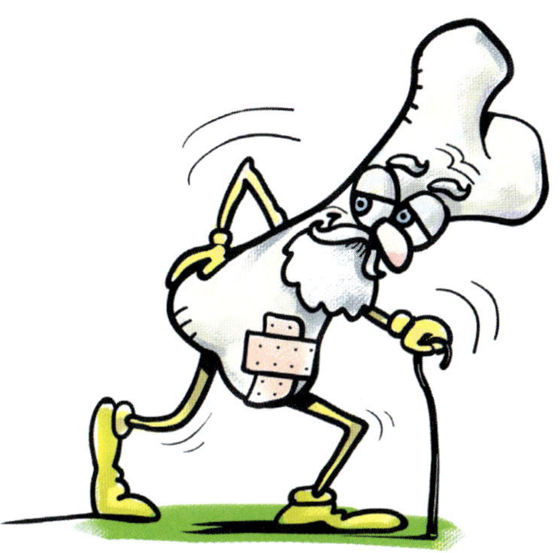

nahme der Körpergröße. Bei den Betroffenen kann schon ein geringer Stoß oder ein leichter Aufprall zu Knochenbrüchen führen. Besonders bruchgefährdet sind die Wirbelkörper, das Becken und der Oberschenkelhals. Skelettdeformationen können auch Veränderungen der Muskeln, Sehnen und Bänder hervorrufen. Muskelverspannungen, Gleichgewichts- und Koordinationsstörungen sind die Folge (siehe Abb. 6.19).

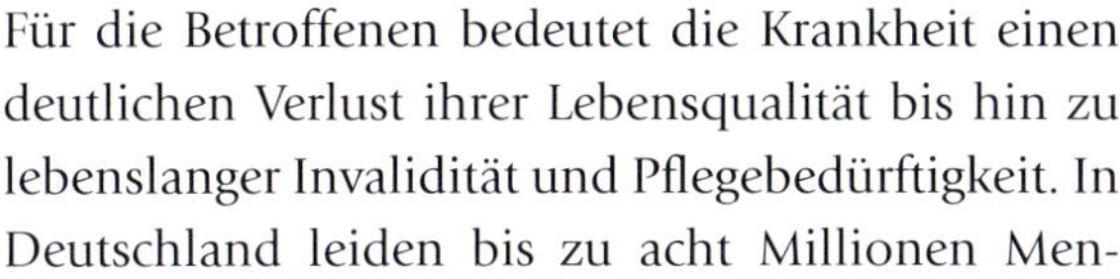

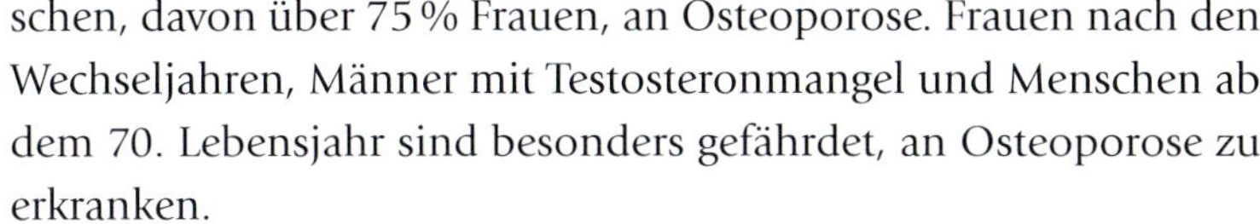

Für die Betroffenen bedeutet die Krankheit einen deutlichen Verlust ihrer Lebensqualität bis hin zu lebenslanger Invalidität und Pflegebedürftigkeit. In Deutschland leiden bis zu acht Millionen Menschen, davon über 75 % Frauen, an Osteoporose. Frauen nach den Wechseljahren, Männer mit Testosteronmangel und Menschen ab dem 70. Lebensjahr sind besonders gefährdet, an Osteoporose zu erkranken.

Calcium ist quantitativ der wichtigste Baustoff für unsere Knochen. In den Knochen eines gesunden Erwachsenen befinden sich etwa 1 200 Gramm des Mineralstoffs. Das sind etwa 99 % des Gesamtkörperbestandes an Calcium. Die tägliche Calciumversorgung der Deutschen ist mit durchschnittlich 600 Milligramm eindeutig zu gering. Der Bedarf von täglich 1 000 Milligramm Calcium wird von den wenigsten erreicht. Als optimal gelten für Kinder im Alter zwischen 2 und 8 Jahren 1 600 Milligramm Calcium pro Tag, im Alter zwischen 9 und 17 Jahren immer noch etwa 1 200 Milligramm. Calcium aus der Nahrung sowie in Form von Nahrungsergänzungsmitteln sollte immer über den Tag verteilt eingenommen werden.

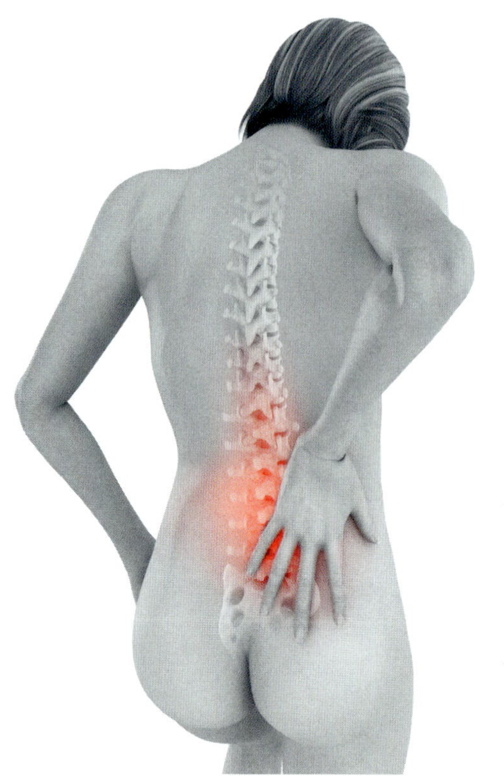

Verschiedene Studien belegen, dass Calcium zusammen mit Vitamin D den Knochenstoffwechsel verbessert. Eine Studie mit 247 Frauen nach den Wechseljahren zeigte, dass eine Ergänzung mit täglich 500 mg Calcium und, entweder 100 I. E. oder 700 I. E. Vitamin D über eine Dauer von zwei Jahren, den Verlust der Knochendichte im Hüftbereich nur in der Gruppe verlangsamen konnte, die täglich 700 I. E. Vitamin D einnahm. Die tägliche Supplementierung älterer Männer und Frauen mit 500 mg Calcium und 700 I. E. Vitamin D über einen Zeitraum von drei Jahren konnten den Verlust der Knochendichte im Hüft- und Wirbelsäulenbereich verringern sowie auch die Häufigkeit der sonstigen Frakturen. Eine weitere Analyse dieser Studie ergab, dass beim Absetzen der Calcium- und Vitamin-D-Präparate die bessere Knochendichte innerhalb von zwei Jahren verloren ging.

Die Supplementierung von täglich 800 I. E. Vitamin D und 1 200 mg Calcium über eine Dauer von drei Jahren reduzierte die Häufigkeit von Hüftfrakturen bei älteren französischen Frauen. Außerdem konnte die Supplementierung von 100 000 I. E. Vitamin D, einmal alle vier Monate (etwa 800 I. E. am Tag) über die Dauer von fünf Jahren, bei älteren Erwachsenen aus Großbritannien, das Risiko einer osteoporotischen Fraktur um 33 % im Vergleich zum Placebo senken.

Grundvoraussetzung für die optimale Aufnahme und gesunde Verwertung des Calciums ist ein 25-OH-D-Status von ≥ 32 ng/ml (≥ 80 nmol/l). Vitamin D ist sozusagen der Schlüssel, der Calcium die Tür zum Knochen öffnet. Denn es fördert die Calciumaufnahme aus dem Darm und unterstützt den Calciumeinbau in die Knochen. Ohne Vitamin D kann der Körper das Knochenmineral nicht richtig verwerten!

In der neusten Metaanalyse aus dem New England Journal of Medicine wurden die Originaldaten von 30 011 Studienteilnehmern aus 11 Doppelblindstudien zusammengefasst. Die klassische Intent-to-treat-Analyse der 30 011 Personen zeigte eine statistisch nicht signifikante Verringerung der Hüftfrakturen um 10 %. Als man jedoch den Effekt in Abhängigkeit von den tatsächlich eingenommenen Vitamin-D-Mengen untersuchte, zeigte sich in der Gruppe mit der höchsten Dosierung (792–2 000 I. E. Vitamin D/Tag; im Median: 800 I. E. Vitamin D/Tag) eine statistisch signifikante Reduktion der Hüftfrakturen um 30 %, verglichen mit den Personen der Kontrollgruppe. Bei jenen Personen, die pro Tag weniger als 792 I. E. Vitamin D supplementierten war keine statistisch signifikante Reduktion der Hüftfrakturen nachweisbar. Eine vergleichbare Dosis-Wirkungsabhängigkeit war für alle nichtvertebralen Frakturen nachweisbar. Die Subgruppenanalyse zeigte in allen Altersgruppen, bei zu Hause lebenden Senioren und bei Senioren im Pflegeheim mit der höchsten Vitamin-D-Dosierung eine signifikante Reduktion der Frakturen. Die Ergebnisse einer Knochenbiopsie-Studie an 675 Patienten geben einen Schwellenwert der 25-OH-D-Spiegel ≥ 75 nmol/l bzw. ≥ 30 ng/ml als Zielwert für einen gesunden Knochenstoffwechsel an, ab dem keine Mineralisationsstörungen mehr nachweisbar sind.

Neben einer positiven Wirkung auf die Knochendichte hat Vitamin D einen unmittelbaren, stärkenden Effekt auf die Muskulatur, was neben einer Begünstigung des Calciumeinstroms in die Muskelzelle durch eine rezeptorvermittelte Stimulation der Muskelproteinsynthese erklärt wird. Möglicherweise ist dieser Zusatzef-

INFO

Die am 25-OH-D-Status orientierte Supplementierung von Vitamin D_3 ist eine wichtige präventivmedizinische Strategie, um die Knochengesundheit in allen Altersstufen zu fördern sowie das Fraktur- und Sturzrisiko bei älteren Menschen zu vermindern. Die Supplementierung sollte sich im Hinblick auf die ossäre Wirkung und intestinale Calciumresorption an einem 25-OH-D-Status von >75 nmol/l bzw. >30 ng/ml orientieren, dies gilt insbesondere in der Pharmakotherapie der Osteoporose, bei der unter anderem auch Bisphosphonate eingesetzt werden.

fekt für die Frakturreduktion unter der Supplementierung von Vitamin D entscheidend, da Stürze der primäre Risikofaktor für Frakturen sind. Dies untermauern auch Studienergebnisse, wonach es bereits nach 2–3 Monaten der Supplementierung von Vitamin D zu einer signifikanten Reduktion des Sturzrisikos kommt, die Muskulatur also sehr schnell auf eine Vitamin-D-Zufuhr reagiert, und dass sich die Frakturreduktion bereits nach etwa 6 Monaten bemerkbar macht. In der Reanalyse einer 2009 publizierten Metaanalyse von 8 doppelblinden und randomisierten Studien mit einer hochwertigen Sturzerfassung, zeigte Vitamin D über alle Studien hinweg einen Benefit (Odds Ratio = 0,73). Zudem konnte die Relevanz der Vitamin-D-Dosierung auch bezüglich der Sturzreduktion bestätigt werden: In der höheren Dosis (700–1 000 I.E. Vitamin D/Tag) reduzierte Vitamin D das Sturzrisiko um 34 % (Odds Ratio = 0,66), während in der niedrigeren Dosierung keine Sturzreduktion auftrat.

Das Sonnenvitamin stärkt nicht nur die Knochen, sondern kräftigt auch die Muskulatur. Eine gute Versorgung mit Vitamin D senkt das Sturzrisiko und das Risiko für eine Oberschenkelhalsfraktur im Alter erheblich. Eine unzureichende Versorgung mit Vitamin D steigert bei Personen über 65 Jahren zudem das Risiko für frühzeitige Pflegebedürftigkeit und Einweisung in ein Altenheim (siehe Abb. 6.20).

Vor dem Hintergrund, dass die Fähigkeit zur Vitamin-D-Synthese durch die dünner werdende Haut im Alter nachlässt und sich ältere Menschen weniger im Freien aufhalten, empfehlen wir älteren Menschen 1–2-mal im Jahr ihren Vitamin-D-Status (25-OH-D ng/ml) beim Hausarzt kontrollieren zu lassen und bei unzureichender Versorgung (25-OH-D < 30 ng/ml) durch gezielte Einnahme von Vitamin D (z. B. 3 000 I. E./Tag) auszugleichen.

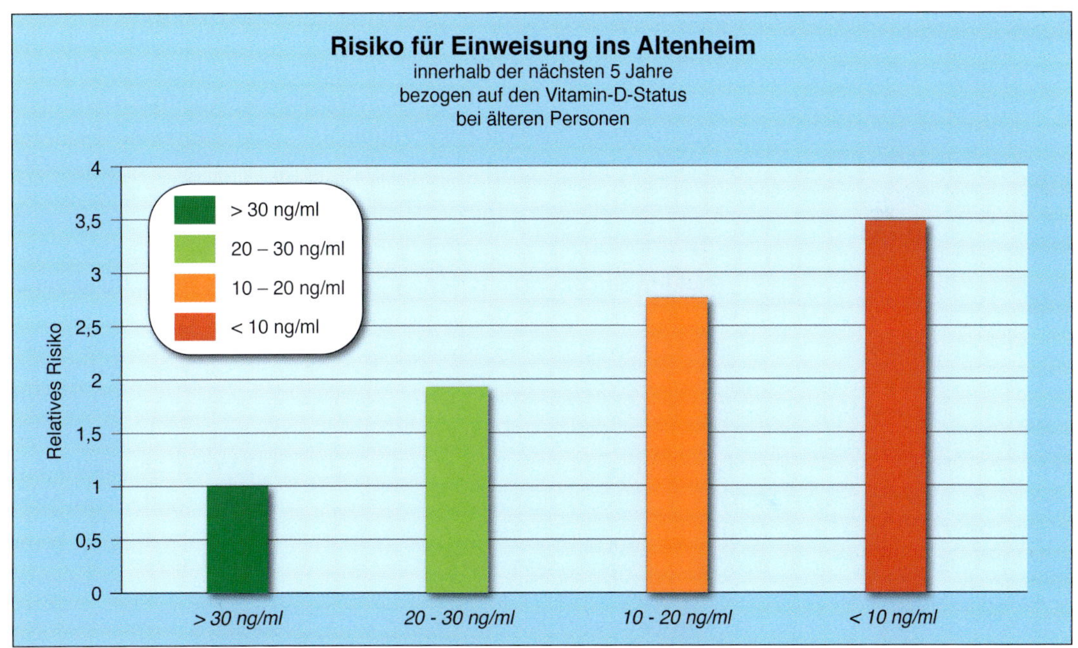

Abb. 6.20 Vitamin D und Pflegebedürftigkeit

6.16 Vitamin D und Vitamin K

Die Produktion von Blutgerinnungsfaktoren ist von Vitamin K abhängig (K = Koagulation). Demnach kann ein Mangel an Vitamin K zu Blutungen führen. Lange Zeit dachte man, dass die Regulation der Blutgerinnung die einzige Funktion dieses Vitamins ist. Aktuelle Erkenntnisse zeigen jedoch, dass Vitamin K nicht nur die Blutgerinnung steuert, sondern auch die Knochen- und Gefäßgesundheit fördert und somit vor Erkrankungen wie Osteoporose und Arteriosklerose schützt. Möglicherweise kann Vitamin K hierüber die positiven Effekte von Vitamin D auf den Knochen- und Gefäßstoffwechsel unterstützen.

Vitamin K aktiviert durch die Übertragung von Carboxyl-Gruppen Vitamin-K-abhängige Proteine. Darunter sind vor allem das Knochenprotein Osteocalcin und das Gefäßprotein Matrix-Gla-Protein zu nennen. Das von Osteoblasten (→ Knochen) und Odontoblasten (→ Zahn) synthetisierte Osteocalcin ist das häufigste nicht kollagene Knochenmatrixprotein. Carboxyliertes Osteocalcin (cO) unterstützt die Calciumverwertung im Knochen sowie einen gesunden Knochenstoffwechsel (siehe Abb. 6.21). Erhöhte Spiegel

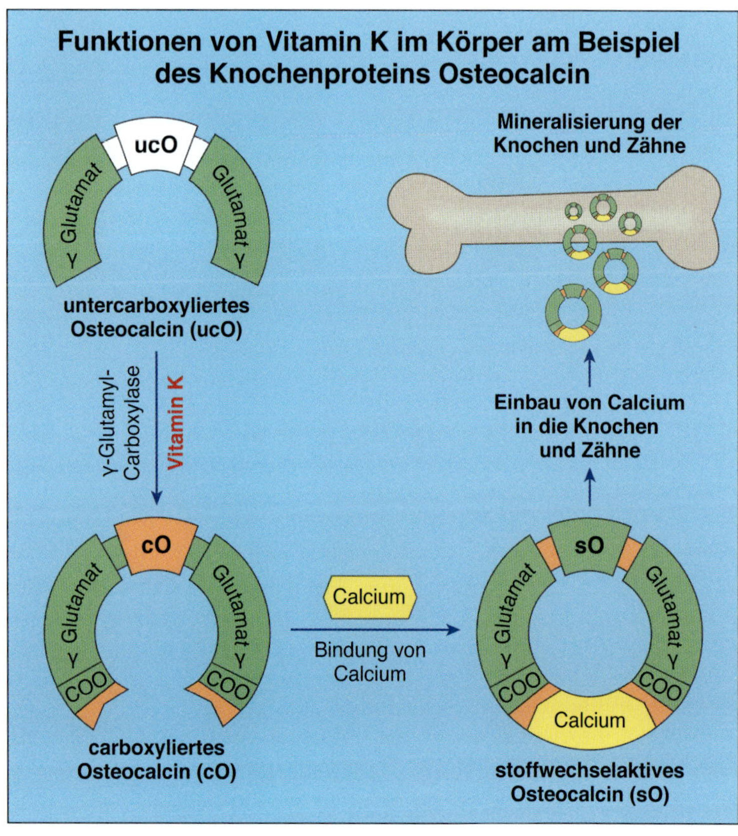

Abb. 6.21 Funktionen von Vitamin K im Körper (hypothetisches Modell)

an untercarboxyliertem Osteocalcin (ucO) sind mit einer niedrigen Knochendichte und einem erhöhten Frakturrisiko verbunden. Vitamin-D-Hormon 1,25-$(OH)_2$-D stimuliert die Synthese von Osteocalcin in den Osteoblasten.

Da Vitamin K_2 als MK-7 wesentlich besser aufgenommen und verwertet wird als Vitamin K_1, ist es wirksamer bei der Aktivierung der hepatischen (Blutgerinnungsfaktoren wie Prothrombin) und extrahepatischen (z. B. Osteocalcin, Matrix-Gla-Protein) Vitamin-K-abhängigen Proteine.

Das Matrix-Gla-Protein findet sich in den glatten Muskelzellen der Blutgefäße, die bei der Gefäßverkalkung, der sogenannte Arteriosklerose eine Rolle spielen. Das durch Vitamin-K-aktivierte carboxylierte Matrix-Gla-Protein (cMGP) verhindert die Einlagerung von Calcium in den Blutgefäßen und wirkt damit der Arteriosklerose entgegen.

Unter dem Begriff Vitamin K werden verschiedene strukturähnliche Moleküle sogenannte K-Vitamere zusammengefasst. Darunter sind vor allem das Vitamin K_1 (Phylloquinon) aus grünem Blattgemüse (z. B. Kohl, Spinat) und das Vitamin K_2 als Menatetrenon (MK-4) und Menaquinon-7 (MK-7) aus fermentierten Nahrungsmitteln (z. B. Käse, Natto) von besonderem Interesse (siehe Abb. 6.22). Natto bildet mit bis zu 10 µg pro g Vitamin K_2 als Menaquinon-7 die reichhaltigste Nahrungsquelle für MK-7.

In der Nurses-Health-Studie mit 72 327 Frauen im Alter von 38–63 Jahren wurde der Einfluss der täglichen Vitamin-K-Aufnahme mit der Ernährung auf die Knochenbrüchigkeit über einen Zeitraum von 10 Jahren untersucht. Dabei zeigte sich, dass Frauen mit einer täglichen Vitamin-K-Aufnahme von ≥ 109 µg gegenüber denjenigen mit einer Aufnahme von < 109 µg ein um 30 % verringertes Risiko für Hüftgelenkfrakturen hatten. In einer Metaanalyse von 13 randomisierten Studien wurde der Einfluss einer Supplementierung von Vitamin K als Vitamin K_1 (1–10 mg pro Tag) oder Vitamin K_2 (15–45 mg MK-4 pro Tag) auf die Frakturrate und die Knochendichte untersucht. Dabei konnte gezeigt werden, dass insbesondere Vitamin K_2 als MK-4 im Vergleich zu Placebo das

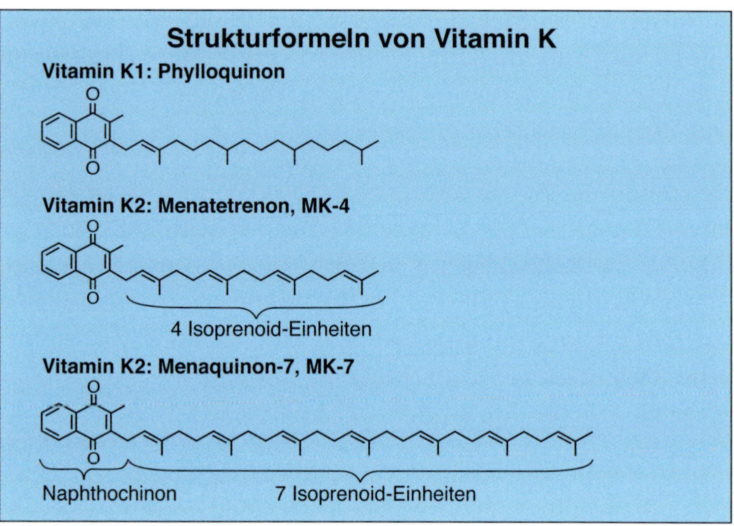

Abb. 6.22 Strukturformeln von Vitamin K

> Bei Einnahme von blutgerinnungshemmenden Medikamenten (z. B. Phenprocoumon) sollten Sie in jedem Fall vor der Einnahme von Vitamin-K-haltigen Präparaten mit Ihrem behandelnden Arzt Rücksprache halten. MK-7-haltige Präparate haben in einer aktuellen Studie gezeigt, dass sie bereits in einer Tagesdosis von 10 µg die Blutgerinnungseinstellung stören können.

Risiko für Wirbelfrakturen um 60 %, für Hüftfrakturen um 77 % und für nicht vertebrale Frakturen um 81 % senkt. In einer aktuellen dreijährigen placebokontrollierten Studie an 244 gesunden postmenopausalen Frauen führte die tägliche Supplementierung von 180 µg Vitamin K_2 als MK-7 zu einer signifikanten Verbesserung der Knochendichte und der Knochengesundheit. Auch in der Prävention und Therapie von Herz-Kreislauf- und Krebserkrankungen (z. B. Leberkrebs) gewinnt Vitamin K_2 aufgrund seiner antientzündlichen, gefäßschützenden und krebshemmenden Eigenschaften zunehmend an Bedeutung.

Vitamin K_2 als MK-4 wird in der Regel im Bereich von 45–60 mg pro Tag dosiert und das hochwirksame Vitamin K_2 als MK-7 im Bereich von 20–400 µg pro Tag. Solange noch keine eindeutigen Empfehlungen für Vitamin K_2 als MK-7 vorliegen, könnte man sich unter präventiven Aspekten an einer täglichen Zufuhr von etwa

0,5–1 µg pro kg Körpergewicht pro Tag und unter therapeutischen Aspekten im Dosierungsbereich von 2–4 µg MK-7 pro kg KG pro Tag orientieren.

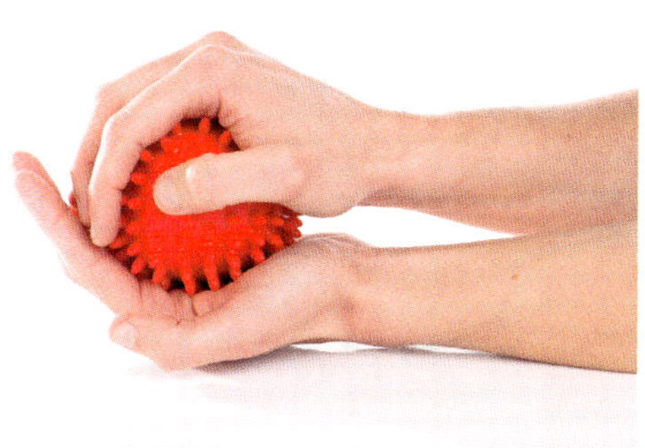

6.17 Vitamin D und Rheuma

In den modernen Industrienationen nimmt die Häufigkeit rheumatischer Erkrankungen stetig zu. Nach Angaben der Rheuma-Liga leiden in Deutschland mehr als vier Millionen Menschen an der Volkskrankheit Rheuma. Frauen sind etwa dreimal so häufig betroffen wie Männer. Rheumatische Erkrankungen können in allen Altersgruppen auftreten, meistens jedoch in der zweiten Lebenshälfte.

Rheuma ist eine Sammelbezeichnung für mehr als 100 unterschiedliche Erkrankungen. Gemeinsamer Nenner ist der Schmerz der Bewegungsorgane und eine eingeschränkte Beweglichkeit der Gelenke. Die bekanntesten Formen sind das Entzündungsrheuma (rheumatoide Arthritis), das Verschleißrheuma (Arthrose) und das Weichteilrheuma (Fibromyalgie). Mit einer Häufigkeit von 2–4 % ist die rheumatoide Arthritis (chronische Polyarthritis) die häufigste entzündliche Gelenkerkrankung.

Rheumatische Krankheiten entwickeln sich auf dem Boden immunologischer Störungen, die vielfältige Ursachen haben. Als Auslöser kommen erbliche Faktoren, bakterielle oder virale Infektionen, oxidativer Stress, Stoffwechselerkrankungen sowie mechanische Belastungen infrage. Für die entzündlichen Prozesse, die bei Entzündungsrheuma auftreten, sind hormonähnliche Entzündungsvermittler, sogenannte Eicosanoide und Zytokine, verantwortlich. Die Menge dieser im Körper vorliegenden Botenstoffe steht interessanterweise auch im engen Zusammenhang mit der Ernährung und kann über die richtige Auswahl von Lebensmitteln verringert werden.

Zwischen der Ernährungsweise und dem Krankheitsverlauf entzündlicher rheumatischer Krankheiten besteht eine enge Beziehung. So konnten in Untersuchungen an Patienten mit Rheuma eine Reihe von Lebensmitteln ermittelt werden, die ab einer gewissen Zufuhrmenge eine deutliche Verschlechterung der Gelenkbeschwerden verursachen. Zu den am häufigsten genannten Nahrungsmitteln gehören dabei Fleisch (über 80 % der Betroffenen), Weizen und Eier. Arachidonsäurereiche tierische Nahrungsmittel wie Fleisch und Wurstwaren sollten von den Betroffenen gemieden werden. Je mehr Arachidonsäure über die Nahrung aufgenommen wird, desto mehr entzündungsfördernde Botenstoffe werden im Körper gebildet. Rheumaforscher empfehlen daher weniger als 80 mg Arachidonsäure am Tag über die Ernährung aufzunehmen. Die im Öl fetter Seefische (z. B. Makrele, Lachs) enthaltenen, langkettigen Omega-3-Fettsäuren können die Umwandlung von Arachidonsäure in diese Botenstoffe verringern und wirken antientzündlich.

Verschiedene Untersuchungen zeigen, dass Patienten mit rheumatoider Arthritis häufig eine mangelhafte Vitamin-D-Versorgung aufweisen. Die Aktivität der Gelenkentzündung steigt mit sinkendem 25-OH-D-Spiegel. Bei Rheuma sollte unbedingt auf eine ausreichende Versorgung mit Calcium und Vitamin D geachtet werden. Die schmerzbedingte verminderte körperliche Aktivität und vor allem die notwendige Medikation mit Cortison erhöhen deutlich das Osteoporoserisiko. Vitamin D kann zusätzlich dazu beitragen, entzündliche Prozesse abzumildern. Der Vitamin-D-Status (25-OH-D ng/ml) sollte bei Rheumatikern durch Supplementierung auf 40–60 ng/ml eingestellt werden.

7 Der Vitamin-D-TÜV: Wie überprüfe ich meine Vitamin-D-Gesundheit?

Uwe Gröber, Michael F. Holick

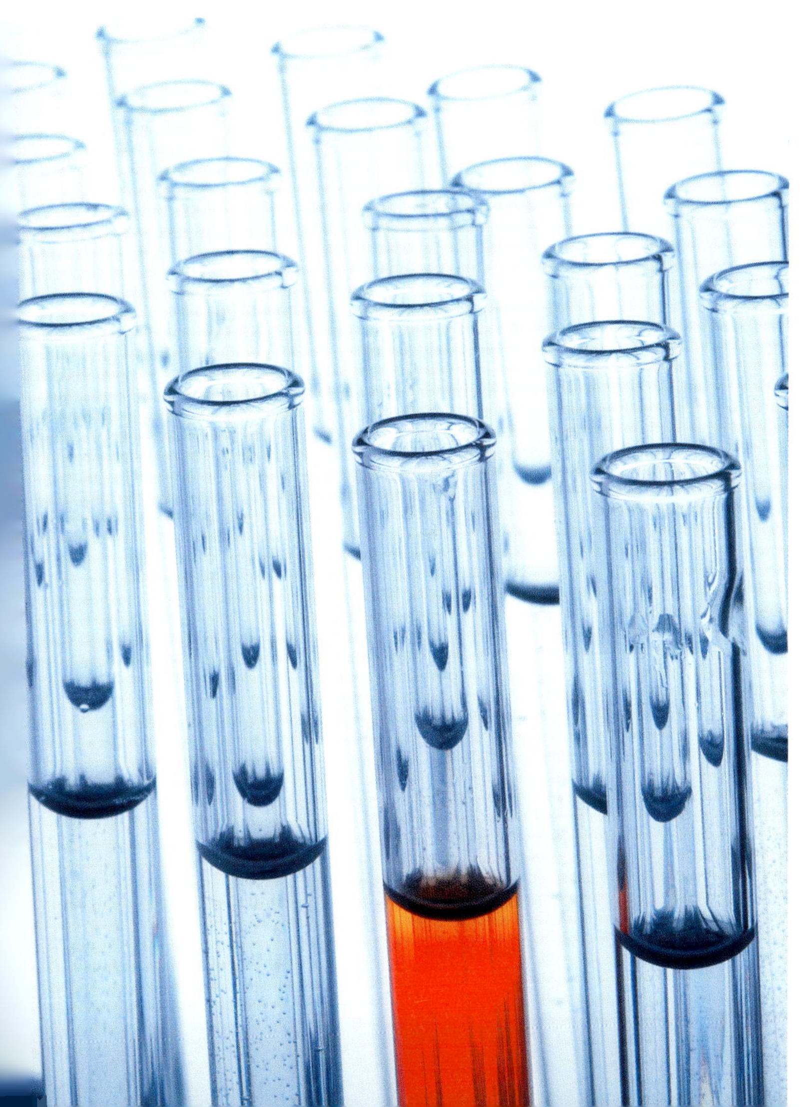

Der Vitamin-D-TÜV: Wie überprüfe ich meine Vitamin-D-Gesundheit

INFO

Umrechnung: Wird der 25-OH-D-Wert in nmol/l angegeben, dann müssen Sie einfach den Wert in ng/ml × 2,5 nehmen. Bsp: 25-OH-D in 40 ng/ml entspricht 100 nmol/l.

Die gute Nachricht zuerst: Ob die Einnahme von Vitamin-D-Präparaten notwendig ist, um einen schützenden Vitamin-D-Spiegel aufzubauen, können Sie bei jedem Hausarzt mithilfe der labordiagnostischen Bestimmung des 25-OH-D-Spiegels im Blutserum überprüfen lassen. Der 25-OH-D-Spiegel ist das Barometer für Ihre Vitamin-D-Gesundheit, sozusagen der Vitamin-D-TÜV. Bei allen in diesem Buch aufgeführten Risikogruppen sowie bei Erkrankungen wie Diabetes mellitus, Herzinsuffizienz, Bluthochdruck, Krebs, Morbus Crohn, Colitis ulcerosa, Osteoporose oder Rheuma sollte grundsätzlich der 25-OH-D-Spiegel kontrolliert werden.

Die schlechte Nachricht: Obwohl die Bedeutung des Sonnenvitamins immer größer wird für die Prävention und Therapie chronischer Erkrankungen, übernehmen die gesetzlichen Krankenkassen bisher nicht die Kosten für die Messung. Die Messung müssen Sie im Rahmen der Eigenverantwortung für Ihre Gesundheit bisher selber bezahlen. Wenn Sie mit Ihrem Auto zur Inspektion müssen, bezahlt auch nicht die AOK. Die Kosten für die 25-OH-D-Messung liegen bei etwa 25 bis 40 Euro.

Tab. 7.1 Die Vitamin-D-Formen

Vitamin-D-Form	Erläuterung
Vitamin D	Colecalciferol, das in der Haut aus Cholesterin mit UV-B-Strahlen gebildete Sonnenvitamin
25-Hydroxy-Vitamin D	Calcidiol, Abkürzung: 25-OH-D, die überwiegend im Blut zirkulierende Form, auch als Transport- und Speicherform bezeichnet
1,25-Dihydroxy-Vitamin D	Calcitriol, Abkürzung 1,25-$(OH)_2$-D, die eigentliche Wirkform des Sonnenvitamins, das aktivierte Vitamin-D-Hormon (Wirkung über Vitamin-D-Rezeptoren)

Der Vitamin-D-TÜV: Wie überprüfe ich meine Vitamin-D-Gesundheit

Weisen Sie den Arzt darauf hin, dass ausschließlich der 25-OH-D-Wert gemessen wird und nicht das 1,25-$(OH)_2$-D. Mithilfe des 1,25-$(OH)_2$-D kann der Vitamin-D-Status nicht beurteilt werden. Die Messung des 1,25-$(OH)_2$-D führt daher häufig zu Fehldiagnosen. Bei einem Vitamin-D-Mangel tendiert der Körper dazu in den Nieren vermehrt 1,25-$(OH)_2$-D zu bilden. Bei einem kritischen Vitamin-D-Mangel sind die 1,25-$(OH)_2$-D-Werte immer noch normal und verschleiern den Vitamin-D-Mangel. Selbst bei einer lebensbedrohlichen Überdosierung mit Vitamin-D-Präparaten können die 1,25-$(OH)_2$-D-Spiegel noch im Referenzbereich liegen. Also: Nur der 25-OH-D-Wert ist zur Einschätzung Ihrer Vitamin-D-Gesundheit geeignet.

25-OH-D wird in ng/ml oder in nmol/l angegeben. ng/ml werden mit dem Faktor 2,5 multipli-

Tab. 7.2 Laborwerte und Beurteilung

25-OH-D (ng/ml)	25-OH-D (nmol/l)	Beurteilung
< 20 ng/ml	< 50 nmol/l	Ausgeprägter Vitamin-D-Mangel
21–29 ng/ml	52–72 nmol/l	Mäßiger Vitamin-D-Mangel oder Vitamin-D-Insuffizienz
> 30 ng/ml	> 75 nmol/l	Normaler Vitamin-D-Status
30–60 ng/ml	75–150 nmol	Zielwert
40–60 ng/ml	100–150 nmol/l	Idealer Vitamin-D-Status
30–100 ng/ml	75–250 nmol/l	Referenzbereich
> 150 ng/ml	> 375 nmol/l	Grenzbereich zur Intoxikation

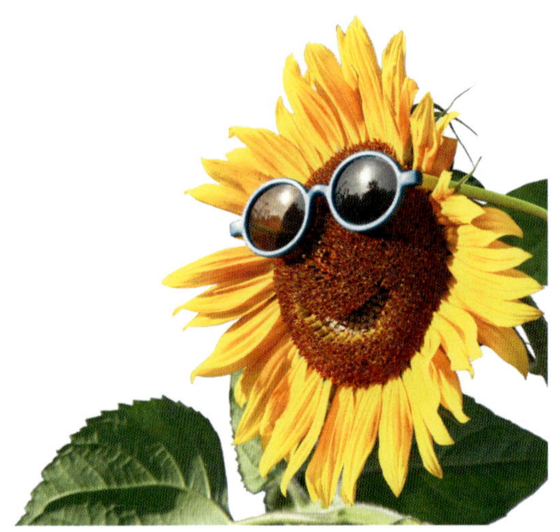

ziert um den 25-OH-D-Spiegel in nmol/l zu erhalten.

Beispiel: 40 ng/ml × 2,5 = 100 nmol/l, umgekehrt muss man natürlich nmol/l durch 2,5 dividieren um den Wert in ng/ml zu erhalten: 50 nmol/l geteilt durch 2,5 = 20 ng/ml.

Ein Vitamin-D-Mangel kann bei Kindern und Erwachsenen durch die labormedizinische Kontrolle des 25-OH-D-Spiegels im Blutserum eindeutig bestimmt werden:

- **Vitamin-D-Mangel:** Eine Konzentration von < 20 ng/ml (= 50 nmol/l) 25-OH-D gilt als ausgeprägter Vitamin-D-Mangel.
- **Vitamin-D-Insuffizienz:** Im Bereich von 21–29 ng/ml (= 52–72 nmol/l) liegt ein mäßiger Vitamin-D-Mangel, eine sogenannte Vitamin-D-Insuffizienz vor.
- **Referenzbereich:** Als ausreichender 25-OH-D-Spiegel wird ein Wert von mindestens 30 ng/ml (75 nmol/l) angesehen.
  Der Referenzbereich für den 25-OH-D-Status liegt zwischen 30–100 ng/ml (= 75–250 nmol/l).
- **Idealer Vitamin-D-Status:** Als idealer Vitamin-D-Status wird ein Bereich von 40–60 ng/ml (= 100–150 nmol/l) angesehen.
- **Grenzbereich/Intoxikation:** Eine Vitamin-D-Intoxikation wird bei Werten oberhalb von 150 ng/ml bzw. 375 nmol/l im Blutserum beobachtet.

Der 25-OH-D-Spiegel sollte im Serum wenigstens bei > 30 ng/ml bzw. 75 nmol/l (Umrechnung: ng/ml × 2,5 = nmol/l) liegen. Zur Vorbeugung eines sekundären Hyperparathyreoidismus bzw. eines Anstiegs der Parathormonspiegel sind 25-OH-D-Spiegel ≥ 40 ng/ml bzw. ≥ 100 nmol/l notwendig (siehe Abb. 7.1).

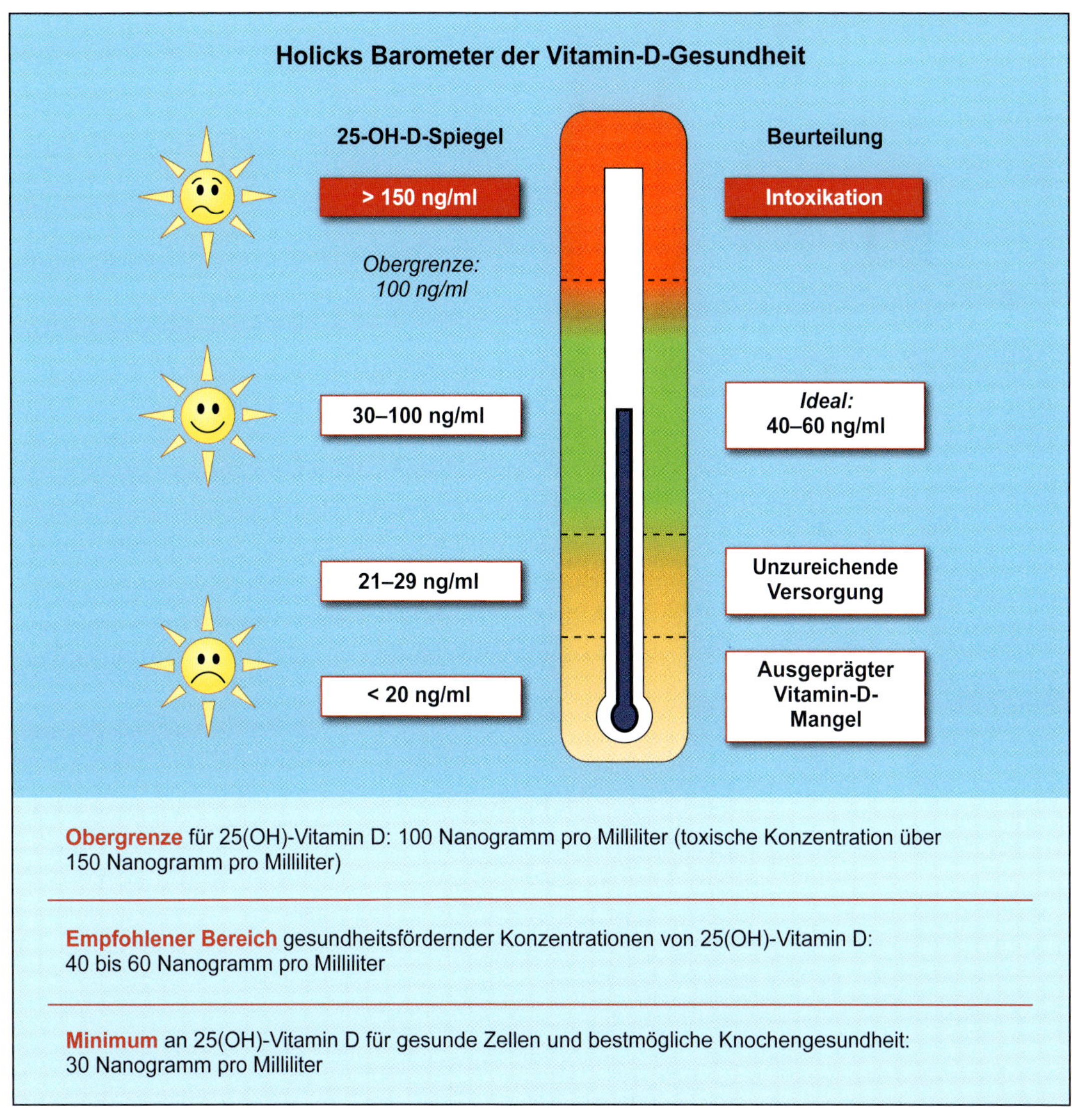

Abb. 7.1 Das Barometer der Vitamin-D-Gesundheit von Professor Holick

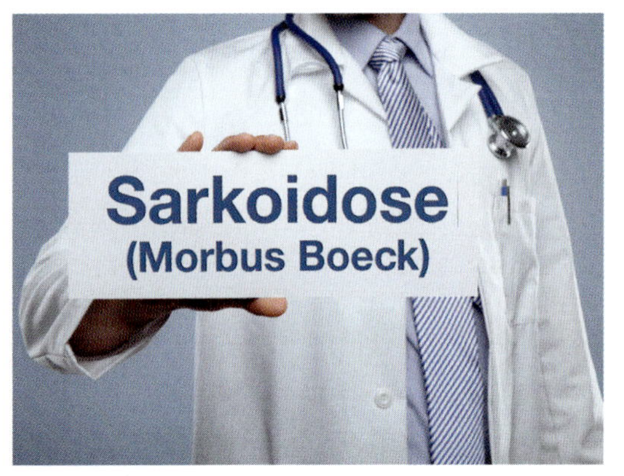

Vorsicht bei Sarkoidose!

In einigen Fällen kann bei Patienten mit granulomatösen Erkrankungen wie Tuberkulose und Sarkoidose eine Hypercalcämie (zu hohe Blutcalciumspiegel) auftreten, wenn der 25-OH-D-Status über 30 ng/ml liegt.

Die Sarkoidose, auch Morbus Boeck genannt, ist eine entzündliche Erkrankung des gesamten Körpers, bei der es zur Bildung von Granulomen (mikroskopisch kleinen Bindegewebsknötchen) kommt. Diese Granulome können sich überall im Körper bilden und dann zu Störungen der jeweiligen Organfunktionen führen. Besonders häufig betroffen sind die Lunge, die Lymphknoten, die Augen, die Haut und die Leber. Patienten berichten oft über Grippegefühl, starke Müdigkeit bzw. Erschöpfung, Atemnot bei geringer Belastung, Hustenanfälle und Fieber.

Patienten mit Sarkoidose haben infolge der Granulome eine gestörte 1,25-$(OH)_2$-D-Produktion. Immunzellen, wie Makrophagen, bilden vermehrt 1,25-$(OH)_2$-D und können daher zu pathologisch erhöhten Calciumspiegeln im Blut (Hypercalcämie) führen. Daher sollte bei diesen Patienten der Blutcalciumspiegel unter einer Therapie mit Vitamin D überwacht werden und der 25-OH-D-Zielwert zwischen 20–30 ng/ml liegen!

Tab. 7.3 Stadien und Symptome des Vitamin-D-Mangels

25-OH-D-Spiegel (ng/ml)	Stadium	Symptome und Folgen
< 10 ng/ml	Schwerer Vitamin-D-Mangel	Rachitis, Osteomalazie, Muskelschwäche, Muskelschmerzen, gestörte Calciumaufnahme, unzureichende Bildung von Calcium-Phosphat-Produkten, schwerer Hyperparathyreoidismus, Störungen des Immun- und Herz-Kreislauf-Systems, erhöhtes Risiko für chronische Erkrankungen, erhöhte allgemeine Sterblichkeit
10–20 ng/ml	Vitamin-D-Mangel	Verringerte Knochendichte, Störungen der Muskelfunktion, niedrige Calciumaufnahme, erhöhte Parathormonspiegel, Störungen des Immun- und Herz-Kreislauf-Systems, erhöhtes Risiko für chronische Erkrankungen, erhöhte allgemeine Sterblichkeit
21–29 ng/ml	Mäßiger Vitamin-D-Mangel (Vitamin-D-Insuffizienz)	Niedrige Vitamin-D-Speicher im Körper, erniedrigte Calciumaufnahme, leicht erhöhte Parathormonspiegel, Störungen des Immun- und Herz-Kreislauf-Systems, erhöhtes Risiko für chronische Erkrankungen, erhöhte allgemeine Sterblichkeit

7.1 Dosierung von Vitamin D

Eine Untersuchung von Professor Vieth an Frauen und Männern, die fünf Monate lang täglich 1 000 I. E. Vitamin D oder 4 000 Vitamin D eingenommen haben, beweist, dass mit 1 000 I. E. Vitamin D kein präventiver 25-OH-D-Spiegel erzielt werden kann. Nur die Gruppe die 4 000 I. E. Vitamin D täglich eingenommen hatte, konnte einen guten 25-OH-D-Status von etwa 40 ng/ml erreichen (siehe Abb. 7.3). Die Einnahme von 1 000 I. E. Vitamin D führte dagegen nur zu einem 25-OH-D-Spiegel von etwa 27 ng/ml (siehe Abb. 7.2). In beiden Gruppen wurde Vitamin D hervorragend vertragen und es traten keine Nebenwirkungen auf. Auch die Calciumspiegel im Blut waren in beiden Gruppen unter dem gesamten Zeitraum normal.

Um einen guten Vitamin-D-Status zu erzielen und um präventive Vitamin-D-Spiegel aufzubauen, ist in unseren Breiten im Herbst und Winter bei einem Körpergewicht von 70 kg eine tägliche Einnahme von 3 000 bis 4 000 I. E. Vitamin D pro Tag notwendig,. Man kann auch einmal pro Woche 20 000 I. E. Vitamin D (entspricht etwa 2 800 I. E. pro Tag) einnehmen. Wie viel Sie tatsächlich einnehmen sollten, richtet sich nach Ihrem Laborergebnis.

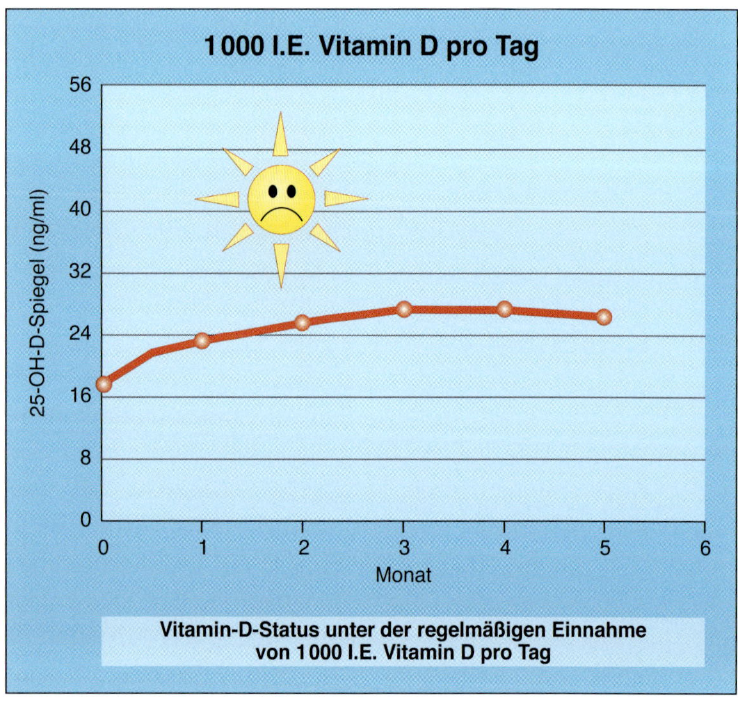

Abb. 7.2 Vitamin-D-Status unter der regelmäßigen Einnahme von 1000 I. E. Vitamin D

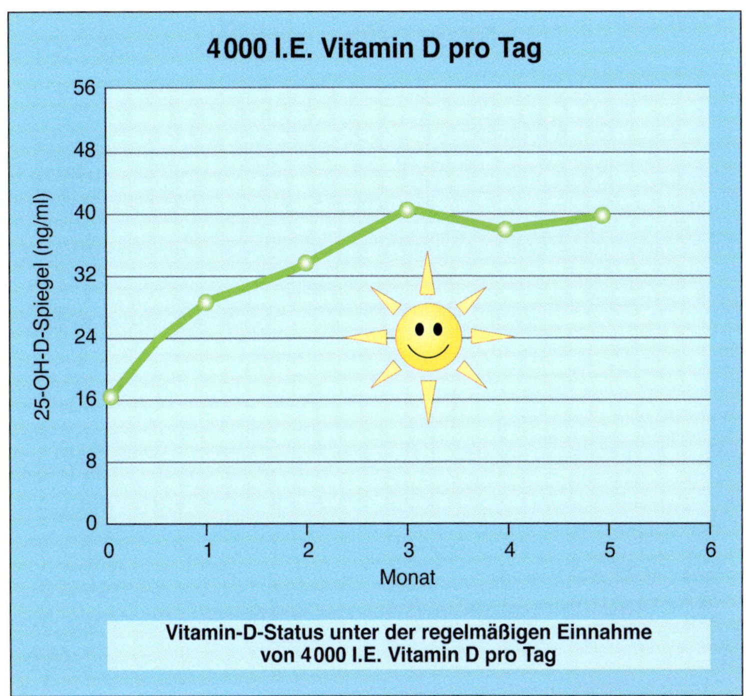

Abb. 7.3 Vitamin-D-Status unter der regelmäßigen Einnahme von 4 000 I. E. Vitamin D

Ob die Vitamin-D-Dosis für Ihre Vitamin-D-Gesundheit ausreicht, können Sie nach etwa 5–6 Wochen überprüfen.

7.1.1 Faustregel zur Dosierungsberechnung von Vitamin D

40 IE (= 1 µg) Vitamin D_3 pro Tag erhöhen langfristig den 25-OH-D-Spiegel um etwa 1 nmol/l und 1 000 I.E. Vitamin D_3 pro Tag um etwa 25 nmol/l. Demnach würden Sie bei einer täglichen Einnahme von 2 000 I.E. Vitamin D_3 zur Therapie eines Vitamin D-Man-

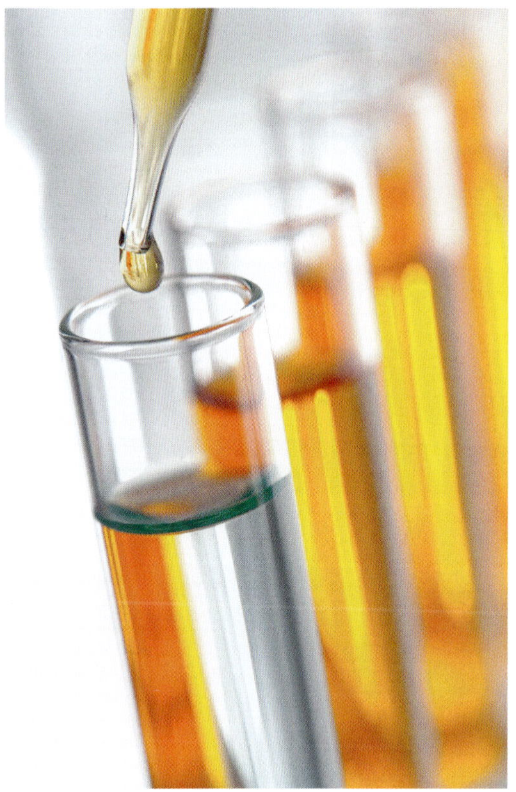

gels einen Zeitraum von mehreren Monaten benötigen, um einen normalen 25-OH-D-Spiegel zu erreichen.

In der Praxis hat sich zum schnellen Ausgleich eines Vitamin-D-Mangels initial die hoch dosierte Einnahme von Vitamin D_3 bewährt. Bei einem Auto, das wegen Ölmangels kurz vor einem Kolbenfresser steht, würde man ja auch nicht an je 100 Tankstellen tropfenweise Öl nachfüllen, um das Schlimmste zu vermeiden.

Mithilfe einer einfachen Formel, welche das Körpergewicht mit einbezieht lässt sich die initiale Vitamin-D_3-Dosierung einfach berechnen:

Anmerkung: Die nachfolgend aufgeführte Formel gilt nur für Personen mit einem Körpergewicht unter 125 kg.

Beispiel:
Zielwert: 25-OH-D: 100 nmol/l, Ausgangswert: 25-OH-D: 5 nmol/l, KG: 75 kg

VDI = 40 × [100 – 5] × 75 = 285 000 I. E.

Vitamin-D_3-Initialdosis (VDI) in I. E. = 40 × [Zielwert (nmol/l) – Ausgangwert (nmol/l)] × kg Körpergewicht (KG).

Rechnet man anstelle von nmol/l in ng/ml, dann werden die Soll- und Istwerte umgerechnet und anschließend wird die Differenz mit dem Faktor 2,5 multipliziert.

VDI = 40 × [(40 – 2) × 2,5] × 75 = 285 000 I. E.

Die Initialdosis von 285 000 I. E. Colecalciferol sollte über etwa 7–10 Tage verteilt werden, d. h. 7 Tage lang etwa 40 000 I. E. Vitamin D täglich.

Tab. 7.4 Vitamin-D_3-Initialdosis nach Ausgangswert (Beispiele)

25-OH-D Ausgangswert	25-OH-D Zielwert	KG (kg)	VDI in Einheiten (I. E.)
4 ng/ml bzw. 10 nmol/l	40 ng/ml bzw. 100 nmol/l	75	270 000
8 ng/ml bzw. 20 nmol/l	40 ng/ml bzw. 100 nmol/l	70	224 000
12 ng/ml bzw. 30 nmol/l	40 ng/ml bzw. 100 nmol/l	65	182 000
16 ng/ml bzw. 40 nmol/l	40 ng/ml bzw. 100 nmol/l	80	192 000
20 ng/ml bzw. 50 nmol/l	40 ng/ml bzw. 100 nmol/l	85	170 000

Im Anschluss an die initiale Therapie sollten in Abhängigkeit des Körpergewichts täglich 40–60 I. E. Vitamin D_3 pro kg KG eingenommen werden.

Beispiel: Nach der initialen Dosierung von 285 000 I. E., die über 7 Tage aufgeteilt wird, werden bei einem Körpergewicht von 75 kg täglich weiterhin regelmäßig 3 000–4 500 I. E. Vitamin D_3 eingenommen.

Nach etwa zwei Monaten sollte der 25-OH-Spiegel im Serum erneut labormedizinischen kontrolliert werden, um zu überprüfen ob die so durch geführte Vitamin-D-Therapie zum Erzielen eines gesunden Vitamin-D-Status erfolgreich war. Für einen gesunden

Vitamin-D-Status, den man etwa 1–2-mal pro Jahr beim Arzt kontrollieren lassen sollte, ist die langfristige Einnahme von 40–60 I. E. Vitamin D_3 pro kg Körpergewicht notwendig.

INFO

Übergewichtige Patienten, Patienten mit chronisch entzündlichen Darmerkrankungen oder Malabsorptionssyndrom sowie Patienten unter einer Medikation mit Prednison, Antiepileptika oder anderen Vitamin-D-abbauenden Arzneimitteln können 3–5-mal so viel Vitamin D benötigen, um den Vitamin-D-Mangel auszugleichen. Der 25-OH-D-Status dieser Patienten sollte alle zwei Monate kontrolliert werden, bis ein stabiler 25-OH-D-Wert von 40–60 ng/ml (= 100–150 nmol/l) erreicht wird.

Tab. 7.5 Vitamin-D-Mangel: Laborparameter in Zusammenhang mit dem Vitamin-D-Haushalt

25-OH-D (ng/ml)	< 20 ng/ml (bzw. < 50 nmol/l)
1,25-$(OH)_2$-D	Erhöht
Calcium	Erniedrigt oder normal
HPO_4^{2-}	Erniedrigt
Alkalische Phosphatase	Erhöht
Parathormon	Erhöht
Skeletterkrankung	Kinder: Rachitis, Erwachsene: Osteomalazie

7.1.2 Vitamin D_2 oder Vitamin D_3

Vitamin D_2 (Ergocalciferol) wird in den USA häufig zur Therapie eines Vitamin-D-Mangels eingesetzt. In Deutschland wird dagegen in der Regel Vitamin D_3 (Colecalciferol) verwendet. In älteren Untersuchungen wurde beobachtet, dass die Verwendung von Vitamin D_3, besonders im Rahmen einer Vitamin-D-Hochdosistherapie effektiver ist zum Erzielen eines normalen 25-OH-D-Status als Vitamin D_2.

Aktuelle Untersuchungen der Universität Boston bestätigen nun erneut, dass auch die Verwendung von Vitamin D_2 eine geeignete und effiziente Methode ist, einen Vitamin-D-Mangel zu behandeln und einen präventiven Vitamin-D-Status aufzubauen. Die einmal wöchentliche Gabe von 50 000 I. E. Vitamin D_2 über insgesamt acht Wochen ist danach eine sichere und wirksame Methode zur Behandlung des Vitamin-D-Mangels.

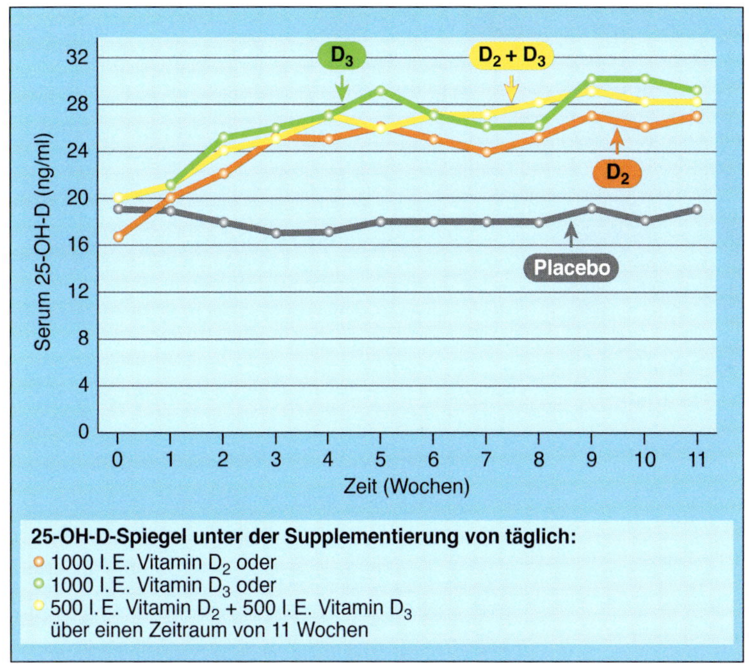

Abb. 7.4 *Vitamin D_2 ist genauso wirksam wie Vitamin D_3*

Wird Vitamin D_2 Kindern und Erwachsenen in physiologischen Dosen (z. B. 1 000 I. E. pro Tag) zur Aufrechterhaltung eines ausreichenden Vitamin-D-Spiegels gegeben, ist es genauso wirksam wie Vitamin D_3 (siehe Abb. 7.4).

Wenn Sie Vitamin-D-Präparate aus dem deutschsprachigen Raum einnehmen, müssen Sie sich aber nicht den Kopf darüber zerbrechen, ob Vitamin D_2 oder Vitamin D_3 wirksamer ist. Die Vitamin-D-Präparate in Deutschland enthalten meistens Vitamin D_3, das als Colecalciferol auf dem Etikett deklariert wird.

Interview

mit Professor Reinhold Vieth
Abteilung für Ernährungswissenschaften und Laboratoriumsmedizin und Pathobiologie
Medizinische Fakultät, Universität Toronto

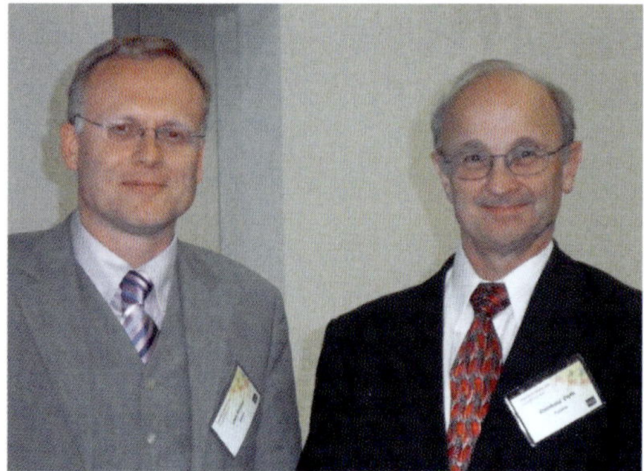

Abb. 7.5 Uwe Gröber und Professor Reinhold Vieth auf dem Vitamin D-Kongress 2011 in der Charité in Berlin

Thema: Toxizität von Vitamin D

Vitamin-D-Mangel ist mittlerweile als eine der häufigsten Gesundheitseinschränkungen weltweit anerkannt. Zu den Folgen von Vitamin-D-Mangel gehören eine unzureichende Knochengesundheit und ein erhöhtes Risiko für viele chronische Krankheiten, darunter Typ-I-Diabetes, Morbus Crohn, Multiple Sklerose, Herzerkrankungen und Infektionskrankheiten. Außerdem steigt darunter das Risiko, an einer von vielen tödlichen Tumorerkrankungen, wie z. B. Darm- oder Brustkrebs, zu versterben. Viele Gewebe und Zellen im Körper sind in der Lage, selbst 1,25-$(OH)_2$-D herzustellen. Man nimmt an, dass diese 1,25$(OH)_2$-D-Produktion vor Ort bis zu 2 000 Gene reguliert, die unter anderem für Zellwachstum, Immunmodulation und Herzfunktion zuständig sind.

? Herr Professor Vieth, Sie sind seit über 30 Jahren auf dem Gebiet der Vitamin-D-Forschung tätig und beschäftigen sich vor allem damit, wie viel Vitamin D gesund ist und wann Vitamin D toxisch wirkt. Welcher Vitamin-D-Status ist optimal, um die Gesundheit zu fördern und vielen Erkrankungen vorzubeugen?

Professor Reinhold Vieth

Ihre Frage zum Vitamin-D-Status bezieht sich sicher auf die laborchemischen Tests und deren Ergebnisse, die man bei entsprechendem Wissen gerne haben würde. Gemessen wird die Konzentration von 25-Hydroxy-Vitamin D (25-OH-D) im Blutserum. Die folgenden Werte sind wichtig: Bei einer 25-OH-D-Konzentration unter 10 ng/ml (= 25 nmol/l) kann man bei einem Kind eine durch Mangelernährung bedingte Rachitis diagnostizieren; bei Erwachsenen liegt mit < 10 ng/ml eine heilbare Form geringer Knochendichte, die sogenannte Osteomalazie, vor. Den Angaben von Regierungsstellen zufolge sind 25-OH-D-Konzentrationen über 20 ng/ml am besten für die Gesundheit, wohingegen mit den Daten vertraute medizinische Kreise für ihre Patienten eher 25-OH-D-Konzentrationen von mindestens 30 ng/ml (≥ 75 nmol/l) anstreben.

? Wie viel Vitamin D muss ein Gesunder, der nördlich des 35. Breitengrads in

Nordamerika oder Deutschland lebt, in der Zeit von Oktober bis März zu sich nehmen, um diese präventiv wirksame 25-OH-D-Konzentration zu erreichen?

Professor Reinhold Vieth

In eigenen Studien an gesunden Männern und Frauen, die täglich 1 000 I. E. Vitamin D oder 4 000 I. E. Vitamin D über einen Zeitraum von 5 Monaten eingenommen haben, konnten wir nachweisen, dass erst bei 4 000 I. E. Vitamin D täglich ein präventiver Vitamin-D-Status erreicht wird. Wenn man als Erwachsener sichergehen möchte, dass der eigene 25-OH-D-Spiegel über 30 ng/ml liegt, sollte man daher langfristig 4 000 I. E. Vitamin D pro Tag einnehmen.

? Viele Mediziner befürchten weiterhin, dass Vitamin D als fettlösliches Vitamin toxisch wirken könnte. Wo liegt die Toxizitätsschwelle von 25-OH-D und welche Unbedenklichkeitsgrenzen hat der amerikanische Endokrinologenverband (American Endocrine Society) für Erwachsene, Schwangere und Stillende festgelegt?

Professor Reinhold Vieth

Um sich mit Vitamin D absichtlich Schaden zuzufügen, muss man mindestens 50 000 I. E. Vitamin D täglich einnehmen, und zwar mehrere Monate lang. Eine spezielle »Toxizitätsschwelle« gibt es nicht. Die von Regierungen beauftragten beratenden Gremien legen zwar maximale Mengen Vitamin D fest; diese beziehen sich aber darauf, dass sie die Allgemeinbevölkerung langfristig völlig bedenkenlos konsumieren kann. Bei allem, was über diese tolerierbare Obergrenze hinausgeht, liegen schlicht und ergreifend lediglich keine Daten zur Sicherheit vor. Für Erwachsene liegt die Obergrenze bei 4 000 I. E. Vitamin D pro Tag. Darin ist jedoch bereits ein Sicherheitsabschlag berücksichtigt. Die eigentliche Vitamin-D-Menge, bei deren Einnahme keine Schäden in klinischen Studien festgestellt werden konnte, beträgt 10 000 I. E. Vitamin D pro Tag.

? Das erste Anzeichen für toxische Vitamin-D-Mengen ist Hypercalciurie (zu viel Calcium im Urin). Welche typischen Symptome treten bei einer Vitamin-D-Vergiftung auf?

Professor Reinhold Vieth

Wie bereits erwähnt, sind die über die Nahrung oder Nahrungsergänzungsmittel eingenommenen Mengen definitiv nicht toxisch. Wenn Sie es wirklich darauf anlegen und Vitamin D in riesigen Mengen konsumieren würden – 1 Million I. E. (25 000 µg Vitamin D) können zu Hypercalcämie (zu viel Calcium im Blut) führen – könnten Sie

Symptome wie Dehydrierung und Lethargie entwickeln und die Fehldiagnose einer Gastroenteritis provozieren. Die Hypercalciurie macht keine Symptome, es sei denn, sie ist massiv und besteht über einen wirklich langen Zeitraum hinweg.
Man sollte sich immer dessen bewusst sein, dass so gut wie alles, was im Körper irgendeine Wirkung ausübt, egal ob es sich dabei um Nahrungsmittel, Mineralstoffe oder Medikamente handelt, schädlich wird, wenn man sich zu viel davon zuführt. Bei Vitamin D ist der Sicherheitsspielraum sehr groß. Ich möchte darauf hinweisen, dass sogar Wasser im Übermaß toxisch ist. Vitamin D kann deswegen toxisch sein, weil es etwas im Körper bewirkt.

Ganz herzlichen Dank, Herr Professor Vieth, für das interessante Interview!

7.2 Vitamin D – Die Dosis macht das Gift

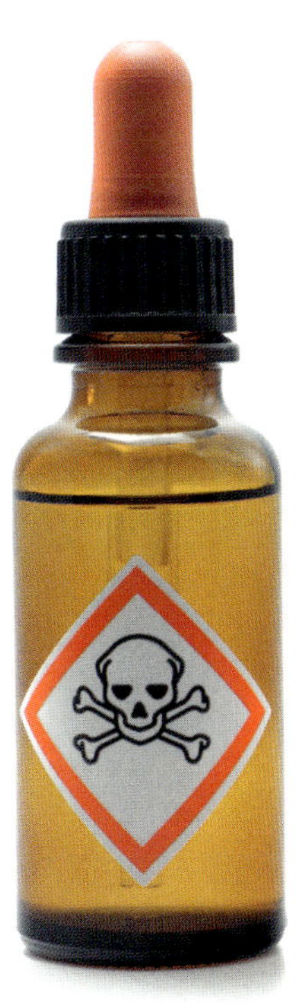

Die Vitamin-D-Therapie ist in der Regel sehr sicher. Aber: alles was eine Wirkung hat, hat ab einer bestimmten Dosierung auch eine Nebenwirkung. Das trifft auf Alkohol genauso zu wie auf Vitamin D. Die Toxizität von Vitamin D als fettlöslichem Vitamin wird aber häufig übertrieben. Als lebenslang unbedenkliche Obergrenze der Vitamin-D-Zufuhr wurde vom Europäischen Scientific Committee on Foods der Wert von 2000 I.E. (= 50 µg) Vitamin D pro Tag beim Erwachsenen festgelegt. Das amerikanische Institute of Medicine hat diesen Wert für Erwachsene und Kinder im Alter von 9–18 Jahren im letzten Jahr von 2000 I.E. auf 4000 I.E. Vitamin D pro Tag angehoben.

Die amerikanische Endokrinologische Gesellschaft hat im Sommer 2011 die tägliche Obergrenze für die Vitamin-D-Zufuhr erneut festgelegt: Für Kleinkinder auf 2000 I.E. Vitamin D täglich, für Kinder im Alter von 1–18 Jahren 4000 I.E. Vitamin D täglich und für Erwachsene auf 10 000 I.E. Vitamin D täglich. Für Schwangere und Stillende im Alter von 14–18 Jahren 4000 I.E. Vitamin D täglich und für Schwangere und Stillende im Alter von 19–50 Jahren auf 10 000 I.E. Vitamin D täglich.

Die Sicherheitswerte der amerikanischen Endokrinologischen Gesellschaft entsprechen auch der aktuellen wissenschaftlichen Datenlage und den Empfehlungen der meisten Vitamin-D-Experten. Toxische Wirkungen sind in einigen Studien erst bei einer regelmäßigen Einnahme von mehr als 10 000 I.E. Vitamin D pro Tag beobachtet worden. Um eine toxische Wirkung zu vermeiden, sollte man Vitamin D in hoher Dosierung immer unter labordiagnostischer Kontrolle einnehmen!

Echte Gesundheitsschäden (z. B. Nierenverkalkung) durch freiverkäufliche Vitamin-D-Supplemente sind extrem selten. Letztendlich geht es nicht um die Gefahr einer Überversorgung, sondern vielmehr um eine ausreichende Versorgung, die in allen Altersgruppen nicht gewährleistet ist.

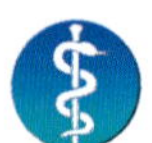

Fallbeispiel: 42-jähriger Mann mit Vitamin-D-Vergiftung

Ein 42-jähriger Mann wird mit Symptomen einer schweren Hypercalcämie (erhöhte Blutcalciumspiegel) in ein Krankenhaus in Boston aufgenommen. Die Symptome sind: häufiger Harndrang, starkes Durstgefühl, hartnäckige Kopf- und Muskelschmerzen. Eine Laboruntersuchung des Vitamin-D-Stoffwechsels ergibt folgendes Bild (siehe Tab. 7.6).

Tab. 7.6 Laboruntersuchung des Vitamin-D-Stoffwechsels

Parameter	Blutwert des Mannes	Normalwert
25-OH-Vitamin D (ng/ml)	487,3	30–60
Calcium (mg/dl)	15	8,8–10,1

Der 25-OH-D-Spiegel von 487,3 ng/ml weist auf eine schwere Vitamin-D-Intoxikation hin. Die Parathormon- und Schilddrüsenhormon-Spiegel sind allerdings normal. Auch der Blutspiegel des aktiven Vitamin-D-Hormons (Calcitriol bzw. 1,25-$(OH)_2$-D) ist im Referenzbereich. Der Mann berichtet, dass er seit etwa zwei Jahren ein Vitamin-D-Präparat einer amerikanischen Firma, welches er im Internet erworben hat, einnimmt. Auf dem Etikett waren 2 000 I. E. Vitamin D als Tagedosierung deklariert. Um die extrem erhöhten Calciumblutspiegel zu senken, wird empfohlen sofort die Einnahme des Vitamin-D-Präparats einzustellen und eine Sonnenschutzcreme mit hohem

Lichtschutzfaktor zu verwenden. Außerdem erhält der Patient regelmäßig Infusionen mit physiologischer Kochsalzlösung unter denen sich die zu hohen Calciumspiegel im Blut innerhalb von einigen Wochen wieder normalisierten. Der Vitamin-D-Status normalisierte sich dagegen erst nach etwa zehn Monaten.

Der Patient schickt dem Krankenhaus in Boston zur Kontroll-Untersuchung drei Dosen unterschiedlicher Chargen des Vitamin-D-Präparats. Die Kontrolle des Vitamin-D-Gehalts ergibt dabei Folgendes (siehe Tab. 7.7)

Tab. 7.7 Die Vitamin-D-Aufnahme pro Tag bei Konsum dieses Vitamin-D-Präparats war extrem hoch

Charge	Vitamin-D-Dosierung pro Tag
1. Dose	156 000 I. E.
2. Dose	1 536 000 I. E.
3. Dose	2 604 000 I. E.

Der 42-jährige Mann ist buchstäblich mit Vitamin D vergiftet worden. Die Tagesdosierung in diesem Präparat lag um bis zu 1 300-mal höher als normalerweise üblich. Wahrscheinlich war der Pharmafirma ein Fehler bei der Herstellung unterlaufen: sie hatte vergessen, das Vitamin-D-Konzentrat zu verdünnen!

Normale Tagesdosierungsempfehlungen für Vitamin D liegen in Abhängigkeit von Körpergröße und Körpergewicht bei 2 000 bis 6 000 I. E. Vitamin D. Diese Dosierungen sind in jedem Fall sicher und unbedenklich.

8 Vitamin-D-Update 2011

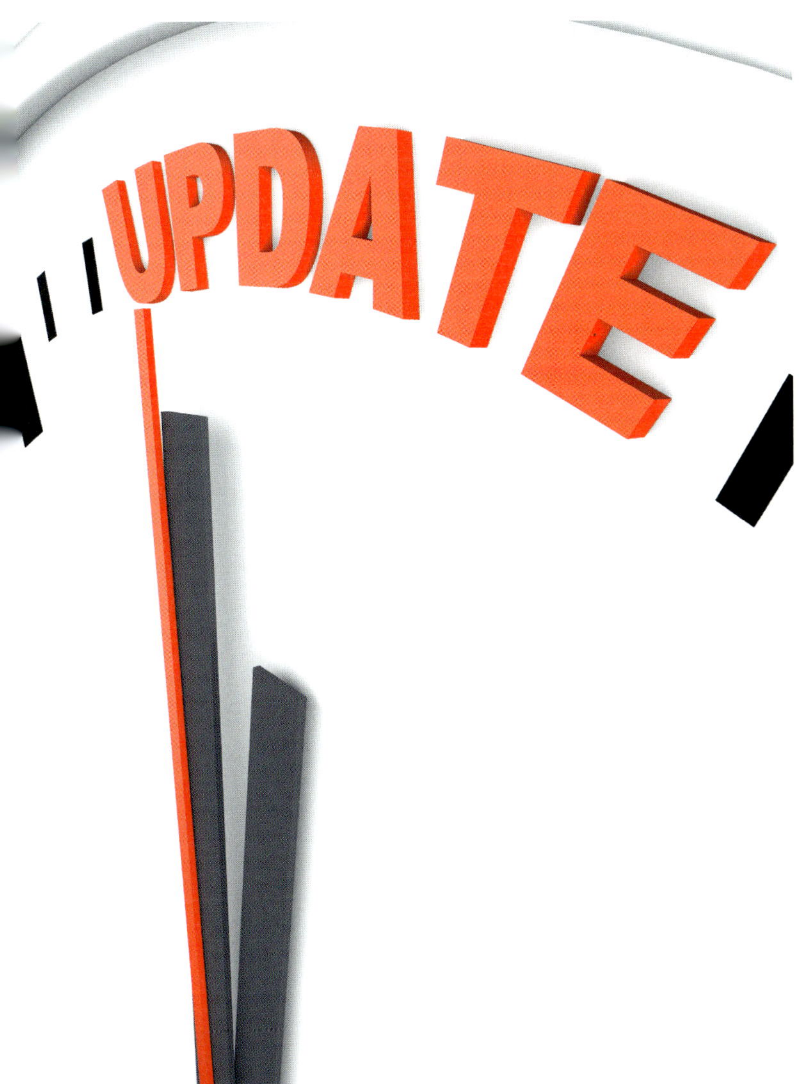

Vitamin-D-Update 2011

Das »Vitamin D-Update 2011«, das unter Leitung der als Vitamin-D-Experten bekannten Professoren Reichrath (Homburg/Saar) und Spitz (Schlangenbad/Wiesbaden) an der Berliner Charité stattfand, lockte im April 22 nationale und internationale Referenten und mehr als 300 Ärzte und andere Heilberufler nach Berlin. Sie waren von der gemeinnützigen Deutschen Stiftung für Gesundheitsinformation und Prävention eingeladen, sich über die neuesten Entwicklungen auf dem Gebiet von Vitamin D zu informieren. Anlass war der aktuell nachgewiesene Mangel in weiten Teilen der Bevölkerung einschließlich der Kinder und die enorme Erweiterung der Bedeutung von Vitamin D für die Gesundheit. Die Vortragsthemen reichten von Herzerkrankungen über Diabetes und Krebs bis hin zu zahlreichen Nerven-, Infektions- und Autoimmunerkrankungen – alles Erkrankungen, die durch einen Vitamin-D-Mangel gefördert werden können.

Im Rahmen eines begleitenden »Satellitensymposiums zur ganzheitlichen Medizin« wurde deutlich, dass der Vitamin-D-Mangel die Gesundheitsprobleme weiter verschärft, die durch die bereits bekannten Defizite bei Ernährung und Bewegung auftreten. Die Ursachen für alle Defizite liegen vorwiegend in der Änderung unseres Lebensstils infolge der technischen Entwicklung unserer Gesellschaft. Als Konsequenz ergibt sich die Forderung nach einer verstärkten Integration präventiver Maßnahmen in allen Bereichen des Gesundheitssystems. Die Veranstaltung endete mit einem klaren Appell der Experten zum verantwortungsvollen Umgang mit Sonne und Haut sowie für eine grundsätzliche und ausreichend hoch dosierte medikamentöse Versorgung mit Vitamin D all derer, die mit einem verantwortbaren Sonnenpensum keine ausreichenden Vitamin-D-Spiegel erreichen. Darüber hinaus lautete die durchgängige Empfehlung aller Experten, die Vitamin-D-Reserven im Blut (25-OH-D) bestimmen zu lassen, um eine Entscheidungs-

Programm

9:30 bis 9:45 Uhr: Begrüßung

Prof. Dr. Jörg Reichrath, Tagungspräsident
Prof. Dr. Ulrich Frei, Ärztl. Direktor der Charité
Prof. Dr. Jörg Spitz, Tagungssekretär

9:45 bis 11:15 Uhr: Sitzung 1

1. Allgemeine Physiologie (B. Lehmann)
2. Epidemiologie (W. Grant, USA)
3. Wirkung von Vitamin D auf das Immunsystem der Lunge (R. Bals)
4. Wirkung von Vitamin D bei Herz-Kreislauferkrankungen, Diabetes und Metabolischem Syndrom (A. Zittermann)

11:15 bis 11:30 Uhr: Pause

11:30 bis 13:00 Uhr: Sitzung 2

5. Wirkung von Vitamin D bei Krebserkrankungen (S. Pilz)
6. Vitamin D und Niere (R. Krause)
7. Wirkung von Vitamin D auf Nervenzellen und Gehirn (D. Lemke)
8. Vitamin D und Schwangerschaft (B. Hollis, USA)
9. Vitamin D in der Gyn-Praxis (C. Schulte-Uebbing)

13:00 bis 14:30 Uhr: Mittagspause

13:15 bis 14:15 Uhr

Satelliten-Lunchsymposium: „Ganzheitliche Medizin – Die Heil- und Präventionskräfte von Bewegung, Ernährung und Musik/Singen".

In Ergänzung zum Hauptthema Vitamin D werden weitere Gesundheitsquellen vorgestellt und Beispiele für effektive Präventionsmaßnahmen in der Praxis dokumentiert.

Details siehe Internet: www.dsgip.de

14:30 Uhr bis 16:00 Uhr: Sitzung 3

10. Wirkung von Vitamin D auf Muskulatur und Fitness (H. Dobnig)
11. Ausmaß der Mangelsituation – Warum man dieses Vitamin nicht essen kann (N. Worm)
12. Möglichkeiten, Grenzen und Nebenwirkungen von Sonnenschutz-Maßnahmen (E. Breitbart)
13. Was die Sonne sonst noch kann: Photobiologie und Prävention (A. Wunsch)

16:00 bis 16:15 Uhr: Pause

16:15 bis 18:00 Uhr: Sitzung 4

14. Die Haut als endokrines Organ – Wieviel Sonne braucht der Mensch? (J. Reichrath)
15. Kompensation des Mangels durch mehr Sonnenlicht und künstliche Sonne (M. Holick, USA)
16. Kompensation des Mangels durch Vitamin-Supplementation D (R. Vieth, Kanada)
17. Vitamin D als Arzneimittel (U. Gröber)
18. Vitamin D in der täglichen Praxis (J. Mahlstedt, R. v. Helden und H. Teutemacher)

18:00 bis 18:15 Uhr: Pause

18:15 Uhr bis 19:15 Uhr:

Highlights der Vorträge des Tages (J. Spitz)

Referentenforum zur Gesundheitsvorsorge 2011: Zwischen Hautkrebs und Vitamin D-Mangel – Wo liegt der gesunde Kompromiss?

Abb. 8.1 *Auszug aus dem Original-Programm »Vitamin-D-Update 2011«*

basis für geeignete Handlungen zu haben. Als Fazit der Veranstaltung formulierten die Experten ein 6-Punkte-Papier.

8.1 6-Punkte-Papier

Die Gruppe von 22 nationalen und internationalen Experten hat mit ihren wissenschaftlichen Beiträgen die Konferenz »Vitamin D – Update 2011« in der Charité in Berlin am 9. April 2011 gestaltet. Sie kommen aufgrund der aktuellen Datenlage zu folgenden Feststellungen:

1. Vitamin D ist die Vorstufe eines in fast allen Körperzellen benötigten Steroidhormons (Calcitriol). Es kann von den Menschen selbst mithilfe der UVB-Strahlen der Sonne in der Haut hergestellt werden. Es wird zwingend für die korrekte Funktion zahlreicher Organe und nicht nur für den Knochenstoffwechsel benötigt.

2. Es besteht ein weltweiter Mangel an Vitamin D, der vorwiegend ausgelöst wird durch die Veränderungen des Lebensstils infolge des technischen Fortschritts. Zusätzlich resultiert in Verbindung mit der Angst vor Hautkrebs ein zu geringer Aufenthalt in der Sonne. Jenseits des 40. Breitengrads (damit auch in Mittel-/Nord-Europa, einschließlich Deutschland sowie in den Neu-England-Staaten der USA und in Kanada) sind die Menschen, insbesondere in den Wintermonaten, ungenügend mit Vitamin D versorgt, da dort in diesem Zeitraum aufgrund des flachen Einstrahlwinkels der Sonne keine ausreichende UVB-Strahlung zur Vitamin-D-Bildung in der Haut die Atmosphäre passieren kann.

3. Eine Fülle von wissenschaftlichen Untersuchungen in den vergangenen 20 Jahren weist darauf hin, dass ein Mangel an Vitamin D wahrscheinlich fast alle chronischen Krankheiten fördert, darunter: Diabetes, Krebs, Bluthochdruck und Herz-Kreislauf-Erkrankungen, Nervenerkrankungen, Autoimmunerkrankungen, Infektionskrankheiten und Allergien. Die Unterzeichner fordern daher dringend eine Intensivierung der Forschungsarbeit über Vitamin D in den verschiedensten Fachdisziplinen.

4. Die derzeitigen Regelungen zur Versorgung der Bevölkerung werden dem Vitamin-D-Mangel nicht gerecht. Daher ist es erforderlich, die Empfehlungen zur natürlichen und künstlichen Sonnenexposition zu überarbeiten. So sollte möglichst mittags bei Sonnenhöchststand, gezielt eine große Hautoberfläche (häufig exponierte Stellen dabei schützen) von Frühling bis Herbst an mehr als drei Tagen pro Woche für max. 20 Minuten (Hauttyp beachten!) ausgesetzt werden. Bei weiterer Exposition ist die Haut mit Kleidung oder Sonnencreme zu schützen. Sonnenbrände sind in jedem Fall zu vermeiden!

5. Ferner ist die derzeit verbindliche Empfehlung für eine Zufuhr von 200 I. E. Vitamin D pro Tag als Ausgleich für die fehlende Sonnenexposition absolut unzureichend. Eine Verabreichung von 1 000–2 000 I. E. täglich (bzw. 7 000–14 000 I. E./Woche je nach Lebensalter und Körpergewicht) ist insbesondere in den Wintermonaten wünschenswert. Dabei sollte ein 25-OH-D-Spiegel von mindestens 20 ng/ml im Blut erreicht werden. Amerikanische Wissenschaftler empfehlen sogar einen 25-OH-D-Zielbereich von 40–60 ng/ml, wozu in einer großen Studie bis zu 10 000 I. E. täglich benötigt wurden. Das amerikanische Institut für Medizin gibt als Obergrenze für eine gefahrlose,

dauerhafte tägliche Zufuhr 4 000 I. E. an. Für Kinder ist eine tägliche Zufuhr von 50 I. E. pro kg Körpergewicht anzustreben. Stillende benötigen 6 000 I. E. pro Tag, um ausreichend Vitamin D in ihrer Milch zu haben.

6. Die Wissenschaftler fordern die Fachgesellschaften und die Öffentlichkeit auf, diese Erkenntnisse in die entsprechenden Empfehlungen umzusetzen.

Anhang

Arzneimittel, Erkrankungen und Vitamin D

Anwendungsgebiete und Arzneistoffe	Wechselwirkung mit Vitamin D	Dosierungsempfehlungen pro Tag
Vitamin-D-Mangel	In Abhängigkeit der Körpergröße und des Körpergewichts: 50 000 I. E. Vitamin D pro Woche für 4–8 Wo. nach 25-OH-D-Spiegel für Vitamin D_3 oder D_2, siehe auch Seite 266 ff. (25-OH-D-Referenz: 40–60 ng/ml bzw. 100–150 nmol/l)	
Asthma bronchiale		
Antiasthmatika: inhalativ angewandte Glucocorticoide z. B. Beclomethason, Budesonid	Bei Atemwegserkrankungen wie Asthma ist eine mangelhafte Versorgung mit Vitamin D (25-OH-D < 30 ng/ml) häufig. Vitamin D wirkt den cortisonbedingten Störungen des Knochenstoffwechsels entgegen, kann die Häufigkeit von Atemwegsinfekten verringern und unterstützt die antientzündliche und antiallergische Wirkung der Asthmamittel	Kinder: 1 000–3 000 I. E., Erwachsene: 3 000–6 000 I. E.
Bluthochdruck		
Antihypertonika z. B. Amlodipin, Enalapril, Hydrochlorothiazid, Nifedipin, Spironolacton, u. a.	Eine mangelhafte Versorgung mit Vitamin D begünstigt die Entwicklung von Bluthochdruck. Vitamin D wirkt blutdruckregulierend indem es u. a.die Renin-Expression und die Parathormon-Exkretion in Schach hält und die Gefäßfunktion verbessert. Einige Blutdrucksenker wie z. B. Nifedipin und Spironolacton aktivieren den Pregnan-X-Rezeptor und können somit den Vitamin-D-Abbau über 24-Hydroxylase fördern!	Erwachsene: 3 000–6 000 I. E.

Anwendungsgebiete und Arzneistoffe	Wechselwirkung mit Vitamin D	Dosierungsempfehlungen pro Tag
Chronisch entzündliche Darmerkrankungen: Morbus Crohn, Colitis ulcerosa		
Glucocorticoide (z. B. Budesonid), Mesalazin, Azathioprin	Bei Darmerkrankungen ist eine mangelhafte Vitamin-D-Versorgung (25-OH-D < 30 ng/ml) häufig. Ein Mangel an Vitamin D scheint die Krankheitsaktivität zu fördern und die Lebensqualität der Patienten zu beeinträchtigen! Vitamin D kann die antientzündliche Wirkung der Glucocorticoide unterstützen.	Kinder: 1000–3000 I. E., Erwachsene: 3000–6000 I. E.
Depression		
Antidepressiva: Johanniskraut und selektive Serotonin-Wiederaufnahmehemmer, z. B. Fluoxetin	Patienten mit psychiatrischen Störungen weisen häufig eine mangelhafte Vitamin-D-Versorgung auf. Die Therapie mit selektiven Serotonin-Wiederaufnahmehemmer kann zu einer Abnahme der Knochendichte führen und das Hüftfrakturrisiko steigern. Vitamin D beeinflusst die Neurochemie des Gehirns und wirkt Störungen des Knochenstoffwechsels entgegen. Inhaltsstoffe des Johanniskrauts (Hyperforin) können den Pregnan-X-Rezeptor aktivieren und hierüber den Vitamin-D-Abbau fördern.	Erwachsene: 3000–6000 I. E.

Anwendungsgebiete und Arzneistoffe	Wechselwirkung mit Vitamin D	Dosierungsempfehlungen pro Tag
Diabetes mellitus Typ II		
Antidiabetika z. B. Metformin	Vitamin-D-Mangel begünstigt die Entwicklung von Typ-1- und Typ-2-Diabetes, Vitamin D wirkt der gefäßschädigenden Wirkung der AGEs und der Gefäßverkalkung entgegen, verringert die Oxidation des LDL-Cholesterins, kann erhöhte Triglyceride senken und die Insulinempfindlichkeit verbessern.	Erwachsene: 3 000–6 000 I. E.
Epilepsie		
Antiepileptika z. B. Carbamazepin, Phenytoin, Valproinsäure	Patienten mit Epilepsie haben ein erhöhtes Frakturrisiko und häufig eine mangelhafte Vitamin-D-Versorgung (25-OH-D < 30 ng/ml). Die antiepileptische Therapie, vor allem mit enzyminduzierenden Antiepileptika wie Phenytoin, kann antiepileptikabedingte Knochen- und Muskelstörungen auslösen.	Kinder: 2 000–4 000 I. E., Erwachsene: 3 000–7 000 I. E.
Gefäßverschlusskrankheiten		
Vitamin-K-Antagonisten z. B. Phenprocoumon, Warfarin	Eine Langzeittherapie mit einem Cumarin-Derivat ist ein unabhängiger Risikofaktor für osteoporotische Frakturen. Grundsätzlich sollte daher auf einen guten Vitamin-D-Status und die regelmäßige Zufuhr von Calcium geachtet werden.	Erwachsene 3 000–6 000 I. E.

Anwendungsgebiete und Arzneistoffe	Wechselwirkung mit Vitamin D	Dosierungsempfehlungen pro Tag
HIV-Infektion		
Antiretrovirale Wirkstoffe	Ein Vitamin-D-Mangel ist bei HIV-Infizierten häufig und wirkt sich nachteilig auf die Viruslast und den Krankheitsverlauf aus. Die antiretrovirale Therapie mit nukleosidischen Reverse-Transkriptase-Inhibitoren (z. B. Zidovudin), nicht nukleosidischen Reverse-Transkriptase-Inhibitoren(z. B. Efavirenz) und Proteaseinhibitoren (z. B. Ritonavir, Saquinavir) fördert den Vitamin-D-Abbau und das Risiko für eine HAART-bedingte Störung des Knochenstoffwechsels.	Erwachsene: 3000–7000 I. E.
Hyperlipidämien z. B. Hypercholesterinämie		
Cholesterinsenker, Statine: z. B. Atorvastatin, Pravastatin	Vitamin D unterstützt die Lipidmodulierende Wirkung der Statine und kann statinbedingte Muskelschmerzen verringern. Bei Typ-2-Diabetikern wirkt Vitamin D der oxidativen Modifikation des LDL-Cholesterins entgegen.	Erwachsene: 3000–6000 I. E.

Anwendungsgebiete und Arzneistoffe	Wechselwirkung mit Vitamin D	Dosierungsempfehlungen pro Tag
Krebs		
Zytostatika z. B. Paclitaxel, Epirubicin, Carboplatin	Vitamin-D-Mangel ist häufig bei Krebspatienten. Die Chemotherapie (z. B. mit Anthrazyklinen oder Taxanen) kann zusätzlich den Vitamin-D-Abbau fördern und damit auch das Risiko für eine chemotherapiebedingte Störung des Knochenstoffwechsels (z. B. Osteoporose).	Erwachsene: 3 000–7 000 I. E.
Antiestrogene z. B. Anastrozol, Tamoxifen	Vitamin D wirkt Störungen des Knochenstoffwechsels entgegen, unterstützt die Wirkung von Tamoxifen und kann das Risiko für Gelenkschmerzen unter einer Therapie mit Aromatsehemmern deutlich verringern.	Erwachsene: 3 000–6 000 I. E.
Bisphosphonate z. B. Zoledronsäure	Erhöhte Parathormon-Spiegel begünstigen die Krankheitsprogression und das Auftreten von Kiefernekrosen. Vitamin D verbessert die Knochenwirksamkeit der Bisphosphonate und scheint Nebenwirkungen zu verringern.	Erwachsene: 3 000–6 000 I. E.

Anwendungsgebiete und Arzneistoffe	Wechselwirkung mit Vitamin D	Dosierungsempfehlungen pro Tag
Osteoporose		
Calcium	Ein guter Vitamin-D-Status (25-OH-D: 40–60 ng/ml) ist Voraussetzung für eine optimale Calciumaufnahme im Darm und Calciumverwertung im Knochen. Calcium sollte primär über die Ernährung und bei unzureichender diätetischer Zufuhr in Form gut verfügbarer Salze (z. B. Citrat) über den Tag verteilt eingenommen werden.	Prävention: Kinder: 400–1 000 I. E., Erwachsene: 1 000–2 000 I. E. Therapie: Kinder: 1 000–3 000 I. E., Erwachsene: 3 000–7 000 I. E.
Bisphosphonate z. B. Alendronsäure, Risedronsäure	Vitamin D supprimiert Parathormon und unterstützt die ossäre Wirkung der Bisphosphonate in der Osteoprorose-Therapie. 25-OH-D-Spiegel > 40 ng/ml sind zur Vermeidung eines sekundären Hyperparathyreoidismus notwendig!	Erwachsene: 3 000–6 000 I. E.
Rheuma		
Antirheumatika z. B. Methotrexat, Glucocorticoide	Bei Patienten mit rheumatoider Arthritis ist ein Vitamin-D-Mangel häufig. Vitamin D wirkt den cortison- und methotrexatbedingten Störungen des Knochenstoffwechsels entgegen und hat zusätzlich eine antientzündliche Wirkung.	Erwachsene: 3 000–6 000 I. E.

Anwendungsgebiete und Arzneistoffe	Wechselwirkung mit Vitamin D	Dosierungsempfehlungen pro Tag
Ulkus-/Refluxkrankheit		
Protonenpumpenhemmer z. B. Omeprazol, Pantoprazol	Eine Langzeittherapie mit einem Protonenpumpenhemmer steigert deutlich das Osteoporoserisiko. Die pH-abhängige Resorption von Calcium und Vitamin D wird gehemmt. Die Zufuhr von gut verfügbaren Calciumsalzen (z. B. Calciumcitrat) und Vitamin D ist in jedem Fall empfehlenswert.	Erwachsene: 3000–6000 I. E.
Tuberkulose		
Antituberkulotika z. B. Rifampicin, Isoniazid	Die Effektivität einer antituberkulotischen Therapie kann durch Vitamin D gesteigert werden. Ein Vitamin-D-Mangel begünstigt das Auftreten einer Tuberkulose. Ein Vitamin-D-Mangel findet sich in Studien bei > 90 % der betroffenen Patienten.	Erwachsene: 3000–7000 I. E.

Glossar

Antiepileptika

Antiepileptika (z. B. Phenytoin, Carbamazepin) sind Medikamente, die zur Behandlung oder Verhinderung von epileptischen Krampfanfällen eingesetzt werden.

Antihypertonika

Antihypertonika sind Medikamente gegen Bluthochdruck.

Apoptose

Die Apoptose ist ein Selbstmordprogramm einzelner Zellen, eine Form des programmierten Zelltods. Ein Ziel der Krebsforschung ist es, die kontrollierte Apoptose bei entarteten Zellen auszulösen.

Autoimmunität

Unter Autoimmunität versteht man die Unfähigkeit eines Organismus, seine Strukturbestandteile (z. B. Membranen der Nervenzellen, wie Myelin) als körpereigen zu erkennen. Dies führt zu einer pathologischen Produktion von Antikörpern gegen körpereigene Bestandteile bzw. körpereigenes Gewebe, die sich als Autoimmunerkrankung (z. B. Multiple Sklerose) äußert.

Bakterizid

Eine Substanz, die durch eine Schädigung der Zelle Bakterien abtötet, wird als bakterizid bezeichnet.

Bioverfügbarkeit

Unter Bioverfügbarkeit versteht man die Menge eines Wirkstoffs (meistens Arzneistoff), die tatsächlich aus einer Kapsel oder anderen Darreichungsformen in den Körper aufgenommen und für diesen verfügbar gemacht wird.

Bisphosphonate

Bisphosphonate (z. B. Alendronsäure, Zoledronsäure) gehören einer Medikamentengruppe an, die bei Knochen- und Calciumstoffwechselkrankheiten eingesetzt wird. Einige Verbindungen dieses Typs werden zur Behandlung der Osteoporose bei postmenopausalen Frauen verwendet. Darüber hinaus finden Bisphosphonate Einsatz in der Therapie von Krebserkrankungen (z. B. bei Knochenmetastasen).

Calcidiol

Siehe 25-Hydroxy-Vitamin D.

Calcitriol

Siehe 1,25-Dihydroxy-Vitamin D.

Colecalciferol

auch Cholecalciferol, siehe Vitamin D.

Corticosteroide

Corticosteroide (z. B. Cortison, Prednisolon) sind Medikamente, die vor allem bei entzündlichen Erkrankungen des Immunsystems eingesetzt werden (z. B. Asthma, Neurodermitis, Rheuma).

Diabetes mellitus Typ-1, Typ-2
Diabetes mellitus ist eine Stoffwechselerkrankung, die in erster Linie den Zuckerstoffwechsel betrifft und auf einem absoluten (Diabetes mellitus Typ-1) oder relativen Insulinmangel (Diabetes mellitus Typ-2) beruht. Weniger als 10 % der Diabetiker leiden an einem absoluten Insulinmangel. Über 90 % sind am Diabetes mellitus Typ-2 erkrankt. Die für diesen Diabetes-Typ verharmlosende Bezeichnung Altersdiabetes ist inzwischen veraltet, da diese Erkrankung heute immer häufiger jüngere Menschen betrifft. Treffender ist wohl die Bezeichnung Wohlstandsdiabetes, denn die Hauptursache für Typ-2-Diabetes ist Übergewicht, das in den Industrienationen besonders weit verbreitet ist.

DNA
Die DNA ist der gesamte genetische Bauplan eines Lebewesens.

Fibromyalgie
Die Fibromyalgie (Sehnen-Muskel-Schmerz) ist eine chronische Erkrankung, die durch weit verbreitete Schmerzen mit wechselnder Lokalisation in der Muskulatur, um die Gelenke und Rückenschmerzen und auch Druckschmerzempfindlichkeit sowie Begleitsymptome, wie Müdigkeit, Schlafstörungen, Morgensteifigkeit, Konzentrations- und Antriebsschwäche, Wetterfühligkeit, Schwellungen von Händen, Füßen und Gesicht und viele weitere Beschwerden charakterisiert ist.

Gene
Ein Gen ist ein Abschnitt auf der DNA, der die Bauanleitung für ein körpereigenes Protein enthält (Gen = Träger der Erbinformation).

Hypercalcämie
Eine Hypercalcämie ist eine krankhafte Erhöhung des Calciumspiegels im Blut.

Insulinresistenz
Bei Typ-2-Diabetikern liegt meist eine Insulinresistenz vor, das heißt, die Körperzellen sprechen auf das in der Bauchspeicheldrüse gebildete Insulin zunehmend schlechter an, sodass dort immer größere Mengen an Insulin produziert werden müssen. Irgendwann brennt die Bauchspeicheldrüse dabei buchstäblich aus – die Insulinproduktion versiegt! Die Folge sind zu hohe Blutzuckerspiegel, Hyperglykämie genannt.

Leptin
Leptin ist ein Hormon, das dem Gehirn während des Essens signalisiert, wenn genug Nahrung aufgenommen wurde. Darüber hinaus spielt Leptin eine wichtige Rolle bei der Regulierung des Fettstoffwechsels.

Lymphknoten
Die Lymphknoten sind ein Teil des Lymphgefäßsystems. Mit Hilfe der weißen Blutkörperchen filtern die Lymphknoten Fremdstoffe und Krankheitserreger aus der Lymphe (Gewebswasser).

Lymphozyten
Lymphozyten sind eine Klasse der weißen Blutkörperchen. Sie spielen eine wichtige Rolle bei der Immunabwehr von Krankheitserregern.

Metabolisches Syndrom
Das Metabolische Syndrom, bei dem eine gestörte Insulinwirkung, Übergewicht, Bluthochdruck und erhöhte Blutfette gemeinsam auftreten, ist die Vorstufe des Diabetes mellitus Typ-2. Auch wenn dieses Wohlstands-Syndrom teilweise in unseren Genen verankert ist, so ist der Typ-2-Diabetes kein unabwendbares Schicksal. Ob und in welchem Ausmaß sich ein Typ-2-Diabetes entwickelt, liegt oft in unserer Hand und hängt maßgeblich von unserem Lebensstil ab – vor allem von der körperlichen Aktivität und der Ernährung.

Mikronährstoff
Zu den Mikronährstoffen werden die Vitamine (z. B. Vitamin C), Mineralstoffe (z. B. Magnesium, Selen), Vitaminoide (z. B. Coenzym Q_{10}), Aminosäuren (z. B. L-Arginin) und die essenzielle Fettsäuren gerechnet.

Osteoklasten
Osteoklasten sind Zellen, die Knochengrundsubstanz abbauen.

Osteomalazie
Die Osteomalazie ist eine schmerzhafte Knochenerweichung bei Erwachsenen, meist durch einen Vitamin-D-Mangel ausgelöst. Das der Osteomalazie entsprechende Krankheitsbild im Kindesalter ist die Rachitis.

Osteoporose
Die Osteoporose wird auch als Knochenschwund bezeichnet und ist durch eine Abnahme der Knochendichte infolge eines übermäßig raschen Abbaus der Knochensubstanz und -struktur gekennzeichnet. Die erhöhte Knochenbruchanfälligkeit kann das ganze Skelett betreffen.

Parathormon (PTH)
Parathormon ist ein Hormon, das in den Nebenschilddrüsen gebildet wird. PTH fördert die Aktivierung der knochenabbauenden Zellen, der sogenannten Osteoklasten, die Calcium aus dem Knochengewebe herauslösen. Erhöhte Parathormonspiegel begünstigen daher Störungen der Knochenmineralisation und fördern die Entwicklung der Knochenkrankheiten Rachitis bei Kindern und Osteomalazie beim Erwachsenen. Darüber hinaus sind erhöhte Parathormonspiegel ein unabhängiger Risikofaktor für Herz-Kreislauf-Erkrankungen (z. B. Hypertonie, Herzinsuffizienz). Im Tierversuch haben erhöhte Parathormonspiegel zudem eine Muskel katabole bzw. muskelabbauende Wirkung. Als natürlicher Gegenspieler hält Vitamin D das Parathormon in Schach (25-OH-D: 40–60 ng/ml bzw. 100–150 nmol/l).

Periphere arterielle Verschlusskrankheit (pAVK)
Unter der peripheren arteriellen Verschlusskrankheit versteht man Durchblutungsstörungen der Beine und der Arme. Diese werden durch Verengungen oder Verschlüsse von Blutgefäßen (Arterien) verursacht.

Placebo
Ein Placebo ist ein Scheinarzneimittel, welches keinen Wirkstoff enthält und somit auch keine durch einen solchen Stoff verursachte pharmakologische Wirkung haben kann.

Polyzystisches Ovarialsyndrom (PCOS)
Das Polyzystische Ovarialsyndrom ist eine der häufigsten Stoffwechselstörungen geschlechtsreifer Frauen und gleichzeitig die häufigste Ursache für eine Unfruchtbarkeit aufgrund von Zyklusstörungen.

Präeklampsie
Die Präeklampsie ist eine nur in der Schwangerschaft auftretende Erkrankung, die durch erhöhten Blutdruck, vermehrte Eiweißausscheidung im Urin und Wassereinlagerungen im Gewebe gekennzeichnet ist.

PSA
Das Prostata-spezifische Antigen (PSA) ist der einzige sogenannte Tumormarker in der Medizin, der organspezifisch ist, d. h., er wird ausschließlich von den Prostatadrüsen produziert und in die Blutbahn abgegeben. Ein hoher PSA-Wert geht meist mit Veränderungen der Prostata einher. Je höher der PSA-Wert ist, desto höher ist die Wahrscheinlichkeit, dass eine Erkrankung der Prostata vorliegt.

Rachitis
Siehe Osteomalazie.

Sarkoidose
Die Sarkoidose ist eine systemische Erkrankung des Bindegewebes mit Granulombildung, die meistens zwischen dem 20. und 40. Lebensjahr auftritt. Dabei bilden sich mikroskopisch kleine Knötchen (Granulome) in dem betroffenen Organgewebe, verbunden mit einer verstärkten Immunantwort. Besonders betroffen sind unter anderem die Lymphknoten, die Lunge, aber auch Leber, Milz und Augen. Achtung: In einigen Fällen kann bei Patienten mit granulomatösen Erkrankungen, wie Sarkoidose, eine Hypercalcämie (zu hohe Blutcalciumspiegel) auftreten, wenn der 25-OH-D-Status über 30 ng/ml liegt. Patienten mit Sarkoidose haben durch die Granulome eine gestörte 1,25-$(OH)_2$-D-Produktion. Daher sollte der Blutcalciumspiegel unter einer Therapie mit Vitamin D überwacht werden und der 25-OH-D-Zielwert zwischen 20–30 ng/ml bzw. 50–75 nmol/l liegen!

Supplementierung
Gezielte Einnahme von Vitamin-Präparaten und anderen Nahrungsergänzungsmitteln, idealerweise nach Labordiagnostik.

In utero
Im Mutterleib.

Vitamin D: Colecalciferol
Vitamin D, auch Colecalciferol genannt, wird in der Haut mit Hilfe des Sonnenlichts (UVB: 290–315 nm) gebildet. Danach wird das Sonnenvitamin in der Leber zum 25-Hydroxy-Vitamin D (25-OH-D) umgewandelt.

25-Hydroxy-Vitamin D, 25-OH-D, Calcidiol
25-OH-D, auch Calcidiol genannt, ist der überwiegend im Blutkreislauf zirkulierende Vitamin-D-Metabolit, der häufig auch als die Transport- und Speicherform des Sonnenvitamins bezeichnet wird. Die labormedizinische Kontrolle des 25-OH-D-Werts im Blutserum in ng/ml oder nmol/l ist der wichtigste medizinische Laborparameter zur Beurteilung der Vitamin-D-Gesundheit bzw. des Vitamin-D-Status. Das aktive 1,25-$(OH)_2$-D sollte zur Einschätzung des Vitamin-D-Status nicht gemessen werden, da es bei einem Vitamin-D-Mangel oft aufgrund erhöhter Parathormonspiegel normal oder sogar kompensatorisch erhöht ist.

1,25-Dihydroxy-Vitamin D, 1,25-$(OH)_2$-D, Calcitriol
1,25-$(OH)_2$-D, auch Calcitriol genannt, ist die hormonaktive Wirkform des Sonnenvitamins und wird daher auch als Vitamin-D-Hormon bezeichnet. Es gehört wie die Sexualhormone zu den Steroidhormonen. Über Wechselwirkungen mit Vitamin-D-Rezeptoren übt 1,25-$(OH)_2$-D spezifische Wirkungen oder Regulationsfunktionen in Zellen und Organen aus.

UV-Index (UVI)
Der UV-Index ist ein Maß für die Intensität der UV-Strahlung. Er gibt die sonnenbrandwirksame UV-Strahlungsstärke an und variiert mit der Bewölkung, dem Sonnenstand (also mit geografischer Breite, Tages- und Jahreszeit), der Dicke der Ozonschicht und der geographischen Höhe. Je höher der UVI, desto größer ist die Sonnenbrandgefahr. In Deutschland nimmt der UVI erfahrungsgemäß Werte zwischen 0 und 8, in den Bergen auch bis zu 9 an. In den Tropen kann der UVI extreme Werte von über 12 erreichen. Für die natürliche Vitamin-D-Synthese über die Haut muss der UVI ≥ 3 sein.

Zytokine
Zytokine sind hormonartige Botenstoffe des Immunsystems (z. B. TNF-α), die vor allem bei der Entwicklung und dem Verlauf von entzündlich geprägten Erkrankungen eine Rolle spielen.

Literatur

Kapitel 1

Autier P, Gandini S. Vitamin D supplementation and total mortality: a meta-analysis of randomized controlled trials. Arch Intern Med, 167 (16): 1730–1737, 2007

Bjelakovic G, Gluud LL, Nikolova D et al. Vitamin D supplementation for prevention of mortality in adults. Cochrane Database Syst Rev, (7): CD007470, 2011

Demetriou ET, Travison TG, Holick MF. Effect of treatment with 50,000 IU Vitamin D_2 every other week on serum 25-hydroxyvitamin D_2, 25-hydroxyvitamin D_3 and total 25-hydroxyvitamin D in a clinical setting. Endocr Pract, Epub ahead of print, 2012

Dobnig H, Pilz S, Scharnagl H et al. Independent association of low serum 25-hydroxyvitamin D and 1,25-dihydroxyvitamin D levels with all-cause and cardiovascular mortality. Arch Intern Med, 168 (12): 1340–1349, 2008

Ginde AA, Scragg R, Schwartz RS et al. Prospective study of serum 25-hydroxyvitamin D level, cardiovascular disease mortality, and allcause mortality in older U.S. adults. J Am Geriatr Soc, 57 (9): 1595–1603, 2009

Grant WB, Cross HS, Garland CF et al. Estimated benefit of increased vitamin D status in reducing the economic burden of disease in western Europe. Prog Biophys Mol Biol, 99 (2–3): 104–113, 2009

Gröber U, Holick MF, Kisters K. Vitamin D and drugs. Med Monatsschr Pharm, 34 (10): 377–387, 2011

Gröber U, Spitz J, Reichrath J, Kisters K, Holick MF. Vitamin D. Update 2013. From rickets prophylaxis to general healthcare. Dermatoendocrinol, 5:3, e2: 331–347, 2013

Gröber U. Vitamin D – an old vitamin in a new perspective. Med Monatsschr Pharm, 33 (10): 376–383, 2010

Haas J. Vigantol – Adolf Windaus and the history of vitamin D. Wurzbg Medizinhist Mitt, 26: 144–181, 2007

Holick MF, Biancuzzo RM, Chen TC et al. Vitamin D_2 is as effective as vitamin D_3 in maintaining circulating concentrations of 25-hydroxyvitamin D. J Clin Endocrinol Metab, 93 (3): 677–681, 2008

Holick MF, Jenkins M. The UV Advantage, iBooks, New York 2004

Holick MF. Phylogenetic and evolutionary aspects of vitamin D from phytoplankton to humans. In: Pang PKT and Schreibman P (eds). Vertebrate endocrinology: Fundamentals and biomedical implications. Vol. 3. Academic Press, Inc. (Harcourt Brace Jovanovich), Orlando FL 1989

Holick MF. The Vitamin D Solution. A 3-step strategy to cure our most common health problems. 309 p., Plume Books, New York 2011

Holick MF. Vitamin D and sunlight: strategies for cancer prevention and other health benefits. Clin J Am Soc Nephrol, 3 (5): 1548–1554, 2008

Holick MF. Vitamin D deficiency. N Engl J Med, 357 (3): 266–281, 2007

Holick MF. Vitamin D: A Millenium Perspective. Journal of Cellular Biochemistry, 88: 296–307, 2003

Holick MF. Vitamin D: Physiology, Molecular Biology, and Clinical Applications (Nutrition and Health). 1155 p., Second Edition, Humana Press/Springer Science, New York 2010

Hossein-Nezhad A, Spira A, Holick MF. Influence of vitamin D status and vitamin D_3 supplementation on genome wide expression of white blood cells:

a randomized double-blind clinical trial. PLoS One, 8 (3): e58725, 2013

Krause R, Bohring M, Holick MF et al. Ultraviolet B and blood pressure. Lancet, 352 (9129): 709–710, 1998

Melamed ML, Michos ED, Post W et al. 25-hydroxyvitamin D levels and the risk of mortality in the general population. Arch Intern Med, 168 (15): 1629–1637, 2008

Reichrath J. The challenge resulting from positive and negative effects of sunlight: how much solar UV exposure is appropriate to balance between risks of vitamin D deficiency and skin cancer? Prog Biophys Mol Biol, 92 (1): 9–16, 2006

Stamp TC, Haddad JG, Twigg CA. Comparison of oral 25-hydroxycholecalciferol, vitamin D, and ultraviolet light as determinants of circulating 25-hydroxyvitamin D. Lancet, 1 (8026): 1341–1343, 1977

Thomas GN, ó Hartaigh B, Bosch JA et al. Vitamin D levels predict allcause and cardiovascular disease mortality in subjects with the metabolic syndrome: the Ludwigshafen Risk and Cardiovascular Health (LURIC) Study. Diabetes Care, 35 (5): 1158-1164, 2012

Windaus A, Hess A. Sterine und antirachitisches Vitamin. Nachrichten von der Gesellschaft der Wissenschaften zu Göttingen, S. 175–184, 1926

Wolf G. The discovery of vitamin D: the contribution of Adolf Windaus. J Nutr, 134 (6): 1299–1302, 2004

Zittermann A, von Helden R, Grant WB et al. An estimate of the survival benefit of improving vitamin D status in the adult German population. Dermato-Endocrinology, 1 (6): 300–306, 2009

Zittermann A. The estimated benefits of vitamin D for Germany. Mol Nutr Food Res, 54 (8): 1164–1171, 2010

Kapitel 2

Adams JS, Singer FR, Holick MF et al. Isolation and structural identification of 1,25-dihydroxyvitamin D_3 produced by cultured alveolar macrophages in sarcoidosis. J Clin Endocrinol Metab, 60 (5): 960–966, 1985

Anderson JL, May HT, Horne BD et al. Intermountain Heart Collaborative (IHC) Study Group. Relation of vitamin D deficiency to cardiovascular risk factors, disease status, and incident events in a general healthcare population. Am J Cardiol, 106 (7): 963–968, 2010

Apperly FL. The relation of solar radiation to cancer mortality in North American. Cancer Research, 1: 191–195, 1941

Clemens TL, Adams JS, Holick MF et al. Increased skin pigment reduces the capacity of skin to synthesise vitamin D_3. Lancet, 1 (8263): 74–76, 1982

DeLuca HF, Suda T, Holick MF et al. 25,26-dihydroxycholecalciferol, a metabolite of vitamin D_3 with intestinal calcium transport activity. Biochemistry, 9 (24): 4776–4780, 1970

Demetriou ET, Travison TG, Holick MF. Effect of treatment with 50000 IU Vitamin D_2 every other week on serum 25-hydroxyvitamin D_2, 25-hydroxyvitamin D_3 and total 25-hydroxyvitamin D in a clinical setting. Endocr Pract, Epub ahead of print, 2012

Ernesti G. De Rachitide De Morbo puerili Anglorum – Die ältesten Dokumente über Rachitis in Originalfassung und Übersetzung, Verlag Klinisches Labor GmbH, Heidelberg 2004

Garland CF, French CB, Baggerly LL et al. Vitamin D supplement doses and serum 25-hydroxyvitamin D in the range associated with cancer prevention. Anticancer Res, 31: 617–622, 2011

Glisson F. De Rachitide sive Morbo Puerili, qui vulgo The Rickets dictur, Londini 1650

Grant WB, Cross HS, Garland CF et al. Estimated benefit of increased vitamin D status in reducing the economic burden of disease in Western Europe. Prog Biophys Mol Biol, 99 (2–3): 104–113, 2009

Grant WB, Pilz S. Vitamin D deficiency contributed to Wolfgang Amadeus Mozart's death. Med Probl Perform Art, 26 (2): 117, 2011

Grant WB. An estimate of premature cancer mortality in the U.S. due to inadequate doses of solar ultraviolet-B radiation. Cancer, 94 (6): 1867–1875, 2002

Grant WB. An estimate of the global reduction in mortality rates through doubling vitamin D levels. Eur J Clin Nutr, 65: 1016–1026, 2011

Hess AF, Unger LJ. The cure of infantile rickets by artificial light and by sunlight. Proc Soc Exp Biol Med, 18: 298, 1921

Holick MF, Biancuzzo RM, Chen TC et al. Vitamin D_2 is as effective as vitamin D_3 in maintaining circulating concentrations of 25-hydroxyvitamin D. J Clin Endocrinol Metab, 93 (3): 677–681, 2008

Holick MF, Chen TC. Vitamin D deficiency: a worldwide problem with health consequences. Am J Clin Nutr, 87 (Suppl): 1080S–1086S, 2008

Holick MF, DeLuca HF, Avioli LV. Isolation and identification of 25-hydroxy-cholecalciferol from human plasma. Arch Intern Med, 129 (1): 56–61, 1972

Holick MF, Jenkins M. The UV Advantage, iBooks, New York, 2004

Holick MF, MacLaughlin JA, Clark MB et al. Photosynthesis of previtamin D_3 in human skin and the physiologic consequences. Science, 210 (4466): 203–235, 1980

Holick MF, Matsuoka LY, Wortsman J. Age, vitamin D, and solar ultraviolet. Lancet, 2 (8671): 1104–1105, 1989

Holick MF, Schnoes HK, DeLuca HF et al. Isolation and identification of 1,25-dihydroxycholecalciferol. A metabolite of vitamin D active in intestine. Biochemistry, 10 (14): 2799–2804, 1971

Holick MF, Schnoes HK, DeLuca HF. Identification of 1,25-dihydroxycholecalciferol, a form of vitamin D_3 metabolically activ in the intestine. Proc Natl Acad Sci USA, 68 (4): 803–804, 1971

Holick MF, Smith E, Pincus S. Skin as the site of vitamin D synthesis and target tissue for 1,25-dihydroxyvitamin D_3. Use of calcitriol for treatment of psoriasis. Arch Dermatol, 123 (12): 1677–1683a, 1987

Holick MF. Calcium plus vitamin D and the risk of colorectal cancer. N Engl J Med, 354 (21): 2287–2288, 2006

Holick MF. Noncalcemic actions of 1,25-dihydroxyvitamin D_3 and clinical applications. Bone, 17 (2 Suppl): 107S–111S, 1995

Holick MF. Sunlight „D"ilemma: risk of skin cancer or bone disease and muscle weakness. Lancet, 357 (9249): 4–6, 2001

Holick MF. The Vitamin D Solution. A 3-step strategy to cure our most common health problems. 309 p., Plume Books, New York 2011

Holick MF. Vitamin D and sunlight: strategies for cancer prevention and other health benefits. Clin J Am Soc Nephrol, 3 (5): 1548–1554, 2008

Holick MF. Vitamin D deficiency. N Engl J Med, 357 (3): 266–281, 2007

Holick MF. Vitamin D: Physiology, Molecular Biology, and Clinical Applications (Nutrition and Health). 1155 p., Second Edition, Humana Press/ Springer Science, New York 2010

Huldschinsky K. Heilung von Rachitis durch künstliche Höhensonne. Dtsch Med Wochenschr, 45: 712–713, 1919

Krause R, Bühring M, Holick MF et al. Ultraviolett B and blood pressure. Lancet, 352 (9129): 709–710, 1998

Levental Z. Der Sonnendoktor Arnold Rikli (1823–1906). Gesnerus, 34 (3–4): 394–403, 1977

MacLaughlin J, Holick MF. Aging decreases the capacity of human skin to produce vitamin D_3. J Clin Invest, 76 (4): 1536–1538, 1985

Malabana A, Veronikis IE, Holick MF. Redefining vitamin D insufficiency. Lancet, 351 (9105): 805–806, 1998

Matsuoka LY, Ide L, Holick MF et al. Sunscreens suppress cutaneous vitamin D_3 synthesis. J Clin Endocrinol Metab, 64: 1165–1168, 1987

Palm TA. The geographical distribution and aetiology of rickets. Practitioner, XLV: 270–342, 1890

Schwartz GG, Whitlatch LW, Holick MF et al. Human prostate cells synthesize 1,25-dihydroxyvitamin D_3 from 25-hydroxyvitamin D_3. Cancer Epidemiol Biomarkers Prev, 7 (5): 391–395, 1998

Sniadecki J. Jedrzej Sniadecki (1768–1838) on the cure of rickets. Cited by Mozolowski W. Nature, 143: 121–124, 1939

Stumpf WE, Sar M, Reid FA et al. Target cells for 1,25-dihydroxyvitamin D_3 in intestinal tract, stomach, kidney, skin, pituitary, and parathyroid. Science, 206 (4423): 1188–1190, 1979

Suda T, DeLuca HF, Holick MF et al. 21,25-dihydroxycholecalciferol. A metabolite of vitamin D_3 preferentially active on bone. Biochemistry, 9 (14): 2917–2922, 1970

Wacker M, Holick MF. Vitamin D-Effects on skeletal and extraskeletal health and the need for supplementation. Nutrients, 5 (1): 111–148, 2013

Whistler D. Disputatio Medica Inaugvralis, De puerili Anglorum, quem patrio idiomate indigenae vocant The Rickets, Leiden 1645

Zittermann A, Iodice S, Pilz S et al. Vitamin D deficiency and mortality risk in the general population: A meta-analysis of prospective cohort studies. Am J Clin Nutr, 95 (1): 91–100, 2012

Kapitel 3

Breer S, Krause M, Marshall RP et al. Stress fractures in elderly patients. Int Orthop, 36 (12): 2581–2587, 2012

Brodowski L, Burlakov J, Myerski AC et al. Vitamin D prevents endothelial progenitor cell dysfunction induced by sera from women with preeclampsia or conditioned media from hypoxic placenta. PLoSOne, 9 (6): e98527. doi: 10.1371/journal.pone.0098527, 2014

Busse B, Bale HA, Zimmermann EA et al. Vitamin D deficiency induces early signs of aging in human bone, increasing the risk of fracture. Sci Transl Med, 5 (193): 193ra88. doi: 10.1126/scitranslmed.3006286, 2013

Cantorna MT, Mahon BD. Mounting evidence for vitamin D as an environmental factor affecting autoimmune disease prevalence. Exp Biol Med (Maywood), 229 (11): 1136–1142, 2004

Fraser D, Kooh SW, Holick MF et al. Pathogenesis of hereditary vitamin D-dependent rickets. An inborn error of vitamin D metabolism involving defective conversion of 25-hydroxyvitamin D to 1 alpha,25-dihydroxyvitamin D. N Engl J Med, 289 (16): 817–822, 1973

Graham KA, Keefe RS, Lieberman JA et al. Relationship of low vitamin D status with positive, negative and cognitive symptom domains in people with first-episode schizophrenia. Early Interv Psychiatry, doi: 10.1111/eip.12122, 2014

Gröber U, Holick MF, Kisters K et al. (Un)nötige Vitamin D-Gabe. Trotz Metaanalyse auf dem Holzweg. Dtsch Apoth Ztg, 153 (47): 38–41, 2013

Gröber U. Vitamin D – an old vitamin in a new perspective. Med Monatsschr Pharm, 33 (10): 376–383, 2010

Holick MF. Clinical efficacy of 1,25-dihydroxyvitamin D_3 and its analogues in the treatment of psoriasis. Retinoids, 14: 12–7, 1998

Holick MF. The D-lightful vitamin D for child health. JPEN J Parenter Enteral Nutr, 36 (1 Suppl): 9S–19S, 2012

Holick MF. The Vitamin D Solution. A 3-step strategy to cure our most common health problems. 309 p., Plume Books, New York 2011

Holick MF. Vitamin D deficiency. N Engl J Med, 357 (3): 266–281, 2007

Lappe J, Cullen D, Haynatzki G et al. Calcium and vitamin d supplementation decreases incidence of stress fractures in female navy recruits. J Bone Miner Res, 23 (5): 741–749, 2008

Liu PT, Stenger S, Li H et al. Toll-like receptor triggering of a Vitamin-D-mediated human antimicrobial response. Science, 311 (5768): 1770–1773, 2006

Llewellyn DJ, Langa KM, Lang IA. Serum 25-hydroxyvitamin D concentration and cognitive impairment. J Geriatr Psychiatry Neurol, 22 (3): 188–195, 2009

McCann JC, Ames BN. Is there convincing biological or behavioral evidence linking vitamin D deficiency to brain dysfunction? FASEB J, 22 (4): 982–1001, 2008

Nimitphong H, Holick MF. Vitamin D, neurocognitive functioning and immunocompetence. Curr Opin Clin Nutr Metab Care, 14 (1): 7–14, 2011

Plotinikoff GA, Quigley JM. Prevalence of severe hypovitaminosis D in patients with persistent, nonspecific musculoskeletal pain. Mayo Clin Proc, 78 (12): 1463–1470, 2003

Ruohola JP, Laaksi I, Ylikomi T et al. Association between serum 25(OH)D concentrations and bone stress fractures in Finnish young men. J Bone Miner Res, 21 (9): 1483–1488, 2006

Schlögl M, Holick MF. Vitamin D and neurocognitive function. Clin Interv Aging, 9: 559–568, 2014

Seitz S, Koehne T, Barvencik F et al. Impaired bone mineralization accompanied by low vitamin D and secondary hyperparathyroidism in patients with femoral neck fracture. Osteoporos Int, 24 (2): 641–649, 2013

Soni M, Kos K, Lang IA et al. Vitamin D and cognitive function. Scand J Clin Lab Invest Suppl, 243: 79–82, 2012

Valcour A, Blocki F, Hawkins DM et al. Effects of age and serum 25-OH-vitamin D on serum parathyroid hormone levels. J Clin Endocrinol Metab, 97 (11): 3989–3995, 2012

Wagner CL, Hulsey TC, Fanning D et al. High-dose vitamin D3 supplementation in a cohort of breastfeeding mothers and their infants: a 6-month follow-up pilot study. Breastfeed Med, 1 (2): 59–70, 2006

Wepner F, Scheuer R, Schuetz-Wieser B et al. Effects of vitamin D on patients with fibromyalgia syndrome: a randomized placebo-controlled trial. Pain, 155 (2): 261–268, 2014

Anhang

Kapitel 4

Agostoni C, Buonocore G, Carnielli VP. ESPGHAN Committee on Nutrition, Enteral nutrient supply for preterm infants: commentary from the European Society of Paediatric Gastroenterology, Hepatology and Nutrition Committee on Nutrition. J Pediatr Gastroenterol, Nutr 50 (1): 85–91, 2010

Barchetta I, De Bernardinis M, Capoccia D et al. Hypovitaminosis D is independently associated with metabolic syndrome in obese patients. PLoS One, 8 (7):e68689. doi: 10.1371/journal.pone.0068689, 2013

Becker KG. Autism, immune dysfunction and Vitamin D. Acta Psychiatr Scand, 124 (1): 74, 2011

Blomberg Jensen M, Bjerrum PJ, Jessen TE et al. Vitamin D is positively associated with sperm motility and increases intracellular calcium in human spermatozoa. Hum Reprod, 26 (6): 1307–1317, 2011

Blomberg Jensen M, Nielsen JE, Jørgensen A et al. Vitamin D receptor and vitamin D metabolizing enzymes are expressed in the human male reproductive tract. Hum Reprod, 25 (5): 1303–1311, 2010

Bodnar LM, Catov JM, Holick MF et al. Maternal vitamin D deficiency increases the risk of preeclampsia. J Clin Endocrinol Metab, 92 (9): 3517–3522, 2007

Camargo CA Jr, Rifas-Shiman SL, Litonjua AA et al. Maternal intake of vitamin D during pregnancy and risk of recurrent wheeze in children at 3 years of age. Am J Clin Nutr, 85 (3): 788–795, 2007

Chandra P, Wolfenden LL, Holick MF et al. Treatment of vitamin D deficiency with UV light in patients with malabsorption syndromes: a case series. Photodermatol Photoimmunol Photomed, 23 (5): 179–185, 2007

Erkkola M, Kaila M, Nwaru BI et al. Maternal vitamin D intake during pregnancy is inversely associated with asthma and allergic rhinitis in 5-year-old children. Clin Exp Allergy, 39 (6): 875–882, 2009

Eyles D, Burne T, McGrath J. Vitamin D in fetal brain development. Semin Cell Dev Biol, 22 (6): 629–636, 2011

Grant WB, Soles CM. Epidemiologic evidence supporting the role of maternal vitamin D deficiency as a risk factor for the development of infantile autism. Dermatoendocrinol, 1 (4): 223–238, 2009

Hintzpeter B, Scheidt-Nave C, Müller MJ et al. Higher prevalence of vitamin D deficiency is associated with immigrant background among children and adolescents in Germany. J Nutr, 138 (8): 1482–1490, 2008

Holick MF. The D-lightful vitamin D for child health. JPEN J Parenter Enteral Nutr, 36 (1 Suppl): 9S–19S, 2012

Hollis BW, Johnson D, Hulsey TC et al. Vitamin D supplementation during pregnancy: double-blind, randomized clinical trial of safety and effectiveness. J Bone Miner Res, 26 (10): 2341–2357, 2011

Hollis BW, Wagner CL. Assessment of dietary vitamin D requirements during pregnancy and lactation. Am J Clin Nutr, 79 (5): 717–726, 2004

Hollis BW, Wagner CL. Vitamin D requirements during lactation: high-dose maternal supplementation as therapy to prevent hypovitaminosis D for both the mother and the nursing infant. Am J Clin Nutr, (Suppl 6) 80: 1752S–1758S, 2004

Hossein-Nezhad A, Holick MF. Vitamin D for health: a global perspective. Mayo Clin Proc, 88 (7): 720–755, 2013

Hyppönen E, Läärä E, Reunanen A et al. Intake of vitamin D and risk of type 1 diabetes: a birth-cohort study. Lancet, 358 (9292): 1500–1503, 2001

Hyppönen E. Vitamin D for the prevention of preeclampsia? A hypothesis. Nutr Rev, 63 (7): 225–232, 2005

Kersting M. Die Kalzium- und Vitamin-D-Zufuhr von Kindern. Ernährungsumschau, 9/08: 1–5, 2008

Lapillonne A. Vitamin D deficiency during pregnancy may impair maternal and fetal outcomes. Med Hypotheses, 74 (1): 71–75, 2010

Lenders CM, Feldman HA, Holick MF et al. Elizabeth Glaser Pediatric Research Network Obesity Study Group, Relation of body fat indexes to vitamin D status and deficiency among obese adolescents. Am J Clin Nutr, 90 (3): 459–467, 2009

Li HW, Brereton RE, Anderson RA et al. Vitamin D deficiency is common and associated with metabolic risk factors in patients with polycystic ovary syndrome. Metabolism, 60 (10): 1475–1481, 2011

Maiya S, Sullivan I, Allgrove J et al. Hypocalcaemia and vitamin D deficiency: an important, but preventable, cause of lifethreatening infant heart failure. Heart, 94 (5): 581–584, 2008

McGrath JJ, Lawlor DA. The search for modifiable risk factors for schizophrenia. Am J Psychiatry, 168 (12): 1235–1238, 2011

Merewood A, Mehta SD, Holick MF et al. Association between vitamin D deficiency and primary cesarean section. J Clin Endocrinol Metab, 94 (3): 940–945, 2009

Nimitphong H, Holick MF. Vitamin D, neurocognitive functioning and immunocompetence. Curr Opin Clin Nutr Metab Care, 14 (1): 7–14, 2011

Oliveira RM, Novaes JF, Azeredo LM et al. Association of vitamin D insufficiency with adiposity and metabolic disorders in Brazilian adolescents. Public Health Nutr, 17 (4): 787–794, 2014

Plagemann A, Harder T, Schellong K et al. Fetal programming by disturbed intrauterine environment – fundamental mechanisms exemplified by the regulation of body weight and metabolism. Gynäkol Geburtshilfliche Rundsch, 48 (4): 215–224, 2008

Płudowski P, Karczmarewicz E, Bayer M et al. Practical guidelines for the supplementation of vitamin D and the treatment of deficits in Central Europe – recommended vitamin D intakes in the general population and groups at risk of vitamin D deficiency. Endokrynol Pol, 64 (4): 319–327, 2013

Rehan VK, Torday JS. Perinatal vitamin D deficiency and childhood asthma: a molecular perspective. Current Respiratory Medicine Reviews, 7: 404–407, 2011

Seo JA, Eun CR, Cho H et al. Low vitamin D status is associated with nonalcoholic fatty liver disease independent of visceral obesity in Korean adults. PLoS One, 8 (10): e75197. doi: 10.1371/journal.pone.0075197, 2013

Sørensen IM, Joner G, Jenum PA et al. Maternal serum levels of 25-hydroxy-vitamin D during pregnancy and risk of type 1 diabetes in the offspring. Diabetes, 61 (1): 175–178, 2012

Stefan N, Häring HU. The role of hepatokines in metabolism. Nat Rev Endocrinol, 9 (3): 144–152, 2013

Ströhle A, Worm N. Healthy obesity? Why the adiposity paradox is only seamingly paradox. Med Monatsschr Pharm, 37 (2): 54–64, 2014

Sun W, Xie H, Ji J et al. Defective female reproductive function in 1,25$(OH)_2$-D-deficient mice results from indirect effect mediated by extracellular calcium and/or phosphorus. Am J Physiol Endocrinol Metab, 299 (6): E 928–935, 2010

Thierfelder W, Dortschy R, Hintzpeter B et al. Biochemical measures in the German Health Interview and Examination Survey for Children and Adolescents (KiGGS). Bundesgesundheitsblatt Gesundheitsforschung Gesundheitsschutz, 50 (5–6): 757–770, 2007

Wabitsch M, Koletzko B, Moß A. Vitamin-D-Versorgung im Säuglings-, Kindes- und Jugendalter. Monatsschr Kinderheilkd, 1–7, 2011

Worm N. Menschenstopfleber. Die verharmloste Volkskrankheit Fettleber. Systemed Verlag, Lünen, 2013

Wortsman J, Matsuoka LY, Holick MF et al. Decreased bioavailability of vitamin D in obesity. Am J Clin Nutr, 72 (3): 690–693, 2000

Kapitel 5

Ahmed W et al. Low serum 25 (OH) vitamin D levels (< 32 ng/mL) are associated with reversible myositis-myalgia in statin-treated patients. Transl Res, 153 (1): 11–16, 2009

Ardine et al. Could the long-term persistence of low serum calcium levels and high serum parathyroid hormone levels during bisphosphonate treatment predispose metastatic breast cancer patients to undergo osteonecrosis of the jaw? Annals of Oncolgy, 2006

Bedogni A, Saia G, Bettini G et al. Osteomalacia: the missing link in the pathogenesis of bisphosphonate-related osteonecrosis of the jaws? Oncologist, 17 (8): 1114–1149, 2012

Berruti A et al. Effect of zoledronic acid treatment based on serum parathyroid hormone levels in patients with malignant bone disease. Proc Am Soc Clin Oncol 495S: Abstr 8610, 2006

Berruti A, Cook R, Saad F et al. Prognostic role of serum parathyroid hormone levels in advanced prostate cancer patients undergoing zoledronic acid administration. Oncologist, 17 (5): 645–652, 2012

Bittenbring JT, Altmann B, Neumann F et al. 25-OH-Vitamin-D deficiency impairs Rituximab-mediated cellular cytotoxicity and is associated with an inferior outcome of elderly DLBCL patients treated with Rituximab. Blood, 122 (21): 189, 2013

Brown T, Qaqish R. Antiretroviral therapy and the prevalence of osteopenia and osteoporosis: a meta-analytic review. AIDS, 20 (17): 2165–2174, 2006

Bruyere O, Reginster JY. Vitamin D status and response to antiosteoporotic therapy. Womens Health, 4 (5): 445–447, 2008

Carmel AS, Shieh A, Bang H et al. The 25(OH)D level needed to maintain a favorable bisphosphonate response is ≥33 ng/ml. Osteoporos Int, Epub ahead of print, 2012

Deane A et al. The impact of vitamin D status on changes in bone mineral density during treatment with bisphosphonates and after discontinuation following long-term use in post-menopausal osteoporosis. BMC Musculoskelet Disord, 8: 3, 2007

DVO-Leitlinie Glukokortikoidinduzierte Osteoporose. Prophylaxe, Diagnostik und Therapie der Glukokortikoid-induzierten Osteoporose, 2006

Faridi MM, Aggarwal A. Phenytoin induced vitamin D deficiency presenting as proximal muscle weakness. Indian Pediatrics, 47: 624–625, 2010

Favus MJ. Bisphosphonates for osteoporosis. N Engl J Med, 363 (21): 2027–2035, 2010

Fink M. Pathophysiologie der Kiefernekrose: multifaktoriell und letztlich unklar. InFo Onkologie, 16 (5): 23–25, 2013

Geller JR et al. Increase in bone mass after correction of vitamin D insufficiency in bisphosphonate-treated patients. Endocr Prac, 14 (3): 293–297, 2008

Gibney KB et al. Vitamin D deficiency is associated with tuberculosis and latent tuberculosis infection in immigrants from sub-Saharan Africa. Clin Infect Dis, 46 (3): 443–446, 2008

Ginde AA, Wolfe P, Camargo CA et al. Defining Vitamin D Status by Secondary Hyperparathyroidism in the U. S. Population. J Endocrinol Invest, Epub ahead of print, 2011

Glueck CJ et al. Vitamin D deficiency, myositis-myalgia, and reversible statin intolerance. Curr Med Res Opin, 27 (9): 1683–1690, 2011

Glueck CJ, Abuchaibe C, Wang P. Symptomatic myositis-myalgia in hypercholesterolemic statin-treated patients with concurrent vitamin D deficiency leading to statin intolerance may reflect a reversible interaction between vitamin D deficiency and statins on skeletal muscle. Med Hypotheses, 77 (4): 658–661, 2011

Goel RK, Lal H. Role of vitamin D supplementation in hypertension. Indian J Clin Biochem, 26 (1): 88–90, 2011

Gröber U, Holick MF, Kisters K. Vitamin D and drugs. Med Monatsschr Pharm, 34 (10): 377–387, 2011

Gröber U, Kisters K. Arzneimittel als Mikronährstoff-Räuber. Was Ihr Arzt und Apotheker Ihnen sagen sollte. Wissenschaftliche Verlagsgesellschaft Stuttgart, 2014

Gröber U, Kisters K, Holick MF. Magnesium und Vitamin D bei Hypertonie. Nieren und Hochdruckkrankheiten, 41 (2): 78–80, 2012

Gröber U, Kisters K. Influence of drugs on vitamin D and calcium metabolism. Dermatoendocrinol, 4 (2): 1–9, 2012

Gröber U. Arzneimittel und Mikronährstoffe. Medikationsorientierte Supplementierung. 2. Aufl., Wissenschaftliche Verlagsgesellschaft Stuttgart, 2012

Gröber U. Vitamin D und Atemwegsinfektionen. Dtsch Apoth Ztg, 151 (12): 92–96, 2012

Havens PL, Stephensen CB, Hazra R et al. Vitamin D_3 decreases parathyroid hormone in HIV-infected youth being treated with tenofovir: a randomized, placebo-controlled trial. Clin Infect Dis, 54 (7): 1013–1025, 2012

Holick MF. Stay tuned to PXR: an orphan actor that may not be D-structive only to bone. J Clin Invest, 115 (1): 32–34, 2005

Holick MF. The Vitamin D Solution. A 3-step strategy to cure our most common health problems. 309 p., Plume Books, New York 2011

Holick MF. Vitamin D deficiency. N Engl J Med, 357 (3): 266–281, 2007

Holick MF. Vitamin D: importance in the prevention of cancers, type 1 diabetes, heart disease, and osteoporosis. Am J Clin Nutr, 79: 362–371, 2004

Kanis JA et al. A meta-analysis of prior corticosteroid use and fracture risk. J Bone Miner Res, 19 (6): 893–899, 2004

Karczmarewicz E, Czekuć-Kryśkiewicz E, Płudowski P. Effect of vitamin D status on pharmacological treatment efficiency: Impact on cost-effective management in medicine. Dermatoendocrinol, 5 (1): 1–6, 2013

Kim HJ, Koh BS, Yu JH et al. Changes in serum hydroxyvitamin D levels of breast cancer patients during tamoxifen treatment or chemotherapy in premenopausal breast cancer patients. Eur J Cancer, 50 (8): 1403–1411, 2014

Knabbe C et al. Evidence that transforming growth factor-beta is a hormonally regulated negative growth factor in human breast cancer. Cell, 48 (3): 417–428, 1987

Malabanan A, Veronikis IE, Holick MF. Redefining vitamin D insufficiency. Lancet, 351: 805–806, 1998

Martineau AR et al. High-dose vitamin D_3 during intensive phase antimicrobial treatment of pulmonary tuberculosis: a double-blind randomised controlled trial. Lancet, 377 (9761): 242–250, 2011

Martins D et al. Prevalence of cardiovascular risk factors and the serum levels of 25-hydroxyvitamin D in the United States: data from the Third National Health and Nutrition Examination Survey. Arch Intern Med, 167 (11): 1159–1165, 2007

Nnoaham KE, Clarke A. Low serum vitamin D levels and tuberculosis: a systematic review and meta-analysis. Int J Epidemiol 37 (1): 113–119, 2008

Parnitzke C, Dürrschmidt V. Bone diseases due to long-term administration of anticonvulsants during the age of growth. Z Gesamte Inn Med, 34 (17): 471–476, 1979

Parnitzke C. Bone-metabolism disorders in longterm antiepileptic therapy (osteopathiaantiepileptica). Beitr Orthop Traumatol, 25 (5): 265–269, 1978

Pascussi JM, Robert A, Nguyen M et al. Possible involvement of pregnane X receptor – enhanced CYP24 expression in drug-induced osteomalacia. J Clin Invest, 115 (1): 177–186, 2005

Perez-Castrillon JL et al. Vitamin D levels and lipid response to atorvastatin. Int J Endocrinol, 320721, 2010

Petty SJ et al. Anti-epileptic medication and bone health. Osteoporos Int, 18 (2): 129–142, 2007

Pilz S et al. Vitamin D status and arterial hypertension: a systematic review. Nat Rev Cardiol, 6 (10): 621–630, 2009

Pilz S, Tomaschitz A. Role of vitamin D in arterial hypertension. Expert Rev Cardiovasc Ther, 8 (11): 1599–1608, 2010

Piso RJ, Rothen M, Rothen JP et al. Per oral substitution with 300000 IU vitamin D (Cholecalciferol) reduces bone turnover markers in HIV-infected patients. BMC Infect Dis, 13: 577. doi: 10.1186/1471-2334-13-577, 2013

Powles TJ et al. Effect of tamoxifen on bone mineral density measured by dual-energy x-ray absorptiometry in healthy premenopausal and postmenopausal women. J Clin Oncol, 14 (1): 78–84, 1996

Prieto-Alhambra D et al. Vitamin D threshold to prevent aromatase inhibitor-induced arthralgia: a prospectiv cohort study. Breast Cancer Res Tret, 125 (3): 869–878, 2011

Rostand SG. Ultraviolet light may contribute to geographic and racial blood pressure differences. Hypertension, 30 (2 Pt 1): 150–156, 1997

Santini D et al. Longitudinal evaluation of vitamin D plasma levels during anthracycline and docetaxel-based adjuvant chemotherapy in early-stage breast cancer patients. Ann Oncol, 21 (1): 185–186, 2010

Searing DA et al. Decreased serum vitamin D levels in children with asthma are associated with increased corticosteroid use. J Allergy Clin Immunol, 125 (5): 995–1000, 2010

Servitja S, Nogués X, Prieto-Alhambra D et al. Bone health in a prospective cohort of postmenopausal women receiving aromatase inhibitors for early breast cancer. Breast, 21 (1): 95–101, 2012

Smith M, Dowsett M. Aromatase inhibitors in breast cancer. N Engl J Med, 348 (28): 2431–2442, 2003

Vaidya R, Witzig TE. Prognostic factors for diffuse large B cell lymphoma In the R(X)CHOP Era. Ann Oncol, Epub ahead of print, 2014

Valsamis HA et al. Antiepileptic drugs and bone metabolism. Nutr Metab, 3 (36): 1–11, 2006

Vestergaard P et al. Fracture risk associated with use of antiepileptic drugs. Epilepsia, 45 (11): 1330–1337, 2004

Vestergaard P. Epilepsy, osteoporosis and fracture risk – a meta-analysis. Acta Neurol Scand, 112 (5): 277–286, 2005

Wang Q, Zhang W, Li H et al. Effects of 25-hydroxyvitamin D_3 on cathelicidin production and antibacterial function of human oral keratinocytes. Cell Immunol, 283 (1–2): 45–50, 2013

Welz T et al. Efavirenz is associated with severe vitamin D deficiency and increased alkaline phosphatase. AIDS, 24 (12): 1923–1928, 2010

Wingfield T, Schumacher SG, Sandhu G et al. The seasonality of tuberculosis, sunlight, vitamin D and household crowding. J Infect Dis, Epub ahead of print, 2014

Zhang B, Xie W, Krasowski MD. PXR: a xenobiotic receptor of diverse function implicated in pharmacogenetics. Pharmacogenomics, 9 (11): 1695–1709, 2008

Kapitel 6

Abbas S, Linseisen J, Slanger T et al. Serum 25-hydroxyvitamin D and risk of post-menopausal breast cancer – results of a large case-control study. Carcinogenesis, 29 (1): 93–99, 2008

Ainsleigh HG. Beneficial effects of sun exposure on cancer mortality. Prev Med, 22 (1): 132–140, 1993

Aloia JF, Li-Ng M. Epidemic influenza and vitamin D. Epidemiol Infect, 135: 1095–1096, 2007

Amestejani M, Salehi BS, Vasigh M et al. Vitamin D supplementation in the treatment of atopic dermatitis: a clinical trial study. J Drugs Dermatol, 11 (3): 327–330, 2012

Annweiler C, Fantino B, Parot-Schinkel E et al. Alzheimer's disease – input of vitamin D with memantine assay (AD-IDEA trial): study protocol for a randomized controlled trial. Trials, 12: 230, 2011

Annweiler C, Schott AM, Berrut G et al. Vitamin D and ageing: neurological issues. Neuropsychobiology, 62 (3): 139–150, 2010

Apperly FL. The relation of solar radiation to cancer mortality in North America. Cancer Res, 1: 191–195, 1941

Arbour NC, Darwish HM, DeLuca HF. Transcriptional control of the osteocalcin gene by 1,25-dihydroxyvitamin D-2 and its 24 epimer in rat osteosarcoma cells. Biochem Biophys Acta, 1263: 147–153, 1995

Ascherio A, Munger KL, Simon KC. Vitamin D and multiple sclerosis. Lancet Neurol, 9 (6): 599–612, 2010

Ascherio A, Munger KL, White R et al. Vitamin D as an early predictor of multiple sclerosis activity and progression. JAMA Neurol, 71 (3): 306–314, 2014

Ascherio A, Munger KL. Environmentalrisk factors for multiple sclerosis. Part II: Noninfectious factors. Ann Neurol, 61 (6): 504–513, 2007

Balion C, Griffith LE, Strifler L et al. Vitamin D, cognition, and dementia: A systematic review and meta-analysis. Neurology, 79 (13): 1397–1405, 2012

Beckett GJ, Arthur JR. Selenium and endocrine systems. J Endocrinol, 184 (3): 455–465, 2005

Beer TM. ASCENT: the androgen-independent prostate cancer study of calcitriol enhancing taxotere. BJU Int, 96 (4): 508–513, 2005

Bertone-Johnson ER, Manson JE. Vitamin D for menstrual and pain-related disorders in women: comment on »improvement of primary dysmenorrhea caused by a single oral dose of vitamin D«. Arch Intern Med, 172 (4): 367–369, 2012

Bischoff-Ferrari HA, Borchers M, Gudat F et al. Vitamin D receptor expression in human muscle tissue decreases with age. J Bone Miner Res, 19 (2): 265–269, 2004

Bischoff-Ferrari HA, Dawson-Hughes B, Staehelin HB et al. Fall prevention with supplemental and active forms of vitamin D: a meta-analysis of randomised controlled trials. BMJ, 339 (1): 339: b3692, 2009

Bischoff-Ferrari HA, Willett WC, Orav EJ et al. A pooled analysis of vitamin D dose requirements for fracture prevention. N Engl J Med, 367 (1): 40–49, 2012

Bischoff-Ferrari HA, Willett WC, Wong JB et al. Fracture prevention with vitamin D supplementation: a meta-analysis of randomized controlled trials. JAMA, 293 (18): 2257–2264, 2005

Bischoff-Ferrari HA, Willett WC, Wong JB et al. Prevention of nonvertebral fractures with oral vitamin D and dose dependency: a meta-analysis of randomized controlled trials. Arch Intern Med, 169 (6): 551–561, 2009

Boland R, de Boland AR, Marinissen MJ et al. Avian muscle cells as targets for the secosteroid hormone 1,25-dihydroxy-vitamin D_3. Mol Cell Endocrinol, 114 (1–2): 1–8, 1995

Bozkurt NC, Karbek B, Ucan B et al. The association between severity of vitamin D deficiency and Hashimoto's thyroiditis. Endocr Pract, 19 (3): 479–484, 2013

Breer S, Krause M, Marshall RP et al. Stress fractures in elderly patients. Int Orthop, 36 (12): 2581–2587, 2012

Brehm JM, Celedón JC, Soto-Quiros ME et al. Serum vitamin D levels and markers of severity of childhood asthma in Costa Rica. Am J Respir Crit Care Med, 179 (9): 765–771, 2009

Brewer LD, Thibault V, Chen KC et al. Vitamin D hormone confers neuroprotection in parallel with downregulation of L-type calcium channel expression in hippocampal neurons. J Neurosci, 21 (1): 98–108, 2001

Brunvand L, Hågå P, Tangsrud SE et al. Congestive heart failure caused by vitamin D deficiency? Acta Paediatr, 84 (1): 106–108, 1995

Burton JM, Kimball S, Vieth R et al. A phase I/II dose-escalation trial of vitamin D_3 and calcium in multiple sclerosis. Neurology, 74 (23): 1852–1859, 2010

Camurdan OM, Döğěr E, Bideci A et al. Vitamin D status in children with Hashimoto thyroiditis. J Pediatr Endocrinol Metab, 25 (5–6): 467–470, 2012

Cantorna MT. Vitamin D, multiple sclerosis and inflammatory bowel disease. Arch Biochem Biophys, 523 (1): 103–106, 2012

Cantorna MT. Persönliche Mitteilung auf dem Kongress „Advanced Clinical Nutrition" in Den Haag, September, 2011

Cantorna MT. Vitamin D and autoimmunity: Is vitamin D status an environmental factor affecting autoimmune disease prevalence? PSEBM, 223: 230–233, 2000

Cantorna MT. Vitamin D, multiple sclerosis and inflammatory bowel disease. Arch Biochem Biophys, 523 (1): 103–106, 2012

Ceglia L, da Silva Morais M, Park LK et al. Multi-step immunofluorescent analysis of vitamin D receptor loci and myosin heavy chain isoforms in human skeletal muscle. J Mol Histol. 41 (2–3): 137–142, 2010

Chapuy MC, Arlot ME, Delmas PD et al. Effect of calcium and cholecalciferol treatment for three years on hip fractures in elderly women. BMJ, 308 (6936): 1081–1082, 1994

Chen ML, Perez A, Holick MF et al. Induction of vitamin D receptor mRNA expression in psoriatic plaques correlates with clinical response to 1,25-dihydroxyvitamin D_3. J Invest Dermatol, 106 (4): 637–641, 1996

Chen P, Hu P, Xie D et al. Metaanalysis of vitamin D, calcium and the prevention of breast cancer. Breast Cancer Res Treat, 121 (2): 469–477, 2010

Crew KD, Shane E, Cremers S et al. High prevalence of vitamin D deficiency despite supplementation in premenopausal women with breast cancer undergoing adjuvant chemotherapy. J Clin Oncol, 27 (13): 2151–2156, 2009

Dawson-Hughes B, Harris SS, Krall EA et al. Rates of bone loss in postmenopausal women randomly assigned to one of two dosages of vitamin D. Am J Clin Nutr, 61 (5): 1140–1145, 1995

Dawson-Hughes B, Harris SS, Krall EA et al. Effect of calcium and vitamin D supplementation on bone density in men and women 65 years of age or older. N Engl J Med, 337 (10): 670–676, 1997

Dawson-Hughes B, Harris SS, Krall EA et al. Effect of withdrawal of calcium and vitamin D supplements on bone mass in elderly men and women. Am J Clin Nut, 72 (3): 745–750, 2000

Deleskog A, Hilding A, Brismar K et al. Low serum 25-hydroxyvitamin D level predicts progression to type 2 diabetes in individuals with prediabetes but not with normal glucose tolerance. Diabetologia, 55 (6): 1668–1678, 2012

Demetriou ET, Travison TG, Holick MF. Treatment with 50000 IU vitamin D_2 every other week and effect on serum 25-hydroxyvitamin D_2, 25-hydroxyvitamin D_3, and total 25-hydroxyvitamin D in a clinical setting. Endocr Pract, 18 (3): 399–402, 2012

Farraye FA, Nimitphong H, Holick MF et al. Use of a novel vitamin D bioavailability test demonstrates that vitamin D absorption is decreased in patients with quiescent Crohn's disease. Inflamm Bowel Dis, 17 (10): 2116–2121, 2011

Fink M. Vitamin D deficiency is a cofactor of chemotherapy-induced mucocutaneous toxicity and dysgeusia. J Clin Oncol, 29 (4): e81–e82, 2011

Forman JP, Giovannucci E, Holmes MD et al. Plasma 25-hydroxyvitamin D levels and risk of incident hypertension. Hypertension, 49 (5): 1063–1069, 2007

Freedman DM, Dosemeci M, McGlynn K. Sunlight and mortality from breast, ovarian, colon, prostate, and non-melanoma skin cancer: a composite death certificate based case-control study. Occup Environ Med, 59 (4): 257–262, 2002

Frieri M, Valluri A. Vitamin D deficiency as a risk factor for allergic disorders and immune mechanisms. Allergy Asthma Proc, 32 (6): 438–444, 2011

Froicu M, Cantorna MT. Vitamin D and the vitamin D receptor are critical for control of the innate immune response to colonic injury. BMC Immunol, 8: 5, 2007

Gagnon C, Lu ZX, Magliano DJ et al. Low serum 25-hydroxyvitamin D is associated with increased risk of the development of the metabolic syndrome at five years: results from a national, population-based prospective study (The Australian Diabetes, Obesity and Lifestyle Study: AusDiab). J Clin Endocrinol Metab, 97 (6): 1953–1961, 2012

Gandini S, Boniol M, Haukka J et al. Meta-analysis of observational studies of serum 25-hydroxyvitamin D levels and colorectal, breast and prostate cancer and colorectal adenoma. Int J Cancer, 128 (6): 1414–1424, 2011

Garland CF, Garland FC. Do sunlight and vitamin D reduce the likelihood of colon cancer? Int J Epidemiol, 9 (3): 227–231, 1980

Garland CF, Gorham ED, Mohr SB et al. Vitamin D for cancer prevention: global perspective. Ann Epidemiol, 19 (7): 468–483, 2009

Garland FC, Garland CF, Gorham ED et al. Geographic variation in breast cancer mortality in the United States: a hypothesis involving exposure to solar radiation. Prev Med. 19 (6): 614–622, 1990

Gibney KB et al. Vitamin D deficiency is associated with tuberculosis and latent tuberculosis infection in immigrants from sub-Saharan Africa. Clin Infect Dis, 46 (3): 443–446, 2008

Gilbert R, Martin RM, Beynon R et al. Associations of circulating and dietary vitamin D with prostate cancer risk: a systematic review and dose-response meta-analysis. Cancer Causes Control, 22 (3): 319–340, 2011

Gillor A, Groneck P, Kaiser J et al. Congestive heart failure in rickets caused by vitamin D deficiency. Monatsschr Kinderheilkd, 137 (2): 108–110, 1989

Ginde AA, Mansbach JM, Camargo CA. Association between serum 25-hydroxyvitamin D level and upper respiratory tract infection in the Third National Health and Nutrition Examination Survey. Arch Intern Med, 169 (4): 384–390, 2009

Ginde AA, Scragg R, Schwartz R et al. Prospective study of serum 25 hydroxyvitamin D level, cardiovascular disease mortality, and all-cause mortality in older U. S. adults. J Am Geriatr Soc, 57 (9): 1595–1603, 2009

Giovannucci E, Liu Y, Hollis BW et al. 25-hydroxyvitamin D and risk of myocardial infarction in men: a prospective study. Arch Intern Med, 168 (11): 1174–1180, 2008

Goldberg P, Fleming MC, Picard EH. Multiple sclerosis: decreased relapse rate through dietary supplementation with calcium, magnesium and vitamin D. Med Hypotheses, 21 (2): 193–200, 1986

Goodwin PJ, Ennis M, Pritchard KI et al. Prognostic effects of 25-hydroxyvitamin D levels in early breast cancer. J Clin Oncol, 27 (23): 3757–3763, 2009

Goodwin PJ. Vitamin D in cancer patients: Above all, do no harm. J Clin Oncol, 27 (13): 2117–2119, 2009

Gorham ED, Garland CF, Holick MF et al. Optimal vitamin D status for colorectal cancer prevention: a quantitative meta analysis. Am J Prev Med, 32 (3): 210–216, 2007

Gotsman I, Shauer A, Zwas DR et al. Vitamin D deficiency is a predictor of reduced survival in patients with heart failure; vitamin D supplementation improves outcome. Eur J Heart Fail, Epub ahead of print, 2012

Grant AM, Avenell A, Campbell MK et al. Oral vitamin D_3 and calcium for secondary prevention of low-trauma fractures in elderly people (Randomised Evaluation of Calcium Or vitamin D, RECORD): a randomised placebo-controlled trial. Lancet, 365 (9471): 1621–1628, 2005

Grant WB, Garland CF, Gorham ED. An estimate of cancer mortality rate reductions in Europe and the US with 1000 IU of oral vitamin D per day. Recent Results Cancer Res, 174: 225–234, 2007

Grant WB. An ecologic study of dietary and solar ultraviolet-B links to breast carcinoma mortality rates. Cancer, 94 (1): 272–281, 2002

Grant WB. An estimate of premature cancer mortality in the U.S. due to inadequate doses of solar ultraviolet-B radiation. Cancer, 94 (6): 1867–1875, 2002

Gröber U, Kisters K, Schmidt J. Neuroenhancement with vitamin B_{12} – underestimated neurological significance. Nutrients, 5 (12): 5031–5045, 2013

Gröber U, Kisters K. Besser durch die Diabetes-Therapie. Wissenschaftliche Verlagsgesellschaft Stuttgart, 2011

Gröber U, Kisters K. Vitamin K – ein altes Vitamin im neuen Licht. Dtsch Apoth Ztg, 154 (21): 56–62, 2014

Gröber U, Mücke R, Adamietz I et al. Komplementärer Einsatz von Antioxidanzien und Mikronährstoffen in der Onkologie – Update 2013. Der Onkologe, 19 (2): 136–143, 2013

Gröber U, Spitz J, Reichrath J, Kisters K, Holick MF. Vitamin D – Update 2013. From rickets prophylaxis to general healthcare. Dermatoendocrinol, 5:3, e2: 331–347, 2013

Gröber U. Individuelle Mikronährstoff-Supplementierung bei MS-bedingter Fatigue. OM-Zs f Orthomol Med, 3: 23–24, 2010

Gröber U. Multiple Sklerose: Mitotrope Mikronährstoffe in der supportiven Therapie. OM-Zs f Orthomol Med, 3: 10–13, 2010

Gröber U. Vitamin D – an old vitamin in a new perspective. Med Monatsschr Pharm, 33 (10): 376–383, 2010

Gröber, U, Vitamin D und Atemwegsinfektionen. Dtsch Apoth Ztg, 152 (2): 50–52, 2012

Gross C, Stamey T, Hancock S et al. Treatment of early recurrent prostate cancer with 1,25-dihydroxyvitamin D_3 (calcitriol). J Urol, 159 (6): 2035–2099, 1998

Hagström E, Hellman P, Larsson TE et al. Plasma parathyroid hormone and the risk of cardiovascular mortality in the community. Circulation, 119 (21): 2765–2771, 2009

Hayes CE, Cantorna MT, DeLuca HF. Vitamin D and multiple sclerosis. Proc Soc Exp Biol Med, 216 (1): 21–27, 1997

Heidari B, Hajian-Tilaki K, Heidari P. The status of serum vitamin D in patients with rheumatoid arthritis and undifferentiated inflammatory arthritis compared with controls. Rheumatol Int, Epub ahead of print, 2011

Hoang MT, Defina LF, Willis BL et al. Association between low serum 25-hydroxyvitamin D and depression in a large sample of healthy adults: The Cooper Center longitudinal study. Mayo Clin Proc, 86 (11): 1050–1055, 2011

Holick MF, Jenkins M. The UV Advantage: The Medical Breakthroughs that shows how to Harness the Power of the Sun for Your Health. New York ibooks 2003

Holick MF. Shedding new light on the role of the sunshine vitamin D for skin health: The LncRNA-Skin Cancer Connection. Exp Dermatol, doi: 10.1111/exd.12386. Epub ahead of print, 2014

Holick MF. The Vitamin D Solution. A 3-step strategy to cure our most common health problems. 309 p., Plume Books, New York 2011

Holick MF. Vitamin D and sunlight: strategies for cancer prevention and other health benefits. Clin J Am Soc Nephrol, 3 (5): 1548–1554, 2008

Holick MF. Vitamin D deficiency. N Engl J Med, 357 (3): 266–281, 2007

Holick MF. Vitamin D: a D-lightful solution for health. J Investig Med, 59 (6): 872–880, 2011

Holick MF. Nutrition: D-iabetes and D-eath Defying vitamin D. Nat Rev Endocrinol, 8 (7): 388–390, 2012

Hutchinson PE, Osborne JE, Lear JT et al. Vitamin D receptor polymorphisms are associated with altered prognosis in patients with malignant melanoma. Clin Cancer Res, 6 (2): 498–504, 2000

Hyppönen E, Läärä E, Reunanen A et al. Intake of vitamin D and risk of type 1 diabetes: a birth-cohort study. Lancet, 358 (9292): 1500–1503, 2001

Jackson RD, LaCroix AZ, Gass M et al. Calcium plus vitamin D supplementation and the risk of fractures. N Engl J Med, 354 (7): 669–683, 2006

Jarvandi S, Joseph L, Gougeon R et al. Vitamin supplementation and blood pressure in Type 2 diabetes. Diabet Med, Epub ahead of print, 2012

Javanbakht M, Keshavarz S, Mirshafiey A et al. The effects of vitamins E and D supplementation on erythrocyte superoxide dismutase and catalase in atopic dermatitis. Iran J Public Health, 39 (1): 57–63, 2010

Javanbakht MH, Keshavarz SA, Djalali M et al. Randomized controlled trial using vitamins E and D supplementation in atopic dermatitis. J Dermatolog Treat, 22 (3): 144–150, 2011

John EM, Schwartz GG, Dreon DM et al. Vitamin D and breast cancer risk: the NHANES I Epidemiologic follow-up study, 1971–1975 to 1992. National Health and Nutrition Examination Survey. Cancer Epidemiol Biomarkers Prev, 8 (5): 399–406, 1999

Jørgensen SP, Agnholt J, Glerup H et al. Clinical trial: vitamin D_3 treatment in Crohn's disease – a randomized double-blind placebo-controlled study. Aliment Pharmacol Ther, 32 (3): 377–383, 2010

Kalyani RR, Stein B, Valiyil R et al. Vitamin D treatment for the prevention of falls in older adults: systematic review and meta-analysis. J Am Geriatr Soc, 58 (7): 1299–1310, 2010

Kanellakis S, Moschonis G, Tenta R et al. Changes in parameters of bone metabolism in postmenopausal women following a 12-month intervention period using dairy products enriched with calcium, vitamin D, and phylloquinone (vitamin K_1) or menaquinone-7 (vitamin K_2): the Postmenopausal Health Study II. Calcif Tissue Int, 90 (4): 251–262, 2012

Kim BG, Chang SK, Kim SM et al. Dilated cardiomyopathy in a 2 month-old infant: a severe form of hypocalcemia with vitamin d deficient rickets. Korean Circ J, 40 (4): 201–203, 2010

Kjaergaard M, Joakimsen R, Jorde R. Low serum 25-hydroxyvitamin D levels are associated with depression in an adult Norwegian population. Psychiatry Res, 190 (2–3): 221–225, 2011

Koutkia P, Lu Z, Holick MF et al. Treatment of vitamin D deficiency due to Crohn's disease with tanning bed ultraviolet B radiation.Gastroenterology, 121 (6): 1485–1488, 2001

Krafka J. A simple treatment for psoriasis. J Lab Clin-Med, 21: 1147–1148, 1936

Kricker A, Armstrong B. Does sunlight have a beneficial influence on certain cancers? Prog Biophys Mol Biol, 92 (1): 132–139, 2006

Lappe JM, Travers-Gustafson D, Davies KM et al. Vitamin D and calcium supplementation reduces cancer risk: results of a randomized trial. Am J Clin Nutr. 85 (6): 1586–1591, 2007

Lasco A, Catalano A, Benvenga S. Improvement of primary dysmenorrhea caused by a single oral dose of vitamin D: results of a randomized, double-blind, placebo-controlled study. Arch Intern Med, 172 (4): 366–367, 2012

Lee DM, Tajar A, Ulubaev A et al. EMAS study group. Association between 25-hydroxyvitamin D levels and cognitive performance in middle-aged and older European men. J Neurol Neurosurg Psychiatry, 80 (7): 722–729, 2009

Lee DM, Vanderschueren D, Boonen S et al. Association of 25-hydroxyvitamin D, 1,25-dihydroxyvitamin D and parathyroid hormone with mortality among middle-aged and older European men. Age Ageing, Epub ahead of print, 2013

Li X, Liao L, Yan X et al. Protective effects of 1-alpha-hydroxyvitamin D_3 on residual beta-cell function in patients with adult-onset latent autoimmune diabetes (LADA). Diabetes Metab Res Rev, 25 (5): 411–416, 2009

Lips P, Graafmans WC, Ooms ME et al. Vitamin D supplementation and fracture incidence in elderly persons. A randomized, placebo-controlled clinical trial. Ann Intern Med, 124 (4): 400–406, 1996

Liu PT, Stenger S, Li H et al. Toll-like receptortriggering of a Vitamin-D-mediated human antimicrobial response. Science, 311 (5768): 1770–1773, 2006

Llewellyn DJ, Langa KM, Lang IA. Serum 25-hydroxyvitamin D concentration and cognitive impairment. J Geriatr Psychiatry Neurol, 22 (3): 188–195, 2009

Lou YR, Molnár F, Peräkylä M et al. 25-hydroxyvitamin D(3) is an agonistic vitamin D receptor ligand. J Steroid Biochem Mol Biol, 118 (3): 162–170, 2010

Luscombe CJ et al. Exposure to ultraviolet radiation: association with susceptibility and age at presentation with prostate cancer. Lancet, 358 (9282): 641–642, 2001

Mahon BD, Gordon SA, Cruz J et al. Cytokine profile in patients with multiple sclerosis following vitamin D supplementation. J Neuroimmunol, 134 (1–2): 128–132, 2003

Marcocci C, Kahaly GJ, Krassas GE et al. Selenium and the course of mild Graves' orbitopathy. N Engl J Med, 364 (20): 1920–1931, 2011

Martins D, Wolf M, Pan D et al. Prevalence of cardiovascular risk factors and the serum levels of 25-hydroxyvitamin D in the United States: data from the Third National Health and Nutrition Examination Survey. Arch Intern Med, 167 (11): 1159–1165, 2007

Masoumi A, Goldenson B, Ghirmai S et al. 1alpha,25-dihydroxyvitamin D_3 interacts with curcuminoids to stimulate amyloid-beta clearance by macrophages of Alzheimer's disease patients. J Alzheimers Dis, 17 (3): 703–717, 2009

May HT, Bair TL, Lappe DL et al. Association of vitamin D levels with incident depression among a general cardiovascular population. Am Heart J, 159 (6): 1037–1043, 2010

Mazokopakis EE, Kotsiris DA. Hashimoto's autoimmune thyroiditis and vitamin D deficiency. Current aspects. Hell J Nucl Med, 17 (1): 37–40, 2014

McDowell TY, Amr S, Culpepper WJ et al. Sun exposure, vitamin D intake and progression to disability among veterans with progressive multiple sclerosis. Neuroepidemiology, 37 (1): 52–57, 2011

Melamed ML, Muntner P, Michos ED et al. Serum 25-hydroxyvitamin D levels and the prevalence of peripheral arterial disease: results from NHANES 2001 to 2004. Arterioscler Thromb Vasc Biol, 28 (6): 1179–1185, 2008

Misawa Y, Baba A, Ito S et al. Vitamin D(3) induces expression of human cathelicidin antimicrobial peptide 18 in newborns. Int J Hematol, 90 (5): 561–570, 2009

Mohr SB, Garland CF, Gorham ED et al. The association between ultraviolet B irradiance, vitamin D status and incidence rates of type 1 diabetes in 51 regions worldwide. Diabetologia, 51 (8): 1391–1398, 2008

Mohr SB, Gorham ED, Kim J et al. Meta-analysis of vitamin D sufficiency for improving survival of patients with breast cancer. Anticancer Res, 34 (3): 1163–1166, 2014

Moreira-Pfrimer LD, Pedrosa MA, Teixeira L et al. Treatment of vitamin D deficiency increases lower limb muscle strength in institutionalized older people independently of regular physical activity: a randomized double-blind controlled trial. Ann Nutr Metab, 54 (4): 291–300, 2009

Morimoto S, Kumahara Y. A patient with psoriasis cured by 1 alpha-hydroxyvitamin D_3. Med J Osaka Univ, 35: 51–54, 1985

Munger KL, Levin LI, Hollis BW et al. Serum 25-hydroxyvitamin D levels and risk of multiple sclerosis. JAMA, 296: 2832–2838, 2006

Munger KL, Levin LI, O'Reilly EJ et al. Anti-Epstein-Barr virus antibodies as serological markers of multiple sclerosis: a prospective study among United States military personnel. Mult Scler, 17 (10): 1185–1193, 2011

Munger KL, Zhang SM, O'Reilly E et al. Vitamin D intake and incidence of multiple sclerosis. Neurology, 62: 60–65, 2004

Nakano T, Tsugawa N, Kuwabara A et al. High prevalence of hypovitaminosis D and K in patients with hip fracture. Asia Pac J Clin Nutr, 20 (1): 56–61, 2011

Nnoaham KE, Clarke A. Low serum vitamin D levels and tuberculosis: a systematic review and meta-analysis. Int J Epidemiol, 37 (1): 113–119, 2008

Nürnberg B, Gräber S, Gärtner B et al. Reduced serum 25-hydroxyvitamin D levels in stage IV melanoma patients. Anticancer Res, 29 (9): 3669–3674, 2009

Ozcan O, Cosar A. Homocysteine and vitamin B12 levels related to MRI white matter abnormalities in Parkinson's disease dementia. Neurodegener Dis, 12 (3): 164. doi: 10.1159/000345414, 2013

Perez A, Chen TC, Holick MF et al. Pilot study of topical calcitriol (1,25-dihydroxyvitamin D_3) for treating psoriasis in children. Arch Dermatol, 131 (8): 961–962, 1995

Peroni DG, Piacentini GL, Cametti E et al. Correlation between serum 25-hydroxyvitamin D levels and severity of atopic dermatitis in children. Br J Dermatol, 164 (5): 1078–1082, 2011

Peterson AL, Murchison C, Zabetian C et al. Memory, mood, and vitamin D in persons with Parkinson's disease. J Parkinsons Dis, 3 (4): 547–555, 2013

Pfeifer M, Begerow B, Minne HW et al. Effects of a long-term vitamin D and calcium supplementation on falls and parameters of muscle function in community-dwelling older individuals. Osteoporos Int, 20 (2): 315–322, 2009

Pilz S, Dobnig H, Fischer JE et al. Low vitamin D levels predict stroke in patients referred to coronary angiography. Stroke, 39 (9): 2611–2613, 2008

Pilz S, Dobnig H, Nijpels G et al. Vitamin D and mortality in older men and women. Clin Endocrinol, 71 (5): 666–672, 2009

Pilz S, März W, Wellnitz B et al. Association of vitamin D deficiency with heart failure and sudden cardiac death in a large cross-sectional study of patients referred for coronary angiography. J Clin Endocrinol Metab, 93 (10): 3927–3935, 2008

Pittas AG, Lau J, Hu FB et al. The role of vitamin D and calcium in type 2 diabetes. A systematic review and meta-analysis. J Clin Endocrinol Metab, 92 (6): 2017–2029, 2007

Pludowski P, Holick MF, Pilz S et al. Vitamin D effects on musculoskeletal health, immunity, autoimmunity, cardiovascular disease, cancer, fertility, pregnancy, dementia and mortality – A review of recent evidence. Autoimmun Rev, 12 (10): 976–989, 2013

Premkumar M, Sable T, Dhanwal D et al. Vitamin D homeostasis, bone mineral metabolism, and seasonal affective disorder during 1 year of Antarctic residence. Arch Osteoporos, 8 (1–2): 129. doi: 10.1007/s11657-013-0129-0, 2013

Price PA, Baukol SA. 1,25-Dihydroxyvitamin D_3 increases serum levels of the vitamin K-dependent bone protein. Biochem Biophys Res Commun, 99 (3): 928–935, 1981

Richards JB, Valdes AM, Gardner JP et al. Higher serum vitamin D concentrations are associated with longer leukocyte telomere length in women. Am J Clin Nutr, 86 (5): 1420–1425, 2007

Rossini M, Maddali Bongi S, La Montagna G et al. Vitamin D deficiency in rheumatoid arthritis: prevalence, determinants and associations with disease activity and disability. Arthritis Res Ther, 12 (6): R216, 2010

Santini D, Galluzzo S, Vincenzi B et al. Longitudinal evaluation of vitamin D plasma levels during anthracycline and docetaxel-based adjuvant chemotherapy in early-stage breast cancer patients. Ann Oncol, 21 (1): 185–186, 2010

Sato Y, Iwamoto J, Kanoko T et al. Low-dose vitamin D prevents muscular atrophy and reduces falls and hip fractures in women after stroke: a randomized controlled trial. Cerebrovasc Dis, 20 (3): 187–192, 2005

Schleithoff SS, Zittermann A, Tenderich G et al. Vitamin D supplementation improves cytokine profile in patients with congestive heart failure: A double-blind, randomized, placebo-controlled trial. Am J Clin Nutr, 83: 754–759, 2006

Schnatz PF, Jiang X, Vila-Wright S et al. Calcium/vitamin D supplementation, serum 25-hydroxyvitamin D concentrations, and cholesterol profiles in the Women's Health Initiative calcium/vitamin D randomized trial. Menopause, Epub ahead of print, 2014

Schöttker B, Haug U, Schomburg L et al. Strong associations of 25-hydroxyvitamin D concentrations with all-cause, cardiovascular, cancer, and respiratory disease mortality in a large cohort study. Am J Clin Nutr, 97 (4): 782–793, 2013

Schulte-Uebbing C, Schlett S, Craiut I et al. Chronical cervical infections and dysplasia (CIN I, CIN II): Vaginal vitamin D (high dose) treatment: A new effective method? Dermatoendocrinol. 6 (1): e27791. doi: 10.4161/derm.27791, 2014

Schulte-Uebbing C, Schlett S. Vitamin D bei PAP III D und Zervizitis. Deutsche Zeitschrift für Onkologie, 42 (3): 117–121, 2010

Searing DA, Zhang Y, Murphy JR et al. Decreased serum vitamin D levels in children with asthma are associated with increased corticosteroid use. J Allergy Clin Immunol, 125 (5): 995–1000, 2010

Seymour JM, Moore L, Jolley CJ et al. Outpatient pulmonary rehabilitation following acute exacerbations of COPD. Thorax, 65 (5): 423–428, 2010

Shea MK, Booth SL, Massaro JM et al. Vitamin K and vitamin D status: Associations with inflammatory markers in the Framingham Offspring Study. Am J Epidemiol, 167 (3): 313–320, 2008

Shedeed SA. Vitamin D Supplementation in Infants With Chronic Congestive Heart Failure. Pediatr Cardiol, Epub ahead of print, 2012

Sidbury R, Sullivan AF, Thadhani RL et al. Randomized trial of vitamin D supplementation for winter-related atopic dermatitis in Boston: a pilot study. Br J Dermatol, 159: 245–247, 2008

Smith EL, Pincus SH, Holick MF et al. A novel approach for the evaluation and treatment of psoriasis. Oral or topical use of 1,25-dihydroxyvitamin D_3 can be a safe and effective therapy for psoriasis. J Am Acad Dermatol, 19 (3): 516–528, 1988

Smith R, Stern G. Myopathy, osteomalacia and hyperparathyroidism. Brain, 90 (3): 593–602, 1997

Soilu-Hänninen M, Aivo J, Lindström BM et al. A randomised, double blind, placebo controlled trial with vitamin D_3 as an add on treatment to interferon β-1b in patients with multiple sclerosis. J Neurol Neurosurg Psychiatry, Epub ahead of print, 2012

Sørensen OH, Lund B, Saltin B et al. Myopathy in bone loss of ageing: improvement by treatment with 1 alpha-hydroxycholecalciferol and calcium. ClinSci (Lond) 56 (2): 157–161, 1979

Sugden JA, Davies JI, Witham MD et al. Vitamin D improves endothelial function in patients with Type 2 diabetes mellitus and low vitamin D levels. Diabet Med, 25 (3): 320–325, 2008

Talaei A, Mohamadi M, Adgi Z. The effect of vitamin D on insulin resistance in patients with type 2 diabetes. Diabetol Metab Syndr, 5 (1): 8, 2013

Tamer G, Arik S, Tamer I et al. Relative vitamin D insufficiency in Hashimoto's thyroiditis. Thyroid, 21 (8): 891–896, 2011

Thorand B, Zierer A, Huth C et al. Effect of serum 25-hydroxyvitamin D on risk for type 2 diabetes may be partially mediated by subclinical inflammation: results from the MONICA/KORA Augsburg study. Diabetes Care, 34 (10): 2320–2322, 2011

Trivedi DP, Doll R, Khaw KT. Effect of four monthly oral vitamin D_3 (cholecalciferol) supplementation on fractures and mortality in men and women living in the community: randomised double blind controlled trial. BMJ, 326 (7387): 469–474, 2003

Tuohimaa P, Lyakhovich A, Aksenov N et al. Vitamin D and prostate cancer. J Steroid Biochem Mol Biol, 76 (1–5): 125–134, 2001

Tuohimaa P, Tenkanen L, Ahonen M et al. Both high and low levels of blood vitamin D are associated with a higher prostate cancer risk: a longitudinal, nested case-control study in the Nordic countries. Int J Cancer, 108 (1): 104–108, 2004

Ulitsky A. Ananthakrishnan AN, Naik A et al. Vitamin D deficiency in patients with inflammatory bowel disease: association with disease activity and quality of life. JPEN J Parenter Enteral Nutr, 35 (3): 308–316, 2011

Urashima M et al. Randomized trial of vitamin D supplementation to prevent seasonal influenza A in schoolchildren. Am J Clin Nutr, 91 (5): 1255–1260, 2010

Ushiroyama T, Ikeda A, Ueki M. Effect of continuous combined therapy with vitamin K(2) and vitamin D(3) on bone mineral density and coagulofibrinolysis function in postmenopausal women. Maturitas, 41 (3): 211–221, 2002

Vacek JL, Vanga SR, Good M et al. Vitamin D deficiency and supplementation and relation to cardiovascular health. Am J Cardiol, 109 (3): 359–363, 2012

van den Bos F, Speelman AD, Samson M et al. Parkinson's disease and osteoporosis. Age Ageing, 42 (2): 156–162, 2013

von Hurst PR, Stonehouse W, Coad J. Vitamin D supplementation reduces insulin resistance in South Asian women living in New Zealand who are insulin resistant and vitamin D deficient – a randomised, placebo-controlled trial. Br J Nutr, 103 (4): 549–555, 2010

Wang AY, Lam CW, Sanderson JE et al. Serum 25-hydroxyvitamin D status and cardiovascular outcomes in chronic peritoneal dialysis patients: a 3-y prospective cohort study. Am J Clin Nutr, 87 (6): 1631–1638, 2008

Wang TJ, Pencina MJ, Booth SL et al. Vitamin D deficiency and risk of cardiovascular disease. Circulation, 117 (5): 503–511, 2008

Wang TT, Dabbas B, Laperriere D et al. Direct and indirect induction by 1,25-dihydroxyvitamin D_3 of the NOD2/CARD15 – defensin beta2 innate immune pathway defective in Crohn disease. J Biol Chem, 285 (4): 2227–2231, 2010

Williams CJ. Cod-liver oil in phthisis. London Journal of Medicine, 1 (1): 1–18, 1849

Witham MD, Nadir MA, Struthers AD. Effect of vitamin D on blood pressure: a systematic review and meta-analysis. J Hypertens, 27 (10): 1948–1954, 2009

Woo TC, Choo R, Jamieson M et al. Vieth R Pilot study: potential role of vitamin D (Cholecalciferol) in patients with PSA relapse after definitive therapy. Nutr Cancer, 51 (1): 32–36, 2005

Yang L, Weaver V, Smith JP et al. Therapeutic effect of vitamin D supplementation in a pilot study of Crohn's patients. Clin Transl Gastroenterol 4: e33; doi.org/10.1038/ctg.2013, 2013

Yin L, Grandi N, Raum E et al. Meta-analysis: longitudinal studies of serum vitamin D and colorectal cancer risk. Aliment Pharmacol Ther, 30 (2): 113–125, 2009

Zipitis CS, Akobeng AK. Vitamin D supplementation in early childhood and risk of type 1 diabetes: a systematic review and meta-analysis. Arch Dis Child, 93: 512–517, 2008

Zittermann A, Frisch S, Berthold HK et al. Vitamin D supplementation enhances the beneficial effects of weight loss on cardiovascular disease risk markers. Am J Clin Nutr, 89 (5): 1321–1327, 2009

Zittermann A, Gummert JF, Börgermann J. The role of vitamin D in dyslipidemia and cardiovascular disease. Curr Pharm Des, 17 (9): 933–942, 2011

Zittermann A, Gummert JF. Nonclassical vitamin D actions. Nutrients, 2 (4): 408–425, 2010

Zittermann A, Iodice S, Pilz S et al. Vitamin D deficiency and mortality risk in the general population: a meta-analysis of prospective cohort studies. Am J Clin Nutr, 95 (1): 91–100, 2012

Zittermann A, Koerfer R. Vitamin D in the prevention and treatment of coronary heart disease. Curr Opin Clin Nutr Metab Care, 11 (6): 752–757, 2008

Kapitel 7

Armas LA, Hollis BW, Heaney RP. Vitamin D_2 is much less effective than vitamin D_3 in humans. J Clin Endocrinol Metab, 89: 5387–5391, 2004

Cockayne S, Adamson J, Lanham-New S et al., Vitamin K and the prevention of fractures: systematic review and meta-analysis of randomized controlled trials. Arch Intern Med, 166 (12): 1256–1261, 2006

Demetriou ET, Pietras SM, Holick MF. Hypercalcemia and soft tissue calcification owing to sarcoidosis: The Sunlight-Cola Connection. J Bone Miner Res, 25 (7): 1695–1699, 2010

Feskanich D, Weber P, Willett WC et al. Vitamin K intake and hip fractures in women: a prospective study. Am J Clin Nutr, 69 (1): 74–79, 1999

Gröber U, Kisters K, Schmidt J. Micronutrients in diabetology. Complementary medicine – Update 2014. Med Monatsschr Pharm 37 (8): 284–292, 2014

Holick MF, Chen TC. Vitamin D deficiency: a worldwide problem with health consequences. Am J Clin Nutr, 87 (suppl): 1080S–1086S, 2008

Holick MF, DeLuca HF, Avioli LV. Isolation and identification of 25-hydroxy-cholecalciferol from human plasma. Arch Intern Med, 129 (1): 56–61, 1972

Holick MF. Vitamin D deficiency. N Engl J Med, 357 (3): 266–281, 2007

Holick MF. Vitamin D. Physiology, Molecular Biology, and Clinical Applications (Nutrition and Health). 1155 p., Second Edition, Humana Press/Springer Science, New York 2010

Knapen MH, Drummen NE, Smit E et al. Three-year low-dose menaquinone-7 supplementation helps decrease bone loss in healthy postmenopausal women. Osteoporos Int, 24 (9): 2499–2507, 2013

Koutkia P, Chen TC, Holick MF. Vitamin D intoxication associated with an over-the-counter supplement. N Engl J Med, 345 (1): 66–67, 2001

Romagnoli E, Mascia ML, Cipriani C et al. Short and long-term variations in serum calciotropic hormones after a single very large dose of ergocalciferol (vitamin D_2) or cholecalciferol (vitamin D_3) in the elderly. J Clin Endocrinol Metab, 93: 3015–3020, 2008

Trang HM, Cole DE, Rubin LA et al. Evidence that vitamin D_3 increases serum 25-hydroxyvitamin D more efficiently than does vitamin D_2. Am J Clin Nutr, 68 (4): 854–858, 1998

van Groningen L, Opdenoordt S, van Sorge A et al. Cholecalciferol loading dose guideline for vitamin D-deficient adults. Eur J Endocrinol, 162 (4): 805–811, 2010

Vieth R. Vitamin D supplementation, 25-hydroxyvitamin D concentrations, and safety. Am J Clin Nutr, 69 (5): 842–856, 1999

Abbildungsnachweis

Grafiken von Doris Köhl: Abb. 1.1, Abb.1.2, Abb. 1.3, Abb. 1.4, Abb. 1.5, Abb. 1.6, Abb. 1.7, Abb. 2.12, Abb. 2.13, Abb. 2.14, Abb. 3.1, Abb. 3.2, Abb. 3.3, Abb. 3.4, Abb. 3.5, Abb. 4.1, Abb. 4.2, Abb. 4.3, Abb. 5.1, Abb. 5.4, Abb. 6.1, Abb. 6.2, Abb. 6.3, Abb. 6.4, Abb. 6.5, Abb. 6.6, Abb. 6.7, Abb. 6.8, Abb. 6.9, Abb. 6.10, Abb. 6.11, Abb. 6.12, Abb. 6.13, Abb. 6.17, Abb. 6.19, Abb. 6.20, Abb. 6.21, Abb. 6.22, Abb. 7.1, Abb. 7.2, Abb. 7.3, Abb. 7.4
Seite 5 links: © Yuri Arcurs – Fotolia.com
Seite 5 rechts: © GIS – Fotolia.com
Seite 6 links: © adimas – Fotolia.com
Seite 6 rechts: © detailblick – Fotolia.com
Seite 7 links: © cirquedesprit – Fotolia.com
Seite 7 rechts: © INFINITY – Fotolia.com
Seite 8 links: © psdesign1 – Fotolia.com
Seite 8 rechts: © volff – Fotolia.com
Seite 9 links: © Franz Pfluegl – Fotolia.com
Seite 9 rechts: © Pixel – Fotolia.com
Seite 15: © Yuri Arcurs – Fotolia.com
Seite 16: © Thomas Hecker – Fotolia.com
Seite 17: © Peter Atkins – Fotolia.com
Seite 19: Abb. 1.1, nach Zittermann A et al, Dermato-Endocrinology, 2009
Seite 20: © Scanrail – Fotolia.com
Seite 23: Abb.1.2, nach Garland C et al, Annals Epidemiol, 2009
Seite 25: Abb. 1.3, nach Holick MF, The UV Advantage, 2004 und N Engl J Med 2007
Seite 29: Abb. 1.4, nach Zittermann A, Mol Nutr Food Res, 2010
Seite 31 links: Abb. 1.5, nach Gröber U, Kisters K, Vitamin D, 2011
Seite 31 rechts: © JiSIGN – Fotolia.com
Seite 32: Abb. 1.6, nach Wacker M, Holick MF, Dermatoendocrinology, 2013
Seite 34: © Gina Sanders – Fotolia.com
Seite 35: © Perry – Fotolia.com
Seite 36: © Picture-Factory – Fotolia.com
Seite 36: © Gina Sanders – Fotolia.com
Seite 37: © Peter Atkins – Fotolia.com
Seite 37: © Stefan Balk – Fotolia.com
Seite 37: © XtravaganT – Fotolia.com
Seite 37: © artburger – Fotolia.com
Seite 38: © Gina Sanders – Fotolia.com
Seite 40: © Miredi – Fotolia.com
Seite 41: © Maridav – Fotolia.com
Seite 43 oben: © openlens – Fotolia.com
Seite 43 unten: Abb. 1.7, nach Godar DE et al, Dermato-Endocrinology, 2011
Seite 45: Abb. 1.8, © Lehmeyer B, 2011
Seite 49: © GIS – Fotolia.com
Seite 50: Abb. 2.1, © Sven Rosborn, Wikimedia Commons
Seite 51: Abb. 2.2, © Friday – Fotolia.com
Seite 53: Abb. 2.3, akg-images, Farbdruck an Fouache, undat. von Franz Jung-Ilsenheim. Schulwandbild; Dresden (C. C. Meinhold) o. J. (um 1935); Dortmund, Westfälisches Schulmuseum
Seite 54: Abb. 2.4, © Wellcome Images – Wellcome Collection

Abbildungsnachweis

Seite 55: Woodson, LeRoy, US National Archives and Records Administration, Wikimedia Commons
Seite 56: Abb. 2.5, © Holick MF, 2012
Seite 57: Abb. 2.6: Hardie, D. W. F., A History of the Chemical Industry in Widnes, Imperial Chemical Industries Limited, 1950
Seite 58: Abb. 2.7, Bundesarchiv, Bild 102-07072
Seite 59: Abb. 2.8, Quelle unbekannt
Seite 60: Abb. 2.9, © Holick MF, 2012
Seite 61: Abb. 2.10, © Holick MF, 2012
Seite 62: © vimarovi – Fotolia.com
Seite 63: © Patrizia Tilly – Fotolia.com
Seite 65: Abb. 2.11, University of Wisconsin-Madison
Seite 67: © ralarcon – Fotolia.com
Seite 68: © Andreas – Fotolia.com
Seite 71: Abb. 2.12, nach Zittermann A, Nutrients, 2010
Seite 72: Abb. 2.13, nach Garland C et al, Annals Epidemiol, 2009
Seite 74: Abb. 2.14, nach Holick MF, N Engl J Med, 2007
Seite 76: © Gina Sanders – Fotolia.com
Seite 79: © Felix Jork – Fotolia.com
Seite 80: © PeJo – Fotolia.com
Seite 82 oben: © Farina3000 – Fotolia.com
Seite 82 unten: © Eric Gevaert – Fotolia.com
Seite 85: Abb. 2.15, Quelle nicht bekannt
Seite 87: Abb. 2.16, Quelle nicht bekannt
Seite 89: © adimas – Fotolia.com
Seite 90: © psdesign1 – Fotolia.com
Seite 91: Abb. 3.1, nach Spitz J. Superhormon Vitamin D, 2011
Seite 92: © Sebastian Kaulitzki – Fotolia.com
Seite 94: Abb. 3.2, nach Gröber U, 2012
Seite 95: © schwede-photodesign – Fotolia.com
Seite 96: © S. Kobold – Fotolia.com
Seite 97: Abb. 3.3, nach Mawer E, Davies M, Vitamin D, 1996
Seite 98: © Sebastian Kaulitzki – Fotolia.com
Seite 101: Abb. 3.4, nach Barvencik F, Universitätsklinikum Hamburg-Eppendorf, 2014
Seite 103: © psdesign1 – Fotolia.com
Seite 104: Abb. 3.5, nach Gröber U et al, Dermatoendocrinology, 2013
Seite 107: © Sebastian Kaulitzki – Fotolia.com
Seite 108: © Sebastian Kaulitzki – Fotolia.com
Seite 109: © Sebastian Kaulitzki – Fotolia.com
Seite 111: © detailblick – Fotolia.com
Seite 112: © drubig-photo – Fotolia.com
Seite 115: Abb. 4.1, nach Hossein-nezhad A, Holick MF, Mayo Clin Proc, 2013
Seite 117: Abb. 4.2, nach Bodnar LM et al, J Clin Endocrinol Metab, 2007
Seite 118: © S. Kobold – Fotolia.com
Seite 120: Abb. 4.3, nach Merewood A et al, J Clin Endocrinol Metab, 2009
Seite 121 oben: © Denys Kurbatov – Fotolia.com
Seite 121 unten: © BeTa-Artworks – Fotolia.com
Seite 123: © Christian Schwier – Fotolia.com
Seite 124: © Andreas Wolf – Fotolia.com

Abbildungsnachweis

Seite 128: © Delphimages – Fotolia.com
Seite 129: © Olivier Le Moal – Fotolia.com
Seite 135: © cirquedesprit – Fotolia.com
Seite 136: © Gina Sanders – Fotolia.com
Seite 138: © Guido Grochowski – Fotolia.com
Seite 139: Abb. 5.1, nach Gröber U et al, Med Monatsschr Pharm, 2011
Seite 140 © pictonaut – Fotolia.com
Seite 143: © newgeneration44 – Fotolia.com
Seite 144: Abb. 5.2, Quelle: Salzburger Nachrichten, Januar 2012
Seite 145: © JPC-PROD – Fotolia.com
Seite 148: Abb. 5.3, © Printemps – Fotolia.com
Seite 149: © Alexandr Mitiuc – Fotolia.com
Seite 150: © DeVlce – Fotolia.com
Seite 154: Abb. 5.4, nach Gröber U, Arzneimittel und Mikronährstoffe, Wissenschaftliche Verlagsgesellschaft Stuttgart, 2014
Seite 157: © INFINITY – Fotolia.com
Seite 158: © Christian Jung – Fotolia.com
Seite 159: © Anna Omelchenko – Fotolia.com
Seite 160: © Patrizia Tilly – Fotolia.com
Seite 162: © psdesign1 – Fotolia.com
Seite 163: © Luk Cox – Fotolia.com
Seite 165 oben: Abb. 6.1, nach Aloia JF et al, Epidemiol Infect, 2007
Seite 165 unten: © Gabrysiak – Fotolia.com
Seite 166: © Sebastian Kaulitzki – Fotolia.com
Seite 167: Wikimedia Commons, Erstausgaben Thomas Manns (2011), Herausgeber: Antiquariat Dr. Haack D – 04105 Leipzig
Seite 168: Abb. 6.2, nach Holick MF, N Engl J Med, 2007
Seite 170 oben: Abb. 6.3 © Gröber U
Seite 170 unten: © Stefan Gräf – Fotolia.com
Seite 172: © damato – Fotolia.com
Seite 173: Abb. 6.4, nach Llewellyn DJ et al, J Geriatr Psychiatry Neurol, 2009
Seite 175: © psdesign1 – Fotolia.com
Seite 178: © ArTo – Fotolia.com
Seite 180: © Sebastian Kaulitzki – Fotolia.com
Seite 183: © volff – Fotolia.com
Seite 185: © get4net – Fotolia.com
Seite 188: © flashpics – Fotolia.com
Seite 190: Abb. 6.5, nach Forman JP et al, Hypertension, 2007
Seite 192: © Poulsons Photography – Fotolia.com
Seite 194: Abb. 6.6, nach Melamed ML et al, Arterioscler Thromb Vasc Biol, 2008
Seite 195: © Kzenon – Fotolia.com
Seite 197: Abb. 6.7, nach Gröber U, Kisters K, Dtsch. Apoth. Ztg., 2012
Seite 199 oben: © abcmedia – Fotolia.com
Seite 199 unten: © creative soul – Fotolia.com
Seite 202 oben: © Anika Kuschert – Fotolia.com
Seite 202 unten: © fovito – Fotolia.com
Seite 205: © dondoc-foto – Fotolia.com
Seite 206: Abb. 6.8, nach Ulitsky A et al, JPEN J Parenter Enteral Nutr, 2011
Seite 207: © ag visuell – Fotolia.com

Abbildungsnachweis

Seite 212: Abb. 6.9, nach Garland C et al, Ann Epidemiol, 2009
Seite 214 oben: © psdesign1 – Fotolia.com
Seite 214 unten: Abb. 6.10, nach Lappe JM et al, Am J Clin Nutr, 2007
Seite 216: © detailblick – Fotolia.com
Seite 217: Abb. 6.11, nach Garland C et al, Annals Epidemiol, 2009
Seite 218: Abb. 6.12, nach Abbas S et al, Carcinogenesis, 2008
Seite 219: © ArTo – Fotolia.com
Seite 222: © ag visuell – Fotolia.com
Seite 223 oben: © JPC-PROD – Fotolia.com
Seite 223 unten: Abb. 6.13, nach Gorham ED et al, Am J Prev Med, 2007
Seite 227: Abb. 6.14, American Society of Clinical Oncology; J Clin Oncol, 29: e81–2, 2011
Seite 228 oben: Abb. 6.15, American Society of Clinical Oncology; J Clin Oncol, 29: e81–2, 2011
Seite 228 unten: Abb. 6.16, American Society of Clinical Oncology; J Clin Oncol, 29: e81–2, 2011
Seite 230: © N-Media-Images – Fotolia.com
Seite 232: © cirquedesprit – Fotolia.com
Seite 235: Abb. 6.17, nach Cantorna MT, Proc Soc Exo Biol Med, 2000
Seite 246: © luna – Fotolia.com
Seite 247: Abb. 6.18, © Gina Sanders – Fotolia.com
Seite 248 oben: © psdesign1 – Fotolia.com
Seite 248 unten: Abb. 6.19, nach Bischoff-Ferrari H et al, BMJ, 2009
Seite 249: © Albix – Fotolia.com
Seite 250: © Sebastian Kaulitzki – Fotolia.com
Seite 253: Abb. 6.20, nach Visser M et al, Am J Clin Nutr, 2006
Seite 254: Abb. 6.21 © Gröber U
Seite 256: Abb. 6.22 © Gröber U
Seite 257: © shootingankauf – Fotolia.com
Seite 259: © Franz Pfluegl – Fotolia.com
Seite 261: © Alexander Raths – Fotolia.com
Seite 262: © Marina Lohrbach – Fotolia.com
Seite 263: Abb. 7.1, nach Holick MF, The UV-Advantage, 2004, The Vitamin D Solution, 2010
Seite 264: © N-Media-Images – Fotolia.com
Seite 266: Abb. 7.2, nach Vieth R, Am J Clin Nutr, 2001
Seite 267: Abb. 7.3, nach Vieth R, Am J Clin Nutr, 2001
Seite 268: © Olivier – Fotolia.com
Seite 271: Abb. 7.4, nach Holick MF et al, J Clin Endocrinol Metab, 2008
Seite 272: Abb. 7.5, © Lehmeyer B, 2011
Seite 275: © Schlierner – Fotolia.com
Seite 279: © Pixel – Fotolia.com
Seite 281: Abb. 8.1, Originalprogramm, Tagung Vitamin-D-Update, 2011

Stichwortverzeichnis

A

Stichwortverzeichnis

Stichwortverzeichnis

Stichwortverzeichnis

Stichwortverzeichnis

Stichwortverzeichnis

Stichwortverzeichnis

Stichwortverzeichnis

Stichwortverzeichnis

Q

Stichwortverzeichnis

Stichwortverzeichnis

T

Stichwortverzeichnis

U

V

Stichwortverzeichnis

Stichwortverzeichnis

Die Autoren

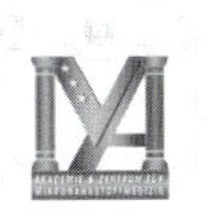

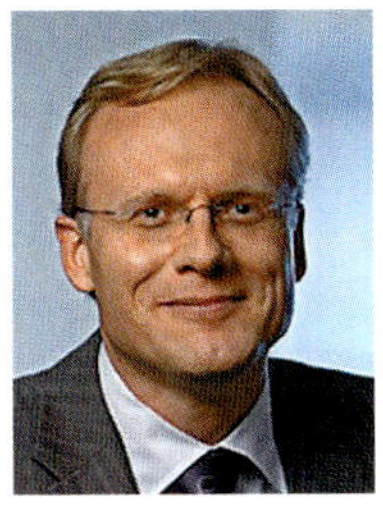

Uwe Gröber
Der Apotheker Uwe Gröber von der Akademie für Mikronährstoffmedizin Essen zählt zu den führenden Mikronährstoffexperten im deutschsprachigen Raum. Dank seiner langjährigen praktischen Erfahrung und Kooperation mit verschiedenen Arztpraxen und Kliniken (z.B. Interdisziplinäres onkologisches Zentrum, München) überzeugt und begeistert er in Seminaren und Vorträgen zum präventivmedizinischen und therapeutischen Einsatz von Mikronährstoffen. Zu seinen Spezialgebieten zählen: Präventiv- und Mikronährstoffmedizin, Interaktionen zwischen Arzneimitteln und Mikronährstoffen, Leistungsoptimierung im Sport, Metabolic Tuning, komplementäre Diabetologie und Onkologie. Er ist Leiter und Gründer der Akademie für Mikronährstoffmedizin, Autor und Koautor zahlreicher Publikationen, Fachbücher und Buchbeiträge. Neben seiner medizinisch-wissenschaftlichen Beratungstätigkeit ist er seit Jahren als Dozent in der Aus- und Fortbildung von Ärzten, Apothekern und anderen Heilberuflern tätig. Gröber ist zudem Begründer und Herausgeber der Zeitschrift für Orthomolekulare Medizin.

Er ist aktives Mitglied der Arbeitsgemeinschaft Prävention und integrative Onkologie (PRIO) der deutschen Krebsgesellschaft (DKG). Im Juni 2013 wurde Uwe Gröber mit dem mit 5 000 € dotierten »Via Biona Wissenschaftspreis« für seine Forschungsarbeiten und Publikationen zu Mikronährstoffen sowie seine Verdienste um die Orthomolekulare Medizin von Herrn Professor Dr. med. Gerhard Uhlenbruck in Köln auf dem Kongress für Orthomolekulare Medizin ausgezeichnet.

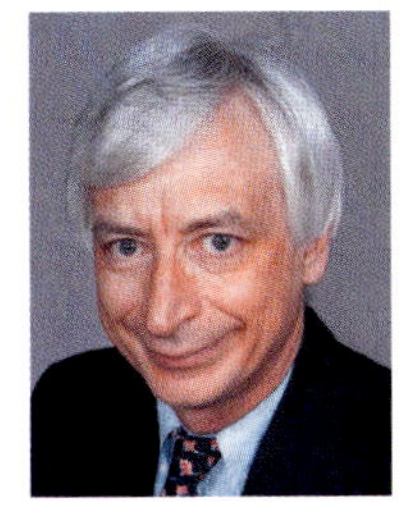

Michael F. Holick, Ph. D., M. D.
Professor Dr. med. Michael F. Holick von der Universität Boston genießt weltweit aufgrund seiner Grundlagenforschung über Vitamin D, die wesentlich zur Aufklärung der Biochemie, der Physiologie, des Stoffwechsels und der Photobiologie des Sonnenvitamins beigetragen haben, höchste Anerkennung. In den 1970er Jahren identifizierte und isolierte er als erster die wichtigste im Blut zirkulierende Form von Vitamin D, das 25-Hydroxy-Vitamin D. Auch die hormonaktive Form des Sonnenvitamins, das 1,25-Dihydroxy-Vitamin D wurde von ihm identifiziert und isoliert. Patienten mit einem hohen Risiko für Knochenschäden aufgrund einer Niereninsuffizienz konnten danach erstmals erfolgreich behandelt werden. Holicks über 40 Jahre andauernde Forschungsarbeit hat wesentlich dazu beigetragen, dass die Bedeutung des Vitamin-D-Mangels (25-OH-D < 20 ng/ml) bei der Entstehung vieler chronischer Erkrankungen (z.B. Diabetes mellitus, Krebs, Multiple Sklerose) erkannt wurde. Unter anderem zeigte er, dass die aktive Form von Vitamin D zur Behandlung hyperproliferativer Hauterkrankungen eingesetzt werden kann und etablierte so eine neue Psoriasis-Therapie, die heute für viele Patienten mit leichter Psoriasis als Behandlungsoption der ersten Wahl gilt.

Professor Holick ist Träger zahlreicher nationaler und internationaler Auszeichnungen, unter anderem des Robert H. Herman Award der American Society for Clinical Nutrition, des ACN Award des American College of Nutrition, des NIH's General Clinical Research Center's Program Award for Excellence in Clinical Research, des Psoriasis Research Achievement Award der American Skin Association, des Delbert A Fisher Research Scholar Award from the Endocrine Society und des American College of Nutrition's Communication Media Award.

Die Autoren

Professor Holick veröffentlichte mehr als 450 Publikationen in hochrangigen wissenschaftlichen Fachzeitschriften (z.B. New England Journal of Medicine, The Lancet) sowie mehr als 200 Übersichtsartikel und zahlreiche Buchkapitel. Zudem fungierte er als (Mit-) Herausgeber von zwölf Büchern und ist Autor der beiden amerikanischen Bestseller »The UV Advantage« und »The Vitamin D solution«.

Mit zahlreichen Tipps, anschaulichen Fallbeispielen und aktuellen Erkenntnissen aus der weltweiten Vitamin-D-Forschung bringen der renommierte Mikronährstoff-Experte Uwe Gröber und die Koryphäe der Vitamin-D-Forschung Michael F. Holick von der Universität Boston Licht ins Dunkel Ihrer Vitamin-D-Gesundheit!

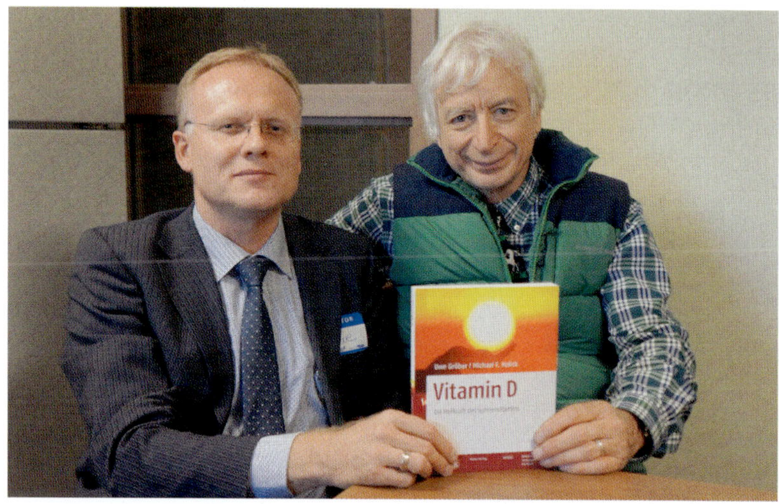

2. Oktober 2012, Universität Boston